教育的温度丛书

中国农村地区残疾儿童早期干预的困境与发展

早期干预联结系统建构的初步探索

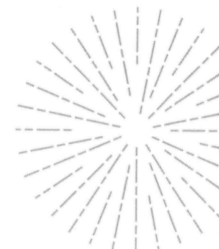

苏雪云◎著

华东师范大学出版社

·上海·

图书在版编目（CIP）数据

中国农村地区残疾儿童早期干预的困境与发展：早期干预联结系统建构的初步探索/苏雪云著. —上海：华东师范大学出版社，2022

ISBN 978 - 7 - 5760 - 3219 - 2

Ⅰ.①中… Ⅱ.①苏… Ⅲ.①农村—儿童—康复医学—早期干预—研究—中国②农村—儿童教育—早期干预—研究—中国 Ⅳ.①R720.9②G766

中国版本图书馆 CIP 数据核字（2022）第 165658 号

中国农村地区残疾儿童早期干预的困境与发展
——早期干预联结系统建构的初步探索

著　　者　苏雪云
责任编辑　张艺捷
特约审读　潘家琳
责任校对　时东明
装帧设计　卢晓红

出版发行　华东师范大学出版社
社　　址　上海市中山北路 3663 号　邮编 200062
网　　址　www. ecnupress. com. cn
电　　话　021 - 60821666　行政传真 021 - 62572105
客服电话　021 - 62865537　门市（邮购）电话 021 - 62869887
地　　址　上海市中山北路 3663 号华东师范大学校内先锋路口
网　　店　http://hdsdcbs. tmall. com

印 刷 者　上海锦佳印刷有限公司
开　　本　787 毫米×1092 毫米　1/16
印　　张　20.5
字　　数　350 千字
版　　次　2022 年 11 月第 1 版
印　　次　2022 年 11 月第 1 次
书　　号　ISBN 978 - 7 - 5760 - 3219 - 2
定　　价　68.00 元

出 版 人　王 焰

（如发现本版图书有印订质量问题，请寄回本社客服中心调换或电话 021 - 62865537 联系）

本书为国家社会科学基金一般项目"农村地区 0—6 岁残疾儿童早期干预联结系统研究"(项目批准号 16BSH106)研究成果。

本书出版受到华东师范大学附属妇幼保健院(筹)/上海市长宁区妇幼保健院 PI 团队建设项目"儿童早期发展与评估研究"(2019CNECNU0I06)资助。

自序

"幼有所育、学有所教、劳有所得、病有所医、老有所养、住有所居、弱有所扶",是习近平总书记和党关切的民生大事。我们时常把儿童叫作最柔软的群体,在这个群体中,还有一类特别弱势且容易被忽略的群体,那就是残疾儿童群体,而农村地区的残疾儿童/个体和家庭在实现这七个大主题的民生大事的过程中遇到的困难更大。国家和政府对于残疾儿童和弱势群体的社会支持和社会保障服务体系的完备程度,恰恰是衡量一个社会进步的标志之一,也恰恰最能体现社会主义优越性,并且,我们可以看到,上述七件民生大事中有四件都与农村地区的残疾儿童的权益息息相关。

首先要感谢博山和嘉兴两个试验区所有的参与人员,淄博市博山区特殊教育中心学校的尹连春校长和魏红芹老师,浙江嘉兴残疾人教育工疗康复中心的陈雪娟老师,嘉兴阳光乐园的徐恋,嘉兴妇幼保健院的李晶主任和沈根美医生等,以及参与课题个案追踪和数据采集的李银花、文宇云、葛佳佳、梁乐琳、彭晓梅、陈昕慧、朱霖丽、罗玉清、陈一凡、程梦芸等,还有为项目提供督导支持的王和平老师、解慧超博士、丁雨婷……来自各个部门参与访谈和个案追踪的管理者、教师们,特别感谢所有参与项目研究的孩子们和家长们。

课题组成员十几年来一直致力于为自闭谱系障碍儿童和各类发展障碍儿童及其家庭提供高质量的早期干预和有效的家庭指导,在这个过程里,接触了很多来自农村地区的残疾儿童家庭,为他们艰难寻找"康复"和"治愈"之道的路上,遇到的种种艰辛而揪心,有的自闭症儿童家庭早期尝试过各种"疗法",卖掉两套房、花光存款,父母辞职到异地干预,但儿童11岁依旧无法自我照料,且出现精神分裂的症状,在马路上脱光衣服,到处乱跑等,一家人不堪重负……他们中有的孩子两岁多就在省会城市的康复机构进行干预,干预认知和语言,但孩子却没有发展出任何有效的社交和沟通技能,甚至生活也不能自理……而最令人揪心的是,这并不是单一的个案。我们意识到,作为研究者,除了关注每一个残疾儿童个体,我们也许也要关注一下儿童早期干预的整个发展生态系统,也要为此尝试做一些努力。

我们也一直相信研究应该是有温度的,我们希望开展研究的同时可以为这些家庭提供高质量的服务,并探索为更多的家长提供支持的可行路径。因此我们申报了此课题,申报成功,也是反映了社会对于残疾的观念已经越来越进步,越来越多的人(包括家长和公众)意识到应该为特殊(残疾)婴幼儿争取更高质量的早期干预,而且应该越早开始越好!众多脑科学研究都证实了大脑早期具有可塑性,且积极的具有回应性的互动会促进婴幼儿大脑的发育。

课题开展的过程中得到了很多家长、特教教师、妇幼保健系统的医生、残联的工作人员等的大力协助,在嘉兴和博山两个试验区,也得到了很多的帮助和支持,但课题组也遇到了很多挑战和困难,很多是预料之中的,整个团队也合力去面对和寻找解决的方法。早期干预不仅仅是为一个残疾儿童或者一个残疾儿童家庭提供服务,早期干预更需要的是一个从早期筛查到诊断评估到教育干预到发展监测体系化的服务系统,包括家长能获得科学专业持续的多学科服务和指导。

这里想分享两个课题开展中的故事:

第一个故事,项目最初报名的过程中,妇幼保健院推荐了一名 38 个月脑瘫的男孩,因为常年躺在床上,他的身形大概只有一岁多孩童的样子,没有一句口语,不能自主进食,经过评估,他的大运动能力只有 3 个月龄的发展水平,头部抬起来也要费吃奶的力气,更无法翻身等,但这个孩子有着甜甜的笑容和一双明亮的眼睛,从专业经验和直觉判断,我们知道这个孩子的认知和智力很可能是正常的。他由奶奶照顾,每周一次父亲会去村里接上他们,来回开车 5 个小时,到市区进行 15—20 分钟的物理治疗,我们访谈和现场评估了两次,大概总计 5—6 个小时,也对孩子有了更深的了解,团队还为了这个孩子,专程从上海邀请了有医学背景和专门研究脑瘫儿童早期康复的专家到嘉兴,为孩子进行额外的运动评估,我们也踌躇满志地希望能为这个可爱的孩子做一些努力,来促进他的发展。当我们做好了个别化服务方案的时候,孩子父亲却说他没有办法参与后续的服务,他说孩子奶奶没有微信,而他工作很忙,没有时间执行我们给予的在家庭中开展的一些干预活动,而且他唯一的目标就是希望孩子能走路,其他的他没有考虑,另外他只需要有人能上门给孩子干预,并不需要家长指导,他也没空实施,因此要退出项目。项目负责人跟这位父亲沟通了三个多小时,直到深夜一点多,父亲依然表示自己没有时间参与……负责人那天哭了很久,深感无力,到现在也一直记得这个男孩,他抬头都很困难,也没有任何语言,但他第二次见到我们的时候,会努力主动抬起头,努力挥动他的手臂,对着我们露出天真的微笑,仿佛在说,你们好,我记得你们,上次陪我玩了很久很开心……因为他日常的生活状态,就是躺在农村奶奶家的床上,基本上没有人跟他说话,也没有人跟他做一些互动,奶奶照料他日常的饮食起居已经非常辛苦……

第二个故事,也是一个小男孩(残疾婴幼儿男孩比例比较高),进入项目的时候只有一岁一个月,患有罕见的心面皮肤综合征①,他的妈妈情绪也非常沮丧,养育这个孩子对她而言,充满挑战和压力,从喂食到日常照料都特别费心,即便这已经是家中的第二个孩子。我们团队入户指导的时候,给妈妈示范如何结合家庭环境里的物品,关注孩子的兴趣点,来激发孩子自己站立、学习操弄玩具、模仿发音……同时个案的服务协调人为家长寻找英文资料并翻译好给妈妈,由于妈妈自己的精神压力很大,一开始很少回应,到后续慢慢开始主动沟通和提问,妈妈的状态也开始放松,孩子也在一天一天进步,服务协调人也从失落迷茫渐渐找到了与家庭携手努力的途径和信心(在第七章第三节我们分享了这位服务协调人的心路感受)……记得为期一年的以个案家庭为中心的协作指导结束后,我们到试验区进行了一次家长座谈,小家伙跟妈妈一起来了,妈妈吃好饭,孩子饿了,妈妈去给他泡奶洗奶瓶等,我把孩子抱在怀里,他想找妈妈,我于是抱着他站在妈妈旁边,然后给他描述妈妈的行为,"妈妈在洗奶瓶,妈妈在加奶……妈妈马上好了……"然后当妈妈准备好了,伸手来抱他的时候,我没有立刻把孩子递给妈妈,而是继续说,"妈妈在哪里啊?"孩子急切地伸出双手,朝向妈妈,他是如此着急,然后他居然第一次喊了一声,"妈妈!"在场的医生、园长、我们团队的成员都热泪盈眶,妈妈也特别开心地说,"天哪,原来你会喊妈妈啊!"最后合影的时候,这个男孩在妈妈的怀里,用他的小手模仿我们的动作比出了一个胜利的手势。

真的特别感谢课题组的全部成员和试验区的医生、各位老师们的参与,还有14组家庭一年的积极投入,开展这项研究的最终理想也许是:未来有一天,残疾婴幼儿可以从一开始就获得基本的早期康复干预服务,可以无缝衔接新生儿筛查,早期发现,由医疗卫生系统介入进行医学治疗,同时能有个案服务协调人提供个案管理,为家庭提供专业的讯息,帮助家庭获得经济补助和专业支持,同时家长可以获得心理支持和家庭指导,在日常环境里促进儿童作为"一个完整的人"的各项技能,除了缺陷补偿,也关注孩子的自我概念和社会性发展,真的好希望第一位脑瘫的男孩,可以像今年新闻

---

① 又称非对称性哭泣面容、先天性嘴角降肌发育不良综合征。1969年,凯勒(Cayler)发现本征患者常伴有心血管畸形,其特征为嘴角降肌发育不良或缺失而导致患者哭泣时两侧下唇不对称。

里报道的那位脑瘫的青年一样,有机会享受正规教育,可以借助轮椅独立移动,拥有自己的辅助沟通设备进行沟通和学习。

我们坚信这不是梦,也不是过于理想主义的"宏图",借助科学系统的具有联结系统功能的工具,也基于地方政府的重视和敢于作为,有一天,在农村地区的残疾儿童,也可以通过系统的早期干预,通过部门之间的协作,预防次生障碍,改善已有的障碍,"幼有所育、学有所教、病有所医、弱有所扶",充分享受社会主义制度的优越性,也通过对于家庭的指导和社区资源的建构,改善孩子的发展生态系统,使得这个孩子获得丰富的早期经验和科学的教育干预,未来有机会可以成为自理、自立、自尊的个体,也能为社会建设贡献自己的力量,残而不障!

目录

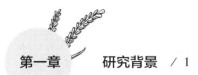

第一章　研究背景　/ 1

第二章　国际农村/偏远地区早期干预的历史与发展　/ 27

第三章　农村地区 0—6 岁残疾儿童早期干预政策和系统　/ 75

第一章

研究背景

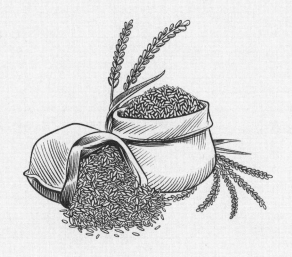

第一节　问题的提出与研究意义

一　问题的提出

据相关数据，我国每年新生儿数量约 1 600 万，而出生缺陷率达到 5.6%，即每年都有约 90 万的缺陷新生儿出生[1]，而重度"缺陷婴儿"生命周期平均需要的抚养、医疗费用高达 109 万元[2]，还有更多的婴幼儿可能患有其他的没有明显的生理缺陷的发展性障碍疾病，比如自闭症或者其他的发展迟缓。这些孩子对于家庭会造成很大的影响，同时也亟需社会为他们提供综合有效的早期干预。

0—6 岁是儿童发展的关键期，对于有发展风险的高危儿童，以及已经确认有发育障碍或残疾的特殊儿童（包括自闭谱系障碍儿童等）则更为关键，尽早开展个别化的、符合他们特殊发展需要的早期干预服务，可以促使儿童获得最优发展结果，改善预防障碍，而早期干预需要多学科多部门协作，包括医学、心理学、社会工作和教育学等，同时也依赖于科学系统的评估以及相应的干预计划的制定和实施。早期干预也具有重大的经济意义和社会意义，如美国研究发现每投入 1 美元进行儿童早期服务，可获最高达 9.2 美元的回报（减少特殊教育和其他服务的费用等），同时促进儿童的发展，使得儿童能成为自立并对社会有贡献的个体。一项研究表明[3]，在不同的发展阶段对处境不利的儿童进行经济投入，获得的回报率最高的是学前教育阶段，具体见图 1-1，而且全社会均得益于对儿童早期成长的投资。

《中国儿童发展纲要（2011—2020 年）》提出了促进 0—3 岁儿童早期综合发展和鼓励学前特殊教育发展的目标和策略。教育部颁布的《特殊教育提升计划（2014—2016 年）》更是明确了积极发展非义务教育阶段特殊教育的目标，其中包括为学龄前

---

① 卫生部. 中国出生缺陷防治报告（2012）[EB/OL]. http://www.gov.cn/gzdt/att/att/site1/20120912/1c6f6506c7f811bacf9301.pdf
② 华晔迪. 我国每年新增 90 万"缺陷婴儿"[N]. 北京青年报，2015 - 03 - 14（A10）.
③ Heckman J. Skill formation and economics of investing in disadvantaged children[J]. Science，2006（312）：1900 - 1902.

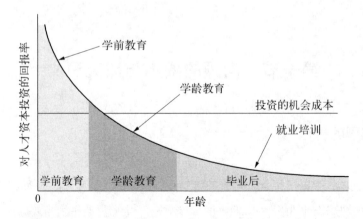

图 1-1　不同的发展阶段对处境不利的儿童进行经济投入的回报率

特殊儿童提供的教育。然而,对于出生至学龄前(0—6岁)这个阶段,我国已有的早期干预研究和实践相对有限。中国残疾人联合会(残联)和国家卫生和计划生育委员会(卫生计生委)委托中国疾病预防控制中心妇幼保健中心制定了《0—6岁儿童残疾筛查工作规范(试行)》。随着筛查和诊断服务的全国推广,越来越多特殊儿童将被识别出来,则需要越来越多的早期康复和早期干预服务。这对于我国0—6岁残疾儿童的早期干预提出了严峻的考验,同时也提供了发展的契机。

在英美、澳大利亚、加拿大等国,残疾儿童早期干预体系和方法相对成熟,也积累了一定的共识。第一,早期介入十分关键,越早干预,愈后越好。及早发现后,干预比诊断重要,评估与干预,以及后续的效果评量是一个密切的联结系统;第二,早期干预需要系统化,关注儿童的生态系统,强调多学科多部门联合协作的干预模式;第三,为家庭提供系统支持,促进学校融合和社区融合,有助于残疾儿童的全面发展;第四,从城市发展到农村,关注偏远地区和少数族裔中残疾儿童的早期干预服务的发展等①②。

本研究聚焦的研究问题包括以下几个:

1. 农村地区或者偏远地区残疾儿童早期干预的相关的政策和研究进展,对于我国农村地区0—6岁残疾儿童早期干预服务的借鉴是什么?

① Dew A. , Veitch C. , Lincoln M. , et al. The need for new models for delivery of therapy intervention to people with a disability in rural and remote areas of Australia. Journal of Intellectual and Developmental Disability, 2012, (37)1: 50-53.

② Fein D. , et al. Optimal outcome in individuals with a history of autism. Journal of Child Psychology and Psychiatry, 2013, 54(2): 195-205.

2. 目前我国农村地区 0—6 岁残疾儿童早期干预的现状如何？包括政策和实施、早期筛查、早期诊断/评估和教育干预的状况，以及残疾儿童及其家庭的需求和对现有服务的评价情况如何？

3. 在我国国情背景下，基于发展生态学和联结系统理论框架下的 0—6 岁农村地区残疾儿童早期干预服务模式的要素是什么？以家庭为中心，以个案服务协调人为媒介的联结系统的有效性如何？

二　研究意义

我国现有 8 300 多万残疾人，涉及 2.6 亿个家庭人口，残疾人社会保障体系和服务体系的建设，是国家社会保障和公共服务体系的重要组成部分，但目前仍然是一个比较薄弱的领域，而农村地区经济支持单一，保障和服务体系相对薄弱。按照 2006 年第二次全国残疾人抽样调查结果，农村残疾儿童占残疾儿童总数的 80.13%，我国政府日益重视农村地区残疾儿童的康复与教育。综合国内关于农村地区的相关研究发现：我国日益重视义务教育阶段残疾儿童的受教育权的实现、聚焦老年残疾人的养老和保障、强调残疾人就业支持和保障、关注盲/聋/智力障碍等残疾人群等[1]，但针对 0—6 岁学龄前阶段残疾儿童的研究和早期干预实践都亟待深入和加强。受传统观念（"贵人语迟"等）、家庭经济、地理环境、留守问题等因素的影响，农村地区的残疾儿童在早期发现、获得相关康复服务、家庭的经济和专业支持等方面都存在很多障碍，特别是缺乏体系化、系统化、规范化的早期干预服务，影响了 0—6 岁残疾儿童在发展的关键期获得的支持的有效性[2]，使得国家和政府在未来的康复和特殊教育上的各种投入和需求增加。

本研究关注农村地区 0—6 岁的残疾儿童及其家庭，在发展生态学的框架下，探索适合我国国情的有效早期干预联结系统，一方面将补充和完善我国对于农村地区（以及偏远和落后地区）残疾人早期干预体系建设的认识和理论建设，梳理国内外残疾儿童早期干预服务相关的政策和研究，对我国 0—6 岁农村残疾儿童早期干预现状和家

---

① 杨立雄，兰花. 中国残疾人社会保障制度［M］. 北京：人民出版社，2011.

② 姜向群，胡立瑗，山娜. 农村残疾人的社会保障状况及社会保障需求［J］. 人口学刊，2011，3（187）：53－60.

庭需求进行调研;另一方面也将通过本研究,探索为农村地区 0—6 岁残疾儿童及其家庭提供早期干预的有效系统的要素、服务途径等,为提升我国早期干预质量,促进农村地区 0—6 岁残疾儿童的教育公平等提供参考和建议。

三　基本概念界定

1. 农村地区

农村是以从事农业生产为主的劳动者聚居的地方,具有特定的自然景观和社会经济条件,是不同于城市、城镇的人群聚居地①。农村地区以农业产业(自然经济和第一产业)为主,主要包括有集镇、村落、林场、畜牧场、水产养殖场、水果或蔬菜生产地等。与人口集中、经济较发达的城镇相比,农村地区人口呈散落居住,经济状况相对落后。基于此,本研究的农村地区指我国境内经济状况相对落后,以从事农业生产为主的劳动者聚居地。

2. 残疾儿童

根据《中华人民共和国残疾人保障法》的界定,残疾人是在心理、生理、人体结构上,某种组织、功能丧失或障碍,全部或部分丧失从事某种活动能力的人②。法定的残疾人概念具有医学和社会的双重属性,从医学角度出发,残疾人是在生理、心理上存在缺陷或发展异常的人;从社会活动角度出发,残疾人则是全部或部分丧失活动能力,影响其日常生活和社会参与的人。

残疾儿童是指身心发展上存在各种缺陷的儿童,其中包括视力残疾、听力残疾、肢体残疾、智力残疾、言语残疾、精神残疾、多重残疾等多种残疾类型③。

其中,视力残疾儿童是指由于各种原因导致双眼不同程度的视力损失或视野缩小,经治疗和矫正后视力功能仍不能达到正常水平,影响个体日常生活与社会参与的儿童;听力残疾儿童是由于各种原因导致双耳听力减损或丧失,从而听不到或听不清

---

① 中国社会科学院语言研究所词典编辑室. 现代汉语词典. 第 5 版[M]. 北京:商务印书馆,2005.

② 全国人大常委会. 中华人民共和国残疾人保障法[EB/OL]. http://www.gov.cn/guoqing/2021-10/29/content_5647618.htm

③ 刘春玲,江琴娣. 特殊教育概论(第二版)[M]. 上海:华东师范大学出版社,2008.

周围环境声音和言语声的儿童;肢体残疾儿童是因肢体器官损伤或功能缺陷而导致的肢体活动困难,运动系统不同程度的功能丧失或障碍的儿童;智力残疾儿童是智力明显低于一般水平且存在显著适应性行为障碍的儿童;言语残疾儿童是指由于各种原因导致的不同程度的言语障碍(经治疗一年以上不愈或病程超过两年者),不能或难以进行正常的言语交往活动的儿童;精神残疾儿童是指各类精神障碍持续一年以上未痊愈,并由于认知、情感和行为障碍,影响其日常生活和社会参与的儿童;多重残疾儿童则是指存在两种或两种以上残疾的儿童。另外自闭症(自闭谱系障碍)目前纳入精神残疾类别,是一组以社交沟通障碍、兴趣或者活动范围狭窄和行为重复刻板为特征的严重的神经发育障碍①。

3. 早期干预

20 世纪 60 年代末,早期干预作为一种补偿性教育服务在美国兴起,旨在改善处境不利儿童的受教育条件②。伴随着特殊教育的发展,接受早期干预服务的对象范围逐渐扩大,服务种类也不断扩充。刘春玲、江琴娣(2008)认为,早期干预是对学龄前有发展缺陷或有发展缺陷可能的儿童及其家庭提供教育、保健、医疗、营养、心理咨询、社会服务(福利)及家长育儿指导等一系列综合性服务的措施③。早期干预的目的主要是增进家长照顾有特殊需要儿童的知识和技能,促进儿童感知、认知、情绪、语言等多领域的发展,以此减少儿童就学后对特殊教育及相关服务的依赖,降低教育成本和社会负担。

张文京、陈建军(2016)也提出,早期干预是广义的特殊需求服务,指一种有组织、有目的地在丰富环境中进行的医疗、保健、康复、心理、教育、家庭、学校(园所)、社会多学科多元整合团队的介入服务④。这是由社会福利、卫生、教育、心理等专业人员团队协同合作,依据儿童的个别需求,提供系统的、有针对性的支持服务,帮助儿童及其家庭适应社会生活并提升生活质量。

苏雪云(2016)提出,早期干预是针对 6 岁以前经确认或疑似身心障碍的幼儿及其家庭,以预防缺陷或者改善身心功能为目标,结合医疗、教育与社会福利等专业团队所

---

① 斯蒂芬·冯·特茨纳,苏雪云,肖非. 儿童期自闭谱系障碍的发展、评估与干预(国际和中国视角)[M]. 北京:光明日报出版社,2021.

② 苏雪云. 婴幼儿早期干预[M]. 上海:华东师范大学出版社,2016.

③ 刘春玲,江琴娣. 特殊教育概论(第二版)[M]. 上海:华东师范大学出版社,2008.

④ 张文京,陈建军. 特殊儿童早期干预[M]. 重庆:西南师范大学出版社,2016.

做的持续与系统化的服务①。

本研究中的早期干预是指为特殊需要婴幼儿及其家庭提供的多学科多部门协作的系统支持和服务,不仅包括早期筛查、诊断、康复、治疗,更关注家庭指导和家庭支持,以及残疾儿童的早期教育发展,以预防缺陷或者改善现存的残障,促进特殊婴幼儿在生理、认知、语言、社会情绪、自我照料等技能的发展。

4. 联结系统

1988 年,布里克等(Bricker 等)提出联结系统(Linked system)的概念②,并于 2002 年将联结系统定义为评估(Assessment)、目标制定(Goal development)、干预(Intervention)和评价(Evaluation)四个相互依赖、互相关联的部分组成的体系③。联结系统中的评估过程及结果、教育目标及方案、课程教学及活动干预、效果检验及评价这四个环节相互影响,贯通相接。它的联结作用体现在有效评估不同个体的能力基线及功能性技能后,其评估结果能够直接应用于识别高质量、个别化的教学及干预目标④,协助专业服务团队进行教学决策,制定恰当的教学干预方案。同时,评估、干预及成效评价联结系统也能敏锐监测儿童的能力发展,通过动态评估帮助教师及家长检验其教学和干预成效,为相应的课程内容、干预计划及教学策略的调整提供信息参考⑤。联结系统促进评估、干预和成效评价之间形成直接、紧密的联系,高效整合了评估及教育服务,具有循环特点,符合个体持续发展的规律⑥。联结系统的形成有赖于信效度良好、多种功能的评估工具的开发及应用;也需要家长、教师、专业团队的协同合作。

本研究关注"联结系统",不仅关注儿童的不同的生态系统对于儿童成长的影响,也关注生态系统之间的互动关系,本研究有两个核心的"联结系统",一是借助科学评

① 苏雪云. 婴幼儿早期干预[M]. 上海:华东师范大学出版社,2016.

② Bricker D D, Bailey E J, Slentz K. Reliability, Validity and Utility of the Evaluation and Programming System: For Infants and Young Children (EPSI - 1) [J]. Journal of Early Intervention, 1990, 14(2): 147 - 160.

③ Bricker D. Assestinient evaluation and programming system for infants and children [M]. Baltimore: Paul H. Brookes, 2002.

④ Sher, Nancy Green. Acticity-based assessment: Facilitating curriculum linkage between eligibility evaluation and intervention[D]. University of Oregon, 2000.

⑤ 梁乐琳. AEPS - 3 中文版社会情绪领域的应用研究[D]. 上海:华东师范大学,2021.

⑥ 李银花. AEPS - 3 社会沟通领域中文版的修订与应用研究[D]. 上海:华东师范大学,2020.

估工具建构残疾儿童及其家庭的服务的联结系统,即筛查、评估、计划制订到干预、再评价的联结系统;二是以个案管理为入手整合医疗(儿保)、残联(康复)以及教育(学前特殊教育)与社区(社工、志愿者和民间组织)的资源,建构一个联结系统,为0—6岁各类残疾儿童的早期干预的开展提供保障。

第二节 研究的理论基础与总体框架

一 理论基础：发展生态学

随着医学和早期筛查不断发展,我们现在可以预防并发现和治疗很多疾病,但儿童的发展迟缓或者特定的障碍却一直存在,发展生态学(Developmental Ecology)从更为宏观的视角,来帮助我们理解儿童的"障碍"和身心发展,帮助我们更系统地认识和理解造成发展迟缓或障碍的相关因素,从而为有效的早期干预提供一个更科学的背景结构。发展生态学的主要观点是：发展的环境和儿童的特质在决定发展结果的过程中具有同样的重要性。换句话说,每一个儿童都处在一个复杂丰富的多层次的生态环境中,有多方面的因素会影响其身心的发展。本研究正是基于发展生态学的理论基础,来思考农村地区0—6岁残疾儿童早期干预的联结系统。

美国学者布朗芬布伦纳(Urie Bronfenbrenner)把人类发展置于生态系统理论(Bioecological Theory)中,认为儿童的发展受到与其有直接或间接关系的生态环境的影响,这种生态环境是由若干个相互作用的系统所组成的,这些系统表现为一系列的同心圆①。详见图1-2。

在图1-2最中央的一个圆内是儿童个体,包括儿童的性别、年龄、健康状态等,都是儿童的重要发展因素,而在这个圆之外的每个圆代表一个系统,各个系统的内涵如下：

① Moen P, G H Jr, Luscher K, et al. Examining lives in context：Perspectives on the ecology of human development[M]. Washington, DC：American Psychological Association, 1995：619 - 647.

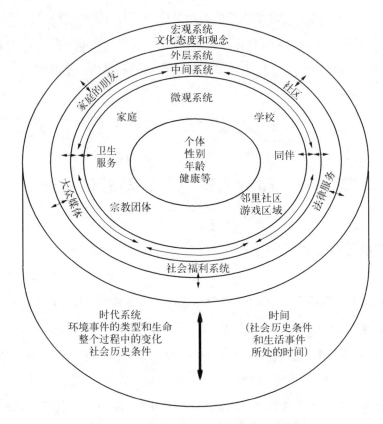

图1-2 布朗芬布伦纳的发展生态理论图解

微观系统(Microsystem):这是儿童主要生活的场所及其周边环境,如家庭、学校、邻里游戏区域、医疗服务、同伴以及其他的社区团体(比如宗教团体)等。

中间系统(Mesosystem):它是处于微观系统中的两个事物(如幼儿园与家庭、幼儿园与社区、家庭与社区)之间的关系或联系,对儿童的发展有很大的影响。

外层系统(Exosystem):它对儿童的发展只有间接而无直接的影响,比如父母工作场所、父母的朋友、邻居、各种视听媒体、社会福利服务和法律服务等。这些都会渗透到成人和儿童的相互作用中去。

宏观系统(Macrosystem):它是儿童所处的社会文化背景,包括来自某种文化或亚文化的价值观念、信仰和信念、历史及其变化、政治和经济、社会机构等。

时代系统(Chronosystem):它主要是指儿童所生活的时代及其所发生的社会历史

事件,另外也从时间的纵向发展角度来看儿童的发展。

布朗芬布伦纳进一步指出:这些系统中的每一个系统都对儿童的发展有着复杂的生态学意义;各个系统是相互联系、相互制约的,其中任何一个系统的变化都会影响到另外一个系统;同时,儿童的发展过程是其不断地扩展对生态环境的认识过程,从家庭到幼儿园再到社会;儿童的生态过渡(即生态环境的变化)对每一个儿童的发展具有举足轻重的作用。

后续也有研究学者①,从发展生态学的观点,对影响儿童发展的因素进行了归纳。他们所持的论点,大致可归纳为下列几种:

第一,没有任何单一因素会阻碍或促进儿童的发展。某一个别因素或几个因素的组合的影响,是在儿童的生活中逐渐累积才发生作用的。如果一个家庭中存在许多负面影响因素,在这个家庭中成长的儿童,相比起在危险因素很少的家庭中成长的儿童,他们的表现会较弱。生态模式(Ecological Model)所强调的,是发展的复杂性,以及会影响儿童的大量环境因素。

第二,儿童发展过程中遇到的环境危险因素(Risk Factors)越多,则发展的结果越差;而遇到的环境助益因素(Promotive Factors)越多,则发展的结果越好。因此,想要真正了解促进儿童成功发展的决定因素,也需要关注与个人以及家庭生息攸关的更为广泛的生态影响因素。

第三,从互动模式(Transactional Model)的观点而言,发展的结果不是由个体单独的功能决定的,提供经验的环境也不能决定全部发展。发展的结果,正是儿童与其家庭和社会环境所提供的经验持续互动的产物。要想有效预测儿童的发展结果,则需将儿童的个体特质及其可能经历的环境因素一并列入考量范围。

第四,在生物学中,基因型(Genotype)是指一个生物体的遗传组成,通常指有关的一个或少数几个基因;而表现型(Phenotype)则是指一个生物体的可观测的状态。发展生态学者仿借生物学基因型的概念,用"环境型"(Environtype)来指称一种社会组织(Social Organization),这种社会组织在规范(Regulate)人类适应其社会的方式,正如基因型在规范每一个体的身体发展结果一样。"环境型"透过家庭与文化的社会化形态

① Moen P,G H Jr,Luscher K,et al. Examining lives in context:Perspectives on the ecology of human development[M]. Washington DC:American Psychological Association,1995:619 - 647.

而运作。因此了解影响儿童发展的规范体系(Regulatory Systems),在早期干预中也有重要的意义。不同的生态环境有不同的环境型,也自然形成特定的发展规范(Developmental Regulations),特定环境的发展规范是存在其环境法则(Codes)之中的。例如,在文化、家庭、个别父母这些环境的子系统(Subsystems),就有文化法则(Cultural Code)、家庭法则(Family Code)、个体父母法则(Individual Parental Code)之别。这些法则规范着认知与社会情绪的发展,使得儿童最后能扮演社会所界定的角色。在儿童发展过程中,其经验有一部分是由父母的信仰、价值观与人格特质所决定;有一部分是由家庭的互动形态与跨代的历史经验所左右;也有一部分则是由文化的社会化信仰、控制与支持所影响。从整个发展规范模式(Model of Developmental Regulation)来看,儿童的行为是表现型(即儿童)、环境型(即外在经验的根源)与基因型(即生物构造的根源)之间互动的结果。

第五,从生命孕育开始,胎儿即置身于和他人的关系世界之中,需要别人提供"营养",以帮助其生理与心理的成长。这种和外在世界关系的存在,直到成人都不会改变,可能变化的只是在他律(Other - Regulation)与自律(Self - Regulation)之间的平衡,有可能因为儿童有能力为自己承担渐增的责任而不断变换。但当孩子最后到达成人阶段时,他们又成为他律的一部分,开始影响他们的下一代。

发展生态学对于早期干预的影响很深远,跳出了仅仅把"障碍"或者身心缺陷当作"干预对象"的思维,而是提出有效的早期干预必须要在一个更复杂更宏观的视角去看待特殊幼儿,我们不能仅仅聚焦于儿童发展的片面的某个问题,而是应该关注儿童发展的全部相关的环境,这样才能真正促进儿童的全面发展。

发展生态学理论对于早期干预的影响和意义可以归纳为以下几点①:

第一,关注家庭,包括家庭环境、家庭提供给儿童的早期经验、家庭中的亲子互动、家庭中的不同规范对于儿童的行为的影响等;家庭是儿童最直接相关,也是最重要的生态环境,而且很多外圈的生态和影响因素很多时候也是通过家庭与儿童发生联系的。从早期干预的评估到方案制定,都需要考虑到家庭成员和环境。最新的早期干预实践和项目也越来越关注家庭指导,即通过对家长的指导,改变家长的养育模式、亲子互动的方式等,从而改善儿童的发展,这也是沙蒙默(Sameroff)和费瑟(Fiese)基于发

---

① 苏雪云. 婴幼儿早期干预[M]. 上海:华东师范大学出版社,2016.

展生态学的角度①,提出的互动干预模式(Transactional Model of Intervention)的内涵,对共同系统中的个体进行改变,经由互动会产生一系列的变化。

第二,关注其他层面的影响因素,强调早期干预是一个系统工程,早期干预不仅仅是一个部门的工作,也不仅仅是特殊教育工作者或者某一个治疗师的工作,而是需要全面了解儿童所在的生态资源,了解其相关的保护性因素,以及可能存在的危险因素,尽可能预防这些危险因素对儿童发展的不利影响,需要对整个社区、社会进行干预。这个层面上,我国大陆地区还需要从社会观念、教育政策、社会福利政策、医疗政策等各个方面进行不断改善,相关部门积极协作,共同为儿童的发展创造一个良好的生态环境。

基于发展生态学的理论基础,也基于研究者对于我国农村地区的早期干预现状的初步了解,考虑从早期筛查到早期发现、早期评估和早期干预的全过程的联结,以及我国国情下不同的部门、不同学科和专业人员之间的协作对于早期干预有效性的重要意义,本课题的研究对象主要聚焦在农村地区0—6岁残疾儿童及其家庭,关注这一群体的早期干预联结系统,涉及的主体包括医疗部门(主要为儿童保健)、残联(主要为早期康复机构/中心)、教育(主要为学前融合教育与特殊教育)、其他社区资源[核心家庭成员之外的家庭成员、相关的志愿者(本项目中的服务协调人等)、社会组织等]的相关人员等。

二　研究总体框架与研究难点

本研究的总体框架见图1-3,主要研究目标是通过比较研究、问卷调查、现场观察、深度访谈等方式在早期干预的"发展生态学"和联结系统理论模型的基础上,了解农村地区0—6岁残疾儿童目前早期干预系统的现状、各个主体的需求等,通过选取东部山东省和浙江省两个农村地区的实验区开始早期筛查、早期发现、计划制定、早期干预以及家庭支持等方面的实地调研和试验,探索适合我国农村地区0—6岁残疾儿童

---

① Sameroff A, Fiese B. Transactional regulation: The developmental ecology of early intervention [M]. New York: Cambridge University Press, Handbook of early childhood intervention, 2003: 135-159.

"发展生态"特征和资源现状的早期干预联结系统,深入分析主体的需求和有效的支持策略,并基于数据对联结系统的要素进行探析,结合儿童的过程性评估结果等对系统运作的成本-效益进行测算分析,为提升我国农村地区0—6岁残疾儿童早期干预的质量、促进教育和发展公平提供可行性的模式和参考。

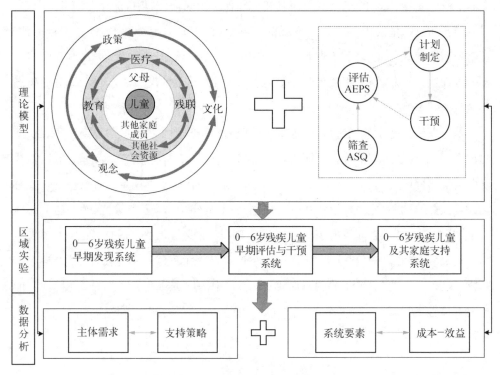

注:AEPS:0—6岁儿童评估、评价和计划系统
ASQ:中文版年龄与发育进程问卷系统

图 1-3　研究的总体框架图

本研究的重点在于:

第一,结合科学的儿童筛查和评估量表,在进行早期干预联结系统的区域实验过程中,一方面对儿童的发展进行过程性评估,另一方面验证系统的有效性;

第二,调研和实地观察/访谈过程中,关注现状,并以现状作为基础探索不同主体的需求,在提供服务的过程中研究解决问题和支持的策略,并收集相应的资源和人力投入的数据、不同主体和系统之间的协作模式等信息,在数据分析的基础上对系统进行调整,对系统要素和成本-效益等进行分析,为后续的系统运作和政策制定提供

参考。

本研究在开展过程中遇到的难点为：

第一,0—3 岁的农村地区残疾儿童的早期筛查工作,会因为各种条件(地理位置、资源分散、经济条件、家庭状况)等具有一定的难度;

第二,农村地区不同部门之间的协作,仅仅依靠课题组的资源也比较难以协调,我们最终在不同的部门中寻找到愿意支持本课题研究的个体(包括妇幼保健院的医生、残联康复部门的治疗师、学前特教机构的教师等),基于文献和调研,选择将以家庭为中心,通过指定个案协调人,以入户家访、远程(微信、录像分析和指导等)指导等方式开展筛查、评估和干预等工作,探索医疗、残联和教育部门的不同专业工作者"联结"来为儿童及其家庭提供支持;

第三,联结系统的重点,放在了"早期筛查-转介-专业评估(对儿童和家庭均进行了系统评估,借助 AEPS 等工具和多学科专业人员协作)-个别化家庭服务计划制定与实施-验效评估"联结系统的探索上,在开展研究的过程中需要思考如何同时促进相关主体的专业化发展和家长的赋能,并梳理相关的资源,也为后续的推广奠定基础。

第三节　研究的基本思路与研究设计

一　研究的基本思路

本研究的基本思路是基于图 1－3 的总体框架,包括:

第一,在比较研究和现状调查的基础上,了解外层系统的政策现状,同时基于微观系统中家庭的视角,着重了解现有农村地区残疾儿童早期干预中的需求和困难,制订研究的工作方案,建立各个实验区域的执行团队;

第二,在调研的基础上,在中间系统上,多部门、多学科专业人员"联结"合作的执行团队讨论本区域的研究重点,选取障碍类型和儿童的年龄阶段,开展早期筛查,发现并确定需要转介进行综合评估的残疾儿童,结合量表和工具,制订早期干预计划并实施,整个过程中收集相关系统运作、儿童发展的数据等;

第三，在区域探索0—6岁残疾儿童早期发现系统、0—6岁残疾儿童早期评估和干预系统，以及0—6岁残疾儿童及其家庭支持系统，并基于数据对早期干预的联结系统的运作和细节进行调整和修正；

第四，在前面研究的基础上，进行小结，对数据进行综合分析，得出基于我国农村地区现状和特征，基于发展生态学理论的0—6岁残疾儿童早期干预联结系统的有效运作的系统要素以及这一系统的成本效益分析。

二　研究阶段与基本步骤

第一阶段，准备和论证阶段 2016.9—2016.12

通过文献分析、比较研究法对相关国内外文献作综合分析，对经验相对丰富的美国、英国和亚洲的日本和韩国的早期干预政策和相关的研究进行了梳理，分析国际农村地区或偏远地区0—6岁残疾儿童早期干预服务中被证实有效的方法和途径，为课题的问卷调研和个案研究的方案提供参考。同时也对我国现有的早期干预和残疾儿童相关的政策进行了梳理和小结，从"外层系统"的维度了解农村地区残疾儿童早期干预的现状，为后续"微观系统"和"中间系统"的研究提供基础。

确定本研究的理论框架和制订总体工作方案和计划，设计问卷结构和访谈大纲等，并邀请医疗卫生、残联、社会工作者、学前特教工作者、特教研究者，以及残疾儿童家长等对方案和相关的研究工具进行论证和研讨。

第二阶段，前期调研阶段 2017.1—2017.6

通过问卷调查法、个体深入访谈法和焦点组访谈法开展我国农村地区0—6岁残疾儿童早期干预系统的"微观系统"和"中间系统"层面的现状和需求的调研。

农村地区的残疾儿童家长的数据收集相对困难，按照申请书的计划，在辽宁、山东、云南、浙江等地选取来自农村的残疾儿童家长（150—200名）就其早期干预的情况（包括早期发现、评估、机构服务情况和评价、服务需求等）进行问卷调查，后续采用了线上调研和线下问卷发放相结合的方式，被试范围比预计广，覆盖了24个省市自治区，2021年又通过网络问卷和线下调研结合的方式，补充了数据，最终现状部分问卷有效样本量为1129，需求部分问卷有效样本量为450。

在问卷分析基础上,在区域实验区按照年龄段(0—3岁、3—6岁)、残疾类型(智力障碍、视力障碍、听力障碍、肢体障碍、自闭症等)分别选取3—5名家长进行焦点组访谈,了解儿童早期干预的现状和需求;同时邀请试点区域早期干预的相关部门的不同主体分别开展焦点组访谈(每组8—10人),就现状和需求,以及已有的经验进行深入调查,并讨论本区域的资源和特征,以及未来工作方向和相关工作机制等,也为研究团队的建立奠定了基础。

第三阶段,区域个案研究阶段 2017.7—2018.7

通过个案研究法探索我国农村地区0—6岁残疾儿童早期干预联结系统的建构条件和可行性方案。

在前期调研的基础上,在东部地区的浙江嘉兴、山东淄博的农村地区开展区域实验,建立以医疗(儿保系统为主)、残联(早期残疾儿童康复)、教育(学前特殊儿童教育)、社会其他资源(大学生志愿者、社会工作者、民间组织等)"联结"协作的工作团队,开展三个系统:早期发现、早期评估/干预、儿童及家庭支持系统的建构研究。

(1)选取相应的村镇,开展早期筛查,以"中文版年龄与发育进程问卷系统(ASQ)"作为研究工具,进行筛查,重点关注发育迟缓、智力障碍和自闭症婴幼儿,在这个过程中探索0—6岁农村地区残疾儿童的早期发现系统的各个主体的困难和需求以及相应的支持策略、系统良性运作需要的要素等数据;

(2)发现残疾儿童后转介到早期评估团队,以"儿童评估、评价和计划系统(Assessment, Evaluation, and Programming System for Infants and Children, AEPS-3)"作为研究工具,进行综合评估,也根据残疾儿童的障碍情况,分别邀请医学专家联合评估,比如脑瘫儿童进行运动专项评估等,后续结合家庭情况评估,根据评估结果为每一个残疾儿童及其家庭制订相应的干预方案;

(3)0—3岁以家庭为中心进行早期干预,通过对家长的指导、家访、提供资源等方式进行,需要协调儿保系统提供营养、生长发育检测,残联系统根据区域情况提供经济补贴和康复训练指导,教育系统提供儿童发展和亲子游戏指导等,同时每3个月进行过程性评估,检查干预目标是否达成并进行相应调整;

(4)3—6岁原先预计以机构(残联康复中心或者特殊学校学前部、幼儿园)为中心进行早期干预,结合家长指导,与医疗部门合作,对儿童的营养和障碍情况进行监测,结合学校课程开展活动干预。后续实施中,由于学校没有为每个孩子制定个别化方案,主要是集体课方式,故改为采用教师参与儿童家庭服务方案的制定和实施过程,每 6 个月进行一次评估,进行干预目标和方案的调整;

(5) 在早期评估和干预系统开展运作的过程中,结合前期综述和调研,发现家庭这一生态因素在农村残疾儿童的早期干预中,一方面是最重要的为儿童提供各项服务的生态系统,另一方面也是最为薄弱最需要支持的生态系统,同样,基于中国家庭和文化特点,对家庭这一重要的发展生态要素进行支持的时候,不仅包括父母,还包括祖父母、兄弟姐妹的支持,不仅是教育干预和亲子互动,还包括家长情感和心理健康支持、家庭经济支持、社会支持等。

这个阶段在两个区域实验区,选取 0—3 岁、3—6 岁两组三到五类残疾类型(重点关注发育迟缓、智力障碍和自闭症婴幼儿,根据实际筛查也包括盲、聋等)共 20 名儿童(最终完成全部数据采集的儿童为 14 名)进行了为期一年的个案研究。每一个个案指定个案管理员,对个案的整个过程根据研究团队提供的数据采集表格进行追踪和记录,特别关注系统协作、部门协作等方面的需求和困难,以及相应的解决途径和策略。2021 年 10 月我们也对 14 个个案进行了追踪调研。

第四阶段,数据分析和小结阶段 2018.8—2020.12

对前期调研和区域实验过程中的数据进行综合深入分析,提炼各个主体的需求以及相应的支持策略分析,深入分析不同主体、不同部门、不同系统直接"联结"协作的要素,并结合儿童发展评估结果和家庭提供的相关的经济投入等数据对整个联结系统的成本-效益进行了初步分析。

结合文献研究等进行调查报告和论文等的写作,小结我国农村地区 0—6 岁残疾儿童早期干预联结系统的可行性、条件和要素、社会效益等,并希望可以为其他地区推广提供具体的农村地区 0—6 岁残疾儿童早期干预联结系统的要素建议,并对我国农村地区早期干预的困境进行了分析,提出了不同系统层面的政策建议。

三 研究方法与研究工具

本研究主要采用了问卷调查、访谈法、个案研究法、量表测评法等方法来分别探索农村地区 0—6 岁残疾儿童早期干预的现状、家庭需求、试点区的相关政策和服务体系以及基于发展生态学理论和联结系统的早期干预服务系统的有效性。

1. 问卷调查

自编问卷《特殊儿童早期干预现状与需求调查》，问卷采用单项选择、多项选择和开放式问答的形式，问卷分为三部分。

第一部分为特殊儿童及其家庭的基本信息，包括填表人与儿童关系；儿童基本信息如性别、出生年月、残疾类型和残疾程度等；家庭基本信息如双亲文化水平、家庭户籍所在地和现居住地、年均收入和人口数等。

第二部分为《特殊儿童早期干预现状》，调查我国农村地区残疾儿童的早期干预系统现状，包括早期发现、筛查、评估、康复机构训练、学龄前教育、社会支持以及各个筛查、评估、教育单位的转衔服务情况等方面的状况。

第三部分为《特殊儿童早期干预需求和服务质量评价调查问卷》。该部分问卷采用王天苗编修的《家庭需求调查表》作为依据，结合以往研究①②③④⑤⑥，编制该问卷，将问卷分为四个维度：信息支持需求、情感支持需求、专业服务需求和经济支持需求，采用李克特五点计分方式，分别为"非常需要"（5分）、"比较需要"（4分）、"需要"（3分）、"比较不需要"（2分）和"完全不需要"（1分）；由填表人依据残疾儿童的早期干预情况，回忆以往或者结合当下需求，进行选择，平均分为3分，得分越高说明家庭在儿童早期干预期间对政府及其相关部门提供的服务需求程度越高，低于3分则表示需求较低。残疾儿童早期干预服务需求内容与早期干预服务质量评价的内容一致，4个维度命名为信息支持现状、情感支持现状、专业服务现状和经济支持现状；计分方式为"质量非常高"（5分）、"质量比较高"（4分）、"质量一般"（3分）、"质量比较低"（2分）、"质量非常低"（1分），并加入"无该服务"的选项，记为0分。

① 陈耀红. 残障儿童家庭康复需求的调查报告［J］. 中国特殊教育，2007（9）：15-18+48.
② 林云强，秦昊，张福娟. 重庆市康复机构中自闭症儿童家长需求的研究［J］. 中国特殊教育，2007（12）：51-57+96.
③ 黄辛隐，张锐，刑延清. 71例自闭症儿童的家庭需求及发展支持调查［J］. 中国特殊教育，2009（11）：43-47.
④ 刘爱民. 残疾儿童家庭咨询需要的实证研究［D］. 武汉：华中师范大学，2009.
⑤ 徐晓翠. 中国儿童孤独病症发展、治疗现状和教育需求的家庭调查研究［D］. 苏州：苏州大学，2009.
⑥ 华晓慧，杨广学. 自闭症儿童家长知晓度调查［J］. 学术探索，2013（5）：150-153.

问卷结构是基于专家访谈和文献分析的基础,问卷初版编制之后,邀请 2 名残疾儿童家长试填,并进行了一对一访谈,查看语句是否存在歧义,选项是否缺漏,是否能够满足家长的早期干预基本情况,咨询其他的补充意见。据此修改问卷后,由 2 名特殊教育博士进行审核,再次确定问卷;以方便取样的形式,邀请 24 名家长试填问卷并考察其问卷填写时间以及家长填写反馈意见后,由 3 名特殊教育副教授对问卷进行审核后再次进行修改:经由试填,删减第一部分家庭成员基本情况部分内容,将第三部分的早期干预服务质量评价和服务需求部分减少、合并题目以及合并维度,最终确定了信息支持、情感支持、专业服务支持和经济支持四个维度共计 26 个题目,由此,问卷得到最终确定。

数据采用 SPSS23.0 进行统计分析,统计方法如因素分析、相关分析、可靠性分析、描述性分析、独立样本 t 检验和单因素方差分析。

2. 访谈法

焦点小组访谈法,邀请试点区域早期干预的相关部门的不同主体分别开展焦点组访谈(每组 8—10 人),就现状和需求,以及已有的经验进行深入调查,并讨论本区域的资源和特征,以及未来工作的方向和相关的工作机制等。在博山试验区和嘉兴试验区分别开展了一组残疾儿童家长的焦点组访谈,一组残疾儿童早期干预相关主体的焦点组访谈(残疾儿童家长、妇幼保健系统的管理者或医生、残联管理者、康复服务提供者、学前特殊教育的管理者和教师等)。

一对一访谈,主要针对家长的早期干预需求的调研,另外在个案研究的整个过程中,都对参与的家长及其家庭成员以及相关的教师和服务提供者进行了深入的一对一的访谈,以了解家庭的资源、家庭的担忧和优先考虑的事项、家庭的日常活动、儿童的行为特征、儿童的兴趣和偏好等信息,以便能更好地评估儿童的发展需要和生态环境,为儿童及其家庭制定个别化的服务计划,并不断调整和修正。

个案研究结束后,自编半结构式《家庭满意度访谈》及《服务协调人服务感受度访谈》,《家庭满意度访谈》用于调查家长对于项目所提供的早期干预家庭指导服务的感受、看法与满意度,深度了解家长的需求、期待与建议,以便更好地调整与修改后续的早期干预家庭指导服务。《服务协调人服务感受度访谈》用于了解协调人对于项目所提供的早期干预家庭指导服务的感受、看法,了解服务协调人的成长心路历程、遇到的困难及解决措施、获得的支持及建议等。

3. 量表测评法

第一,针对儿童筛查和评估的工具。

"中文版年龄与发育进程问卷系统(ASQ)"是美国和很多国家儿科医生最普遍使用的发育筛查和发育监测量表,可以识别出需要进一步深入评估的儿童,监测儿童在成长中随时发生的迟缓,适用年龄:1—65个月,测试能区包括沟通、粗大动作、精细动作、解决问题和个人-社会,为家长实施而设计,只需具备小学四至六年级阅读水平便可独立实施,现已经建立中国常模,内部一致性 Cronbach'α 系数为 0.77,以贝莉婴儿发育量表第二版以及北京盖泽尔发育量表作为效标进行的效度研究,发育分类的一致率分别是 84.31% 和 84.74%。

"评估、评价及干预计划系统"(*Assessment, Evaluation, and Programming System for infants and children*,简称 AEPS,第三版简称 AEPS‐3)是由俄勒冈大学黛安娜布里克(Diane Bricker)及其团队开发的一套适合 0—6 岁儿童的课程本位评估工具:是将儿童的相关资料与评估、目标、教学计划、教育成效相联结,兼具评估工具和活动课程的系统。

AEPS 最初始于 1974 年,从评价及干预系统(EPS)发展而来,经历了 EPS 到 AEPS 第一版、第二版(2002 年)到如今的第三版(2015—2020 年),AEPS 发展的过程中,学者们对 AEPS 的信效度作了细致、持续的评估和报告,大概持续了三十多年。贝加特(Bagnato)等学者曾对美国现有的早期干预或早期特殊教育评估工具及其相关研究进行回顾,从接受度(acceptability)、真实性(authenticity)、合作性(collaboration)、研究证据(evidence)、多源性(multifactors)、敏感度(sensitivity)、普适度(universality)和实用性(utility)八个方面进行审查,在 87 种评估工具中,AEPS 是唯一一个在八个方面均达到满意的工具,被认为是能够涵盖儿童发育全部领域、普遍适合 0—6 岁儿童的评估工具[1]。

AEPS 的概念框架主要来自儿童发展的观点,这种观点认为早期行为形式是后期复杂行为的发展平台[2],它所评估的儿童的发展领域有粗大动作、精细动作、生活适

---

[1] Bagnato, Stephen J, Goins, et al. Authentic assessment as "Best Practice" for early childhood intervention: National consumer social validity research[J]. Topics in Early Childhood Special Education, 2014, 34(2): 116-127.

[2] Grisham J, Waddell M, Crawford R, et al. Psychometric Properties of the Assessment, Evaluation and Programming System: For Infants and Young Children(EPSI‐3)[J]. Brooks Publisher, 2021, 43(1): 24-37.

应、认知能力、社会沟通、社会情绪、数学和读写技能共八个领域,是一套达标评估模式的课程本位评估工具,它所具备的优点在于:(1)在能够反映孩子真实性能力水平的日常生活和活动中开展评估;(2)评估的目标和课程内容均选择对儿童在适应环境和独立解决问题方面最为重要的关键性技能,重视功能性;(3)目标达标等级设置反映了儿童技能的形成过程和技能水平,而非仅仅评估单一的特定的行为;(4)对存在身心障碍的儿童如何调整施测方式、对评估指标调整均提供了详细指导,具有良好的普适性。基于上述的优点,AEPS成为具有优秀真实性(Excellent Authentic)(也就是有用性和真实性)的学龄前特殊教育评估工具,在美国得到广泛的应用①。

AEPS可以从观察儿童、教师和家长等各种渠道搜集有关儿童发展水平的真实信息,全面、准确地了解儿童当前的发展现况和教育需求,评估结果能够指导家长或专业人员进行干预目标选取和计划制定,并且可以在过程中及时、多次对儿童的干预进步开展形成性评价,以及对最终的干预效果做出评价,这也是AEPS具备联结系统(概念框架见图1-4)的优势所在。

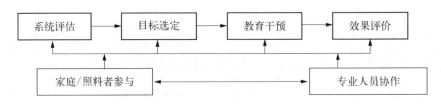

图1-4 联结系统概念框架

AEPS被很多研究者评为最清晰、有效的联结评估与干预的工具。本研究使用的AEPS-3(2021年11月正式出版,研究团队获得正式授权,翻译和应用第三版的中文版)是一套课程本位评估工具,用于评估0—6岁的儿童在粗大运动、精细运动、社会沟通、认知、适应技能、社交、基本数学素养、基本读写能力八个领域的全面发展。本研究开展时,AEPS-3中文版有四个能区,完成了全部的翻译-回译-复核以及文化适应性调整等,因此课题使用其中粗大动作、社会情绪、生活适应、认知(数学)领域量表对儿童进行前后阶段发展能力评估,并结合其他的自然观察、游戏测评和家长访谈等以了解儿童接受服务前后的发展进度和其他重要发展领域的内容,拟定发展目标与计划,进行发展监测。这两套工具对于联结系统的建设非常关键,也对于效果评价提供了客

① 苏雪云. 婴幼儿早期干预[M]. 上海:华东师范大学出版社,2016:85-88.

观的数据基础。

第二,用于家长和个案服务协调人的量表。

在前期评估及后期评估阶段,分别向家长发放由《抑郁-焦虑-压力量表》《沃里克-爱丁堡积极心理健康量表》和《父母养育效能感量表》组成的调查问卷,调查家长参与本研究前后的消极、积极心理状态以及养育效能感的变化情况。使用《早期干预家庭教育咨询师自我效能量表》调查服务协调人在服务前后阶段自我效能变化情况。

《抑郁-焦虑-压力量表》(*Depression Anxiety and Stress Scale*,以下简称 DASS) 由罗威邦德(Loivdband)等(1995)编制,主要用途为评估个体过去 1 周的负性情绪症状严重程度。量表主要分为抑郁、焦虑、压力 3 个分量表,采用 0~3 的 4 级评分方式(0=不适用;1=颇适用,或偶尔适用;2=很适用,或经常适用;3=最适用,或常常适用),总分范围为 0~63 分,得分越高代表负性情绪症状越严重。中文修订版量表克伦巴赫 α 系数为 0.912,各因子相关系数为 0.708~0.741[1]。国内外大量研究证实该量表具有良好的信效度,可作为抑郁-焦虑-压力的有效评价工具。

《沃里克-爱丁堡积极心理健康量表》(*Warwick - Edinburgh Mental Wellbeing Scale*,以下简称 WEMWBS)由英国学者特南特(Tennant)等(2007)编制。该量表共包括 14 个带有积极性措辞的条目,采用 5 点计分的方式(1=从来没有;2=很少;3=有时;4=经常;5=总是),总分范围在 14~70 分,得分越高说明被试者的积极心理健康的水平越高。量表具有良好的信效度,重测信度为 0.83,内部一致性信度为 0.91,验证性因素分析结果显示单因子结构模型拟合性更好[2]。

《父母养育效能感量表》(*Parenting Sense of Competence Scale*,以下简称 PSOC)是加拿大学者吉博-瓦斯通(Gibaud - Wallston)(1977)编制,包含效能感分量表和满意度分量表。该量表采用 6 级评分(1=完全不符合;2=很不符合;3=比较不符合;4=比较符合;5=很符合;6=完全符合),PSOC 总分为 17~102 分,得分越高说明其养育效能感越高。两个分量表的克伦巴赫 α 系数分别为 0.70、0.82,量表具有良好的内部一致性,可作为测量父母养育效能感的可信赖工具[3]。

---

[1]　文艺,吴大兴,吕雪靖等. 抑郁-焦虑-压力量表中文精简版信度及效度评价[J]. 中国公共卫生,2012,28(11):1436-1438.

[2]　刘永闯,郭丽娜,刘堃. 沃里克-爱丁堡积极心理健康量表在老年人中应用的效度和信度[J]. 中国心理卫生杂志,2016,30(3):174-178.

[3]　杨玉凤. 儿童发育行为心理评定量表[M]. 北京:人民卫生出版社,2016:538-589.

《早期干预家庭教育咨询师自我效能量表》（*Early interventionist self-efficacy survey*，以下简称 EISES）由拉默瑞（Lamorey）等（2005）编制，主要用于测量早期干预工作者运用自我技能完成相应工作的自信程度。量表共 15 个题项，分为个人效能（如：为儿童与家庭提供适宜服务的能力）以及一般效能（如：对于家庭中心早期干预有效性的意识），采用 5 级评分（1 = 非常不同意；2 = 不同意；3 = 不知道；4 = 同意；5 = 非常同意），该量表于 2016 年翻译为中文版，是测量早期干预家庭教育咨询师自我效能科学有效的工具。

4. 个案研究法

本研究中的个案有两个层面，一是参与一年的以家庭为中心的个别化服务指导的 14 名残疾儿童及其家庭；二是东部地区的两个试验区个案，山东省博山试验区和浙江省嘉兴试验区。前者个案研究的目的是探索基于发展生态学和联结系统理论，以家庭为中心的个别化服务联结系统的有效性，个案从早期筛查、早期评估到早期教育干预的全过程开展了为期一年的研究，并在 3 年后进行了个案情况的追踪调查；后者主要关注区域内已有的早期干预政策、资源和实际运作情况，并以区域内 7 个家庭为例，探索不同部门不同学科专业工作者协作的联结系统的可能性和有效性。

个案研究整合了访谈、量表测评、自然观察、视频分析、实物分析等方法，以获取全面系统的第一手资料。其中观察法，主要是现场评估、入户调研及入户指导等阶段，在儿童目前所在早期干预机构/学校以及家庭对儿童及家长进行实地观察记录，了解在项目服务过程中的儿童与家庭发展实际情况；视频分析，主要是限于地域偏远，采用远程指导的过程中，对家庭提供的自然环境亲子互动和教育干预视频的分析和反馈；而实物分析，主要是对课题收集的文件资料进行分析，包括：项目的支出记录表、协调人及督导工作时间记录表、儿童目标达成记录表、项目家长组焦点组深度访谈逐字稿等文件，并对资料进行归纳整理。

四　研究结果呈现和研究报告整体结构

研究报告分为八章，总共为五个部分：

第一部分为第一章，对研究的背景和总体情况进行了概要，梳理了研究背景、研究问题以及研究意义,说明了研究的理论基础和总体框架,并对研究的基础思路、研究步骤和整个研究方法进行了梳理。

第二部分包括第二章和第三章,为文献研究、比较研究部分,这也是对残疾儿童个体的发展生态系统的外层系统的研究,主要对现有的国际政策和研究进行述评分析,对现有的国内早期干预相关政策进行梳理,为后续的调查研究和个案研究提供理论依据,特别是国外农村地区残疾儿童早期干预发展的动态和我国现有的相关早期干预政策现状。

第三部分包括第四章和第五章,这部分立足残疾儿童个体的发展生态系统的最重要的微观系统——家庭的视角,对残疾儿童家庭目前获得的早期干预服务的现状、需求和服务质量评价进行了研究,聚焦农村地区残疾儿童早期筛查到早期康复和学前特殊教育等的现状和残疾儿童及其家庭早期干预需求来了解我国农村地区整体的状况,为后续的个案研究的访谈和个别化服务计划的制定以及后续的讨论提供数据支持。

第四部分包括第六章和第七章,这部分聚焦在中国国情下,残疾儿童发展的微观系统中的几个重要系统:残联、医疗卫生机构、学校等,以家庭为中心,探索中间系统,即不同系统之间的关系和合作,聚焦东部地区的两个农村地区试验区和14组残疾儿童及其家庭,总结归纳我国东部农村地区残疾儿童早期干预联结系统的本土化实践经验,并进一步以在东部两个农村地区的个案研究来验证基于发展生态学的早期干预联结系统的有效性等。本部分研究的访谈和个案研究的个别化服务计划的框架基于第二章的文献综述、第三章的相关政策分析、第四和第五章的调研结果分析。

第五部分为第八章,整个研究的总结和讨论,为对整个研究的反思和小结,综合分析了我国农村地区残疾儿童早期干预的困境,并对基于发展生态学的早期干预联结系统的必要性和可行性进行了分析,对基于我国国情和实证研究得出的农村地区残疾儿童早期干预联结系统初步构建的要素和运作模式进行了分析,同时提出了不同生态系统层面的政策建议,并对研究的不足和未来的方向作了思考。

第二章

国际农村／偏远地区
早期干预的历史与发展

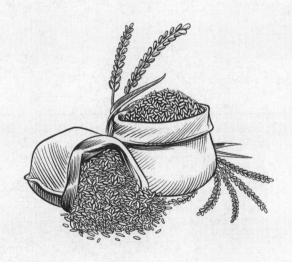

农村地区或者偏远地区残疾儿童的早期干预,即便在经济发达且早期干预体系相对完备的国家,也一直是难点,限于人力、物力以及空间屏障,农村地区残疾儿童的早期干预权利和实现一直备受关注,但也一直没有完美的解决途径,我国农村地区残疾儿童的早期干预服务和研究都刚刚起步,通过对国际早期干预相关政策和农村地区残疾儿童早期干预的相关研究的述评和分析,得出农村地区残疾儿童早期干预的研究动态和时间方向,以期为后续本课题的调研和个案研究提供参考。

第一节　国际早期干预相关的政策发展

一　美国早期干预相关的政策

(一)起步阶段(1965—1985年)

在美国早期干预政策的起步阶段,政策法案文本中并没有出现早期干预(Early Intervention，EI)的提法,对特殊儿童早期干预的思想主要散见于保障特殊儿童学习权利、制定特殊儿童学习标准、定向培养师资、特殊教育资金补助和信息交流等方面。这一阶段自 1965 年开始,以 1965 年《初等与中等教育法》(*Elementary and Secondary Education Act*)颁布为标志。

在美国早期干预政策的起步阶段,可以看到联邦政府法案中对残障儿童权利保障的范围有所拓展,从在学校环境中对残障儿童学习权利的保障到对残障儿童全面发展权利的关注;对残障类型的认识有所扩大,从一开始对身体残疾和学习障碍的关注,扩展到对心理障碍、情绪问题、酒精和药物滥用后遗症的认识;对残障儿童早期教育年龄段的规定有所拓展,从出生开始即展开对残障儿童的早期筛查、诊断和评估工作。

1. 关注残障儿童教育公平

1965 年《初等与中等教育法》的主要目的是保障全美中小学生的教育机会均等。

1966 年法案进行修订,专门补充了残障儿童教育条款,内容涉及到学业水平标准设置、学业水平评估、资金支持和教师培养等方面,以保障残障儿童的学习权利①。

在学业水平标准的设置和学业水平评估方面,该法案对残障儿童(Children with Disabilities)有专门的规定:对于有认知障碍的学生,可以选择使用替代性的学习成绩标准(Alternate Assessment);各州在设定学生学业成绩的"年度适当进展"(Adequate Yearly Progress)时,应对残疾学生设置单独的、可衡量的年度目标,以实现学生持续和实质性的成长进步;另外,在进行学业成绩评价时,应该为残障儿童提供辅助技术等便利和支持。法案规定建立地方教育机构计划(Local Educational Agent Plans),以保证联邦政府为残障儿童提供的服务能与地方教育机构和单个学校的教育服务进行整合和协调。

在资金支持方面,该法案明确规定在发放各州评估拨款时,要确认残障儿童有一定的全纳率;各州在申请经费时,要对地方的残疾儿童和少年设置个性化教育计划(Individualized Education Program);另外,各州接收的资金要确保用于当地教育机构和学校招募能够改善学生学习成绩、能够与残障儿童一起工作的教育人员,并尽可能使用多层支持系统(Multi-tier Systems of Support)以及积极的行为干预和支持(Positive Behavioral Intervention and Supports)②。

1974 年《初等与中等教育法修正案》提出了补偿计划,也就是联邦政府为残障儿童向州和地方教育机构提供特殊津贴,以做出补助③。

2. 关注残障儿童学习权与发展权

1975 年通过的《残疾人教育法修正案》(*An Act to Amend the Education of the Handicapped Act to Provide Educational Assistance to All Handicapped Children, and for Other Purposes*),为保障残疾儿童学习权利做出了比较完善的规定④。

---

① H. R. 69 - 93rd Congress(1973 - 1974):Elementary and Secondary Education Amendments | Congress. gov | Library of Congress, https://www. congress. gov/bill/93rd-congress/house-bill/69

② 石丽娜,王小英,刘秒杞. 美国联邦政府残障儿童早期干预政策的发展及启示[J]. 学前教育研究,2013(12):3 - 10.

③ H. R. 69 - 93rd Congress(1973 - 1974):Elementary and Secondary Education Amendments | Congress. gov | Library of Congress, https://www. congress. gov/bill/93rd-congress/house-bill/69

④ S. 6 - 94th Congress(1975 - 1976):An Act to amend the Education of the Handicapped Act to provide educational assistance to all handicapped children, and for other purposes. | Congress. gov | Library of Congress, https://www. congress. gov/bill/94th-congress/senate-bill/6

　　法案指出美国现行的制度不能满足残疾儿童的特殊教育需要，美国有 100 万残疾儿童完全被排除在公立学校系统之外，不能与同龄人享有同等的教育机会。因此联邦政府立法提供满足残障儿童教育需求的计划，并规定要确保所有残障儿童都能获得特殊教育和相关服务，以满足他们的特殊需求。

　　法案主要涵盖了四个方面的重要内容。第一，要求将有关"有特殊学习障碍的儿童"定义的任何拟议变化提交国会。当时这一术语的定义是"在理解或使用语言（口头或书面）所涉及的一种或多种基本心理过程中出现障碍的孩子，这种障碍可能表现在听、思考、说、读、写、编写、拼写或进行数学计算等方面的障碍"。第二，要求各州有残障儿童的个性化教育计划的记录，并应建立、审查和修订该计划，频率不得低于一年一次。第三，联邦政府发放专门的款项，以补充州政府对残障儿童学习的支持。但需要通过一系列的申请条件，不达条件不得申请；同时为每名残障儿童提供最高 300 美元的补助。第四，督促改建学校，以实现身体残疾学生的合理安置；设立信息和媒体中心，为残障儿童家长提供信息和指导等。

　　同年通过的《发展性残疾法修正案》（Developmental Disabilities Amendments）①规定成立了全国残疾人服务设施咨询委员会，并规定各州在 1976 年年度财政中使用不少于 10%的资金以消除残疾人在各类机构中的不当安置。值得注意的是，该法案规定各州申请财政拨款的五项条件中有一条规定"要求此类计划提供对发育障碍者，婴儿和学龄前儿童的早期筛查、诊断和评估服务"，开发一个综合系统，提供客观的方法来衡量发育障碍者的发展进度。这是美国国会正式颁布的法律中首次表现出发育障碍的早期筛查、诊断和评估思想，但还没有提出早期干预的相关规程。

　　3. 关注 0—5 岁残障儿童的特殊教育相关服务

　　在这一阶段的法案中，残障儿童和相关概念的定义经历了多次修正。

　　1978 年《康复、综合服务和发展性残疾法案修正案》（Rehabilitation, Comprehensive Services, and Developmental Disabilities Amendments）②修订了《发展性残疾服务和设施建设法》，重新定义了"发展性残疾"和"儿童发展服务"。

① H. R. 4005－94th Congress (1975－1976)：Developmental Disabilities Amendments ｜ Congress. gov ｜ Library of Congress, https://www. congress. gov/bill/94th-congress/house-bill/4005
② S. 2600－95th Congress (1977－1978)：Rehabilitation, Comprehensive Services, and Developmental Disabilities Amendments ｜ Congress. gov ｜ Library of Congress, https://www. congress. gov/bill/95th-congress/senate-bill/2600

1983 年的《1983 残疾人教育法修正案》（Education of the Handicapped Act Amendments of 1983）重新定义了"残障儿童"包含语言障碍儿童的类别,修订了针对残疾儿童的早期教育规定,包括从出生到八岁的残疾儿童,拓宽了残疾儿童早期教育的年龄范围①。

1979 年《心理健康系统法案》（Mental Health Act）提出对前期法案中"行为失常"一词进行审查和评估,因为该词的使用与该法案所定义的残障儿童有关。另外,法案还要求重建全国残障儿童和青少年教育咨询委员会,设立区域资源中心,训练专业人员并为残障儿童的父母提供信息和培训服务方面的帮助②。

在社区服务方面,1979 年的《心理健康系统法案》定义"社区精神卫生中心"为居住在精神卫生服务区或在该地区工作的人员提供全面精神卫生服务的实体,并规定此类中心需要提供咨询教育服务。授权向国家精神卫生主管部门和非营利性私人机构提供捐款,为受到严重困扰的儿童提供精神卫生服务。

在资金支持方面,从 1986 年开始,与咨询委员会和全国残疾人理事会协商,对从出生到五岁的残疾儿童提供特殊教育和相关服务,法案授权国家机构向各个州提供捐款,以协助各州建立系统,并要求此类赠款的资金中至少有 10% 用于对国家的培训和技术援助。

1985 年颁布的《1985 年孤儿药修正案》（Orphan Drug Amendments of 1985）提议建立国家孤儿疾病委员会,要求委员会评估美国国立卫生研究院、酒精和药物滥用以及心理健康管理局的工作③。

另外,在美国早期干预政策的起步阶段,美国国会分别在 1982 年、1983 年和 1985 年通过了三项联合决议,规定将 1982 年 10 月指定为"开端计划意识月",1984 年 5 月 20 日至 1984 年 5 月 26 日为"全国残疾人艺术周",1985 年 10 月为"学习障碍意识月",以提高民众对残障、学习障碍的认识。

---

① S. 1341－98th Congress（1983－1984）：Education of the Handicapped Act Amendments of 1983 | Congress. gov | Library of Congress, https://www. congress. gov/bill/98th-congress/senate-bill/1341
② S. 1177－96th Congress（1979－1980）：Mental Health Systems Act | Congress. gov | Library of Congress, https://www. congress. gov/bill/96th-congress/senate-bill/1177
③ S. 1147－99th Congress（1985－1986）：Orphan Drug Amendments of 1985 | Congress. gov | Library of Congress, https://www. congress. gov/bill/99th-congress/senate-bill/1147

(二) 发展阶段(1986—2005 年)

在美国早期干预政策的发展阶段,政策法案文本正式有了"早期干预服务"(Early Intervention Service)的提法,并对早期干预服务的内涵、对象等做出了详细的规定。

这一阶段中的法案对早期干预服务的对象、残障类型认识不断拓展,并对师资培养做出了更详细的规划,对具有早期干预资质的专业人员做出了规定,提出了及早识别、及早发现、及早干预,以免特殊儿童产生严重的发育迟缓。另外,将特殊儿童的家庭也纳入到早期干预的工作之中,由国家政府、社会机构、社区和家庭共同为特殊儿童提供服务。

这一阶段自 1986 年开始,以《1986 年残疾人教育法修正案》(*Education of the Handicapped Act Amendments of 1986*)颁布为标志。

1. 早期干预在法案中正式提出

《1986 年残疾人教育法修正案》首次提出了"早期干预",并做出了明确界定①。"早期干预服务"是指在公共监督下非特殊规定时免费提供的发展服务,以满足在身体发育、认知发育、语言和言语发育、心理社会发展、自助技能等一个或多个领域的残障婴幼儿的发展需求,并符合国家标准,由合格人员提供的,与个性化家庭服务计划(Individualized Family Service Plan)相一致的仅用于诊断或评估目的的医疗服务,具体包括家庭培训、咨询以及上门拜访、特别指导、语言病理学和听力学、职业治疗、物理治疗、心理服务、个案管理服务。

"残疾婴幼儿"是指从出生到 2 岁(包括 2 岁)在内的需要早期干预服务的个人,因为他们受到发育迟缓的影响,在认知发展,身体发展,语言和言语发展,心理社会发展或自助技能一项或多项中出现问题。另外,还可以由国家酌情决定,也包括这一年龄段如果不提供早期干预服务,则可能会出现严重的发育延迟的儿童。

此法案将残疾儿童早期教育项目和早期干预做出了对接,提出制定用于残疾儿童的早期教育的资金可以用于学前和早期干预的示范和推广计划以及实验计划;修订有关残疾儿童教育研究和示范项目的规定,以包括与早期干预残疾婴幼儿有关的问题;

---

① S. 2294 – 99th Congress (1985 – 1986): Education of the Handicapped Act Amendments of 1986 | Congress. gov | Library of Congress, https://www. congress. gov/bill/99th-congress/senate-bill/2294

修订评估条款,增加与残障婴幼儿早期干预有关的术语。规定所收集的数据应针对2岁以下婴儿和3—5岁残障儿童的整个年龄段。

另外,在师资培养和信息传播方面,安排建立幼儿研究机构,以生成和传播有关残疾儿童及其家庭的学前和早期干预的新信息;修订了有关人员培训补助金的规定,包括在早期干预职业的培训方面各州上报地方的师资短缺情况。

2. 残疾人教育法对早期干预的规定

《1990年残疾人教育法修正案》(Education of the Handicapped Act Amendments of 1990)修订了对聋盲儿童和青少年的服务条款,将地方教育机构和指定的牵头机构添加到要提供此类服务的实体列表中,要求及早进行干预;开展试点项目,以扩大对聋盲儿童和青少年的服务①。

法案修订了针对残疾儿童的早期教育规定,使父母和残疾成人榜样参与其中。要求技术援助开发系统为婴儿、学步儿童和残疾儿童的父母以及与此类儿童有关的直接服务人员和行政人员提供帮助。修订有关通过网络和推荐来源传播信息的规定,允许研究项目和培训项目将残疾儿童纳入常规学前教育计划。修订此类早期教育计划,以授权及早发现残疾婴幼儿,加强残疾婴儿从医疗到早期干预再到学前教育的过渡,加强辅助技术设备和服务的运用。对于产前遭受母体药物滥用的儿童,要注重早期干预和学龄前的需求,综合地准备、传播早期教育知识。另外,法案对残疾人教育人员培训和残疾人教育研究相关内容也作了修订。

《1991年康复法修正案》(Rehabilitation Act Amendments of 1991)修订了《残疾人教育法》,授权根据残疾儿童的早期干预计划(从出生到两岁)向各州提供第四或第五年的不同拨款,允许某些州在制定条件下继续参加早期干预项目②。

《1994年发展性残疾援助和权利法案修正案》(Developmental Disabilities Assistance and Bill of Rights Act Amendments of 1994)③将 UAP 的捐款限制为五年,规定了在早期

---

① S. 1824 - 101st Congress (1989 - 1990): Education of the Handicapped Act Amendments of 1990 | Congress. gov | Library of Congress, https://www. congress. gov/bill/101st-congress/senate-bill/1824

② S. 2903 - 102nd Congress (1991 - 1992): Rehabilitation Act Amendments of 1991 | Congress. gov | Library of Congress, https://www. congress. gov/bill/102nd-congress/senate-bill/2903

③ S. 1284 - 103rd Congress (1993—1994): Developmental Disabilities Assistance and Bill of Rights Act Amendments of 1994 | Congress. gov | Library of Congress, https://www. congress. gov/bill/103rd-congress/senate-bill/1284

干预、社区服务、积极行为支持和辅助技术服务等方面进行人员培训。其中辅助技术服务是指使用辅助技术设备(如与现有教育和康复计划相关的设备)直接协助对有发育障碍的个人提供服务。此法案指出,提供的有关早期干预服务培训项目的捐款,应该协助大学附属计划向障碍儿童的家庭成员和跨学科人员提供培训,以对发育障碍的婴儿、学步儿童和学龄前儿童进行干预。另外,法案还对积极行为支持培训项目做出了规定,比如应该遵守道德和法律的原则与标准、提出适当的评估方法、培养改造环境和鼓励替代行为的能力等。

《1997 年残疾人教育法修正案》(*Education of the Handicapped Act Amendments of 1997*)授权 1998 到 2002 财年的计划拨款用于协调为残疾儿童改善早期干预、教育和过渡服务的协调研究、人员准备、技术援助和信息传播。各州在制定特殊教育和早期干预系统的改善计划时,可以申请改善补助金[①]。

3. 早期干预的关注视野不断扩展

《2000 年儿童健康法案》(*Children's Health Act of 2000*)将早期干预的视野扩大到了儿童听力损失、儿童癫痫、儿童口腔健康、儿童肥胖、儿童药物滥用、父母为吸毒者的儿童和父母为酗酒者的儿童。法案指示卫生资源和服务管理局以及疾病控制与预防中心,就新生儿和婴儿听力筛查评估提供拨款或合作协议,以及干预计划和系统,并授权拨款。法案指示公共(或非营利性私人实体)赠款或签约来制定和实施公共卫生监督、教育、研究和干预策略,以改善癫痫病患者尤其是儿童的生活,鼓励及早发现和治疗儿童并授权拨款;对儿科口腔、牙齿、颅面疾病及其后遗症发病的高危人群进行预防干预;在预防儿童肥胖方面,对发展和实施旨在促进儿童和青少年良好营养和身体活动的国家、社区干预计划授权拨款;另外,对吸毒者的儿童提供服务,向此类儿童提供药物和酒精的早期干预、治疗和预防服务,并向诊断为胎儿酒精综合症或与之有关的先天缺陷的儿童提供服务。尤其要注意的是,此法案为了减少美国儿童和青少年的自杀死亡率,要求收集企图自杀或完成自杀的 13 岁以下儿童信息、这些群体可能已经获得的服务,以及这些服务的效果数据以作研究[②]。

---

① S. 1824 – 101st Congress (1989 – 1990): Education of the Handicapped Act Amendments of 1990 | Congress. gov | Library of Congress, https://www. congress. gov/bill/101st-congress/senate-bill/1824

② H. R. 4365 – 106th Congress (1999 – 2000): Children's Health Act of 2000 | Congress. gov | Library of Congress, https://www. congress. gov/bill/106th-congress/house-bill/4365

《2000 年发展性残疾援助和权利法案》(*Developmental Disabilities Assistance and Bill of Rights Act of 2000*)将早期干预活动与教育活动划定为"重点领域",将早期干预活动定义为个人及其家人提供的倡导、能力建设和系统性变革活动,以增强个人发展,最大程度发挥他们的潜力,并增强家庭满足个人特殊需要的能力①。

法案为幼儿园老师制定了专业发展计划,其中包括早期干预和阅读补救的材料、程序和方法。另外提出了"诊断性阅读评估",是指有效、可靠且基于科学的阅读研究,能够帮助确定孩子在学习阅读方面可能遇到的困难以及造成这种困难的潜在原因,确定可能的特殊需求和阅读干预策略,以帮助阅读障碍儿童。国家扫盲学院应该通过具有联邦调查机构资格的实体刊发有效的干预措施来帮助阅读困难的儿童。向地方教育机构发放补助金和补贴,以开发有效的早期干预计划,旨在识别高危学生。

《2003 年 出 生 缺 陷 和 发 展 性 残 疾 预 防 法》(*Birth Defects and Developmental Disabilities Prevention Act of 2003*)明确提出了对脊柱裂等出生缺陷的重视,要求对出生缺陷和残疾进行研究并促进其预防工作,以减少美国最常见的出生缺陷导致的永久性残疾②。

(三) 完善阶段(2006 年至今)

在美国早期干预政策的完善阶段,开始出现针对不同身心障碍类型的单项法,如《2006 年对抗自闭症法案》(*Combating Autism Act of 2006*)、《2011 年对抗自闭症再授权法案》(*Combating Autism Reauthorization Act of 2011*)、《2014 年自闭症协作、责任、研究、教育 和 支 持 法 案》(*Autism Collaboration, Accountability, Research, Education, and Support Act of 2014*)〔也称《2014 年关爱自闭症法案》(*Autism CARES Act of 2014*)〕、《2019 年自闭症协作、责任、研究、教育和支持法案再授权法案》(*Autism Collaboration, Accountability, Research, Education, and Support Reauthorization Act of 2019*)、《2009 年听力检测和干预法案》(*Early Hearing Detection and Intervention Act of 2009*)、《2010 年听力

---

① Developmental disabilities Assistance and Bill of Rights Act of 2000〔EB/OL〕. http://www. congress. gov/bill/106th-congress/house-bill/4920

② Birth Defects and Developmental Disabilities Prevention Act of 2003〔EB/OL〕. http://www. congress. gov/bill/108th-congress/house-bill/398

检测和干预法案》(*Early Hearing Detection and Intervention Act of 2010*)、《2017 年听力检测和干预法案》(*Early Hearing Detection and Intervention Act of 2017*)等。

这一阶段中,对早期疾病和障碍有了比较系统的认识,对早期干预的要求开始科学化,要求收集疾病数据,从多学科角度进行研究;开发可靠有效的筛查工具,以尽早识别高危儿童。

这一阶段开端以《2006 年对抗自闭症法案》颁布为标志。

1.《对抗自闭症法案》颁布

《2006 年对抗自闭症法案》①提出要建立评估活动,提倡及早筛查有较高残疾风险的人,借助基于证据的筛查技术和干预措施,在切实可行的范围内,对患有自闭谱系障碍和其他发育障碍有较高风险的个体进行早期筛查,并通过州和联邦计划以及社区组织为个人及其家庭提供有关此类残疾和循证干预的信息。同时,促进对自闭谱系障碍和其他发育障碍的可靠筛查工具的开发和验证研究,并传播有关这些筛查工具的信息。

法案强调,加强和协调美国国立卫生研究院在自闭谱系障碍研究方面的活动,包括病理学、发育神经生物学、遗传学、表观遗传学、药理学、营养学、免疫学、神经免疫学、神经行为学发展、内分泌学、肠胃病学和毒理学等领域的基础和临床研究。此类研究应调查障碍的原因(包括可能的环境原因),以诊断并及早发现、预防、服务、支持、干预和治疗自闭谱系障碍。

提高自闭谱系障碍或其他发育障碍个体的认识,减少筛查和诊断的阻碍,促进循证干预的发展,并培训专业人员使用有效和可靠的筛查工具来诊断或排除自闭谱系障碍和其他发育障碍儿童。

法案为确保规定的有效性,要求收集自 2006 年法案颁布之日起有关自闭谱系障碍发病率的信息和趋势数据,并为 2007—2011 财年设置拨款,拨款数目逐年增加,最高的 2011 年达到了 5 200 万美元。

《2011 年对抗自闭症再授权法》进行了扩大和重新授权,要求对自闭谱系障碍和其他发育障碍的监视和研究计划,并设置了联邦跨部门自闭症协调委员会,并在

---

① Combating Austism Act of 2006 [EB/OL]. http://www.congress.gov/bill/109th-congress/house-bill/843

2011—2014 财年分别拨款 4 800 万美元①。

《2014 年自闭症协作、责任、研究、教育和支持法案》要求卫生和公共服务部长指定一名官员来监督国家自闭谱系障碍研究、服务和支持活动,指导官员应在机构间制定战略计划,确保将联邦机构此类活动的重复率降至最低。法案允许牵头机构在州一级协调活动,允许使用研究中心提供护理培训,并进行研究确定干预措施,以改善自闭症患者的健康②。

2. 听力损失单项法——《早期听力检测与干预法》

《2009 年早期听力检测与干预法》(*Early Hearing Detection and Intervention Act of 2009*)是美国第一部针对听力障碍早期干预的单项法③。

2010 年此法案的修正案中扩大了新生儿和婴儿听力损失计划,明确规定了听力损失的诊断标准,并将听力损失的诊断服务纳入了所提供的服务中。法案要求卫生和公共服务部长(Department of Health and Human Services, HHS)通过卫生资源和服务管理局的主管行事,以协助招募、保留、教育和培训合格的人员和卫生保健提供者。该计划的目的包括:对从筛查计划转介的儿童进行及时的评估和诊断;对确定患有听力损失的儿童进行适当的教育、听觉医疗干预;其他活动,其中可能包括开发有效的模型,以确保通过筛查被鉴定患有听力损失的新生儿和婴儿得到合格医疗保健人员的随访。法案还修订了"早期干预"的定义,要求给家庭机会,从高素质的提供者那里为孩子获得全套适当的早期干预服务、教育和计划安排以及其他选择。

2017 年该法案修正案修订了《公共卫生服务法》,修订了针对失聪和听力困难的新生儿和婴儿的项目,包括将该项目扩大到包括幼儿。卫生资源和服务管理局扩大了对这类方案人员和保健提供者的教育和培训的支持,包括对家庭成员的教育和培训。法案鼓励各州建立继续资源中心,继续向各州提供技术支持,以协助进一步发展和加强各州早期听力检测和干预方案;识别和开发高效的教育与医学模型,以确保为确认

① Combating Austism Reauthorization Act of 2011 [EB/OL]. http://www.congress. gov/bill/112th-congress/house-bill/2005/text
② Autism Collaboration Accountability Research Education and Support Act of 2014 [EB/OL]. http://www.congress. gov/bill/113th-congress/house-bill/2449
③ Early Hearing Detection and Intervention Act of 2009 [EB/OL]. http://www.congress. gov/bill/111th-congress/house-bill/1246

失聪的儿童获得高质量的、适当的早期干预服务,鼓励国家机构有效地增加后续服务和转诊的比率。支持开发、维护和改进与新生儿、婴儿和幼儿听力筛查、评估(包括听力学、医学和语言习得评估)、诊断和干预服务有关的数据收集系统。

3. 开端计划对早期干预的关注

《2007 年开端计划入学准备法案》(*Improving Head Start for School Readiness Act of 2007*)明确提出了每个先行机构和代表机构招收的儿童中,至少有10%是有资格接收特殊教育或早期干预服务的残疾儿童。修改了 Head Start 机构的功能,要求该类机构要为残疾儿童提供干预和转诊的最低限度服务。培训人员更好地为受虐待或被忽视的儿童、面对社区暴力的儿童、有健康问题的儿童、残疾儿童及其家庭提供服务。另外,要根据《残疾人教育法》为残疾的启蒙儿童提供服务,并努力预防和减少儿童肥胖①。

4. 早期干预法案的其他进展

《2014 年儿童托育与发展法》(*Child Care and Development Block Grant Act of 2014*)授权各州使用资金建立或支持地方托儿资源和转诊组织系统(Referral Organizations)。将"残疾儿童"定义为 13 岁以下的残疾儿童,符合《残疾人教育法》规定的早期干预服务资格。要求各州开展培训和教师专业发展项目,结合各州的早期学习和发展指南、健康与安全标准的知识应用,并结合了社会情感行为干预模型,其中可能包括积极的行为干预和支持模型,以促进积极的社会和情感发展,并减少不良行为,避免学龄前儿童被学校开除②。

2015 年的《每个学生都成功法》(*Every Student Succeeds Act*)修正了 1965 年《中小学教育法》(ESEA),将父母的参与政策扩大到其他家庭成员。该法案还加了一个"承诺社区捐赠计划",合格的实体应该通过该计划提供管道服务,以满足低收入和贫困社区儿童的需求。"管道服务"形成了从孩子出生到职业教育的协调支持、服务和机会的连续体③。

---

① Improving Head Start for School Readiness Act of 2007[EB/OL]. http://www/congress. gov/bill/110th-congress/house-bill/1429
② Child Care and Development Block Grant Act of 2014[EB/OL]. http://www.congress.gov/bill/113th-congress/house-bill/1086
③ Every Student Succeeds Act[EB/OL]. http://www.congress. gov/bill/114th-congress/house-bill/1177

二　英国早期干预相关的政策

英国法案中的早期干预思想是从特殊教育需求（Special Educational Needs，SEN）、残疾人保护和母婴保健等角度表现出的思想。

（一）准备阶段（1870—1994 年）

在英国早期干预政策的准备阶段，英国国会、苏格兰、威尔士、英格兰立法开始关注特殊教育，分别提出了残疾儿童、心理障碍儿童和先天性疾病儿童的特殊教育政策。

这一阶段自 1870 年开始，以 1870 年《初等教育法》（*The Elementary Education Act*，也称《福斯特法案》）颁布为标志。

1. 关注特殊儿童的学习权利

1870 年颁布的《初等教育法》标志着英国初等国民教育制度形成，但没有把特殊教育纳入其中①。

1890 年苏格兰的《1890 年聋哑儿童教育法》[*Education of Blind and Deaf Mute Children（Scotland）Act of 1890*]，是英国历史上第一部针对残疾儿童的教育法案。1893 年英格兰和威尔士的《1893 年盲、聋儿童初等教育法》[*Elementary Education（Blind and Deaf Children）Act of 1893*]规定，学校委员会和有关政府部门应当为本地区盲、聋儿童提供适合他们的特殊教育服务，并且规定 5—16 岁的盲童和 7—16 岁的聋童都必须接受特殊教育②。

1899 年缺陷和癫痫委员会颁布了《1899 年缺陷和癫痫儿童初等教育法》[*Elementary Education（Defective and Epileptic Children）Act of 1899*]，提出要为特殊学校拨款，教授生活技能和读写知识③。

1906 年苏格兰《1906 年缺陷儿童教育法》[*Education of Defective Children*

① 杨正刚. 从"隔绝"到"融合"英国特殊教育变革与发展研究（1760—1981）[D]. 福州：福建师范大学，2018.
② 杨正刚. 从"隔绝"到"融合"英国特殊教育变革与发展研究（1760—1981）[D]. 福州：福建师范大学，2018.
③ 皮悦明，高文涛，王庭照."特殊"到"全纳"：英国特殊教育百年发展述评[J]. 比较教育研究，2020，42（5）：98-105.

（*Scotland*）*Act of 1906*]和 1913 年《心理缺陷儿童教育法》[*Mental Deficient*（*Scotland*）*Act of 1913*]相继对癫痫儿童、残疾儿童和心理残疾儿童的教育做出规定。

2. 提倡教育权平等

1918 年国会又通过了《费舍教育法》（*The Fisher Act*），提出要建立全国公共教育制度。《1944 年教育法》的颁布在第一部教育法的实施方案中加入了特殊教育的内容①，提倡人人享有受教育权的观念。

值得一提的是，1945 年颁布的《残疾学生与学校健康规定》（*Handicapped Pupils and School Health Regulation*）正式定义了盲、部分失明、聋、部分失聪、体弱儿、糖尿病、智力障碍者、癫痫、适应不良、肢体残疾和言语残疾 11 类残疾，缓解了以往一些残疾分类的歧视性②。

1970 年由英国国会发表的《残疾儿童教育法》[*Education*（*Handicapped Children*）*Act of 1970*]是英国历史上第一部关于残疾儿童教育的法案。此法案已经在 1996 年废止。

1974 年苏格兰《心理障碍儿童教育法》[*Education*（*Mentally Handicapped Children*）（*Scotland*）*Act of 1974*]，对智力障碍儿童的教育做出了详细规定。法案规定教育局查明患有这种性质的残疾或在某种程度上不适合接受教育或培训的残疾儿童，可以通过普通方法接受教育或接受特殊教育。

1976 年英国一般公共法案《先天疾病法案》[*Congenital Disabilities*（*Civil Liability*）*Act of 1976*]提出对先天性残疾儿童的责任做出规定。如果是出生前发生事故而导致的出生残疾，造成事故的人应对儿童负责。另外，由辐射导致的出生残疾应该依照核设施法进行责任和赔偿的执行。另外，《1976 年教育法案》（*Education Act of 1976*）中提出残疾学生可以在普通学校接受教育，但实际上没有得到实施③，这是全纳教育思想萌芽的标志。

《1981 年教育法案》（*Education Act of 1981*）中正式提出了"特殊教育需要"

---

① 杨正刚. 从"隔绝"到"融合"英国特殊教育变革与发展研究（1760—1981）[D]. 福州：福建师范大学，2018.
② 皮悦明，高文涛，王庭照. "特殊"到"全纳"：英国特殊教育百年发展述评[J]. 比较教育研究，2020，42（5）：98－105.
③ 皮悦明，高文涛，王庭照. "特殊"到"全纳"：英国特殊教育百年发展述评[J]. 比较教育研究，2020，42（5）：98－105.

（Special Educational Needs, SEN）的概念,明确规定普通学校应该包容和接纳有特殊教育需要的儿童,使他们可以在普通学校就读①,为特殊需要学生融入主流学校提供了前提条件②。另外,该法案还具体提出了家长参与特殊教育的权利和程序,这一内容在之后的教育法中得到完善③。

《1988 年教育改革法案》（*Education Reform Act of 1988*）提出要投入更多资源引入一套完整的国家课程体系,为有各种程度特殊教育需求的学生服务④,并规定公立学校的 5—16 岁学生,不论是特殊教育需要学生还是普通学生,都要实施国家课程⑤。

《1993 年教育法案》（*Education Act of 1993*）中规定了特殊教育需要的定义,即有学习困难,并需要根据情况提供特殊帮助的教育。法案还规定要制定能满足特殊教育需要学生的个别化教育计划。

（二）萌芽阶段（1995—2010 年）

在英国早期干预政策的萌芽阶段,法案中开始出现早期诊断和早期筛查的思想。

这一阶段自 1995 年开始,以 1995 年《（苏格兰）儿童法案》[*Children（Scotland）Act 1995*]颁布为标志。

其实在 1994 年的《特殊教育需要识别与评估法则》（*Code of Practice on the Identification and Assessment of Special Educational Needs*）就已经表现出了早期识别和早期筛查的思想,并制定了详细的规程,提出应分五个步骤来判定儿童是否属于特殊教育需要儿童⑥,还要求委任协调员（Special Educational Needs Co-ordinators, SENCOs）

---

① 皮悦明,高文涛,王庭照."特殊"到"全纳":英国特殊教育百年发展述评[J].比较教育研究,2020,42(5):98-105.
② 郑伟,张茂聪.英国融合教育的政策特点及其成效研究[J].外国教育研究,2020,47(5):27-41.
③ 张秀.英国特殊教育立法的演进及对我国大陆地区特殊教育的启示[D].西安:陕西师范大学,2014.
④ 皮悦明,高文涛,王庭照."特殊"到"全纳":英国特殊教育百年发展述评[J].比较教育研究,2020,42(5):98-105.
⑤ 郑伟,张茂聪.英国融合教育的政策特点及其成效研究[J].外国教育研究,2020,47(5):27-41.
⑥ 皮悦明,高文涛,王庭照."特殊"到"全纳":英国特殊教育百年发展述评[J].比较教育研究,2020,42(5):98-105.

在机构、组织之间协调,负责对本校的特殊需要儿童提供教育工作,其工作成果作为学校年度评审的重要指标之一①。

1995 年《(苏格兰)儿童法案》规定要对儿童家庭中的任何其他人进行评估,以确定儿童的需求,并考虑由护理人员或监护人为儿童提供照料。此法案中表现出了早期评估和早期筛查的思想。

1997 年《绿皮书,全体儿童卓越发展:满足特殊教育需要》(*Green Paper*,*Excellence for all Children: Meeting Special Educational Needs*)和 1997 年《卓越学校,1997 年白皮书》(*Excellence In School*,*1997 White Paper*)拨款 800 万英镑促进特殊教育学校推动全纳教育发展②。

2004 年《国家健康服务规定》[*The National Health Service*(*General Medical Services Contracts*)(*Scotland*)*Regulations of 2004*]对儿童健康监视和产妇医疗服务做出了规定。在儿童健康监视的条款中,要求对 5 岁以下儿童的健康、身体、精神和社会性的发展情况做出监视,以发现和正常发育的任何偏差。直到儿童满 5 岁,父母无权拒绝儿童接受此类检查。另外,在产妇医疗服务条款中,规定在出生后的头 14 天内向新生儿提供医疗服务。这表现出了早期筛查和早期干预的服务。

同年,对 1994 年教育部发布的《特殊教育需要实践指南》(*Special Educational Needs Code of Practice*)再次修订,提供了应对特殊教育需要的具体建议③。文件中规定,对 3—5 岁有特殊教育需要的儿童,应该采用渐进响应的模式,即采取常规措施、进行干预、与特殊教育协调员进一步收集儿童信息、向外部机构寻求帮助、进行多领域评估(Statutory Multi-disciplinary Assessment)五个循序渐进的步骤④。

2006 年《儿童保育法案》(*Childcare Act of 2006*)对"儿童服务"做出了规定,儿童服务是指在早期提供的对幼儿父母的保健服务。当局必须作出安排,确保以一种综合的方式提供其所在地区的幼儿服务。

① 袁靖宇,邓猛. 英国"特殊教育需要协调员"的角色发展及启示[J]. 现代特殊教育,2019(14):44-49.
② 皮悦明,高文涛,王庭照. "特殊"到"全纳":英国特殊教育百年发展述评[J]. 比较教育研究,2020,42(5):98-105.
③ 昝飞,江琴娣. 普通学校中学生特殊教育需要响应:以英国为例[J]. 外国教育研究,2011,38(9):92-96.
④ 昝飞,江琴娣. 普通学校中学生特殊教育需要响应:以英国为例[J]. 外国教育研究,2011,38(9):92-96.

(三) 正式发展阶段(2011 年至今)

在英国早期干预政策的正式发展阶段,法案中开始出现比较全面的早期诊断、早期筛查和早期干预的思想。

这一阶段自 2011 年开始,以 2011 年英国教育部发布《支持与期待:针对特殊教育需要和残疾人士的新方法》(*Support and Aspiration: A New Approach to Special Educational Needs and Disability — Consultation*)为标志。

2011 年,英国教育部发布了《支持和期待:针对特殊教育需要和残疾人士的新方法》提出建立整合的教育、医疗和社会保障服务系统的构想[①]。

2012 年,《支持与期待:针对特殊教育需要与残疾人士的新方法》(*Support and Aspiration: A New Approach to SEN and Disability — Progress and Next Steps*)出台,宣布将建设一个全新的特殊教育服务与支持系统。

2014 年,英国教育部和健康部联合发布了《特殊教育需要和障碍实施章程》(*Special Educational Needs and Disability Code of Practice*),为教育、医疗和社会保障计划(EHCP)的具体实施提供行动指南。

2014 年《儿童和家庭法案》(*Children and families act of 2014*)要求识别有特殊教育需求和残疾的儿童和年轻人。英格兰的地方政府必须行使其职能,以确保它能够识别出该地区所有有或可能有残疾和特殊教育需求的儿童和年轻人。另外,保健机构要提请地方当局注意,对于义务教育年龄以下的儿童,需要有临床委托小组、英国国家医疗服务体系(NHS)信托或 NHS 基金会信托,确认孩子是否有特殊的教育需要或有残疾。团体或信托必须告知子女的父母,并且给子女的父母与团体的官员讨论其意见的机会。

另外,法案还规定用教育、医疗和社会保障计划(Education Health and Care Plan, EHCP)取代原来的特殊教育需要声明(Special Education Needs and/or Disability, SEND),成为 SEND 儿童、青少年服务与支持的新方式,并且以法律的形式加以确立[②]。

在促进融合的规定部分,要求英格兰的地方当局必须行使其在本部分中的职能,

---

① 李典峻,颜琳,刘春玲. 英国高质量特殊教育服务体系的特征与启示——基于教育、医疗和社会保障计划[J]. 现代特殊教育,2019(14):50-55.
② 李典峻,颜琳,刘春玲. 英国高质量特殊教育服务体系的特征与启示——基于教育、医疗和社会保障计划[J]. 现代特殊教育,2019(14):50-55.

以确保将教育提供和培训提供与医疗保健提供和社会护理提供结合起来,并增进该地区有特殊教育需要或有残疾的儿童或年轻人的福祉、改善特殊教育提供的质量,并在该地区为有特殊教育需要的儿童或年轻人提供服务。

在教育、保健和照料计划部分,法案要求根据 EHCP 需求评估,有必要根据 EHCP 计划为儿童或年轻人提供特殊教育。EHCP 计划是指明以下各项的计划:儿童或青少年的特殊教育需求、寻求特殊教育的结果、要求的特殊教育规定、学习困难和残疾人员合理要求的任何医疗保健措施,导致他或她有特殊的教育需要的原因等。

2015 年《国家健康服务规定》[*The National Health Service (General Medical Services Contracts) Regulations of 2015*],在 2004 年《国家健康服务规定》的基础上,要求对五岁以下儿童进行首次检查后,要进行记录并尽快汇编,并在以后每次检查后进行修改。这是对早期筛查做出记录。

2016 年的《北爱尔兰特殊教育需求和残疾人法案》[*The Special Educational Needs and Disability Order (Northern Ireland) 2016*]规定管理局与卫生和社会组织之间就识别、评估并向有特殊教育需求的儿童提供服务而开展合作,并制定过渡计划。

三　日本早期干预相关的政策

在日本,与"早期干预"这一概念相似的是早期疗育。"疗育"这一用语是由高木宪次提出的。这一概念现已扩展至包括为有缺陷儿童的成长提供援助的医学、教育、福利等领域的综合性概念①。

(一) 萌芽阶段(1909—1946 年)

在日本早期干预政策的萌芽阶段,国家立法开始关注特殊教育,要求设置聋校和盲校,在立法中表现出了教育平等的思想。

这一阶段自 1909 年开始,以 1909 年《关于公立和私立盲人学校与聋人学校条例》

---

① 王国辉. 日本特殊儿童早期发现与早期疗育的体系建构探析[J]. 比较教育研究,2016,38(4):107.

颁布为标志。

日本政府最早颁布的特殊教育法令是 1909 年文部省颁布的《关于公立和私立盲人学校与聋人学校条例》。法令规定必须分别开办盲人学校和聋人学校,特殊学校在教育体系中和其他学校享有同等的地位①。

1923 年日本政府颁布了《盲人学校与聋哑学校令》,规定各地有义务设置盲人学校和聋哑学校②,大部分私立学校由政府接管改为公立学校,并把盲人学校和聋哑学校分开建立③。

1946 年日本宪法明确规定国家的每个公民都有依法受教育的平等权利④。

(二) 准备阶段(1947—2005 年)

在日本早期干预政策的准备阶段,立法中特殊教育的对象开始扩展,特殊教育的方法和内容变得丰富,产生了婴儿期保健、早期筛查和全纳教育的思想,散见于各个法案中。

这一阶段自 1947 年开始,以 1947 年《基本教育法》颁布为标志。

1947 年《基本教育法》提出了实施 6—14 岁儿童的义务教育⑤,提倡开办养护学校。这是日本法案中特殊教育思想的萌芽。在日本,智力落后儿童学校、肢体伤残儿童学校和体弱儿童学校统称养护学校⑥。养护学校的教育相当于一般中小学教育,并为弥补儿童的缺陷相应讲授必要的知识和技能⑦。《基本教育法》确定了小学和初中的九年义务教育,在义务教育的规定下,地方教育委员会需要对学龄前儿童的健康情况进行检查,以保障全体障碍儿童都根据其具体情况获得接受特殊教育的机会⑧。

1947 年《基本教育法》提倡开办养护学校,但并没有强制规定。1956 年日本国会

---

① 王效贤. 日本特殊教育的发展和普及[J]. 外国教育研究,1986(4):60‑63+59.
② 邓玉文. 日本残疾人远程教育的办学经验[J]. 现代远程教育研究,2008(3):60‑62+72.
③ 袁韶莹. 日本的特殊教育[J]. 外国教育动态,1981(6):57‑59+17.
④ 王效贤. 日本特殊教育的发展和普及[J]. 外国教育研究,1986(4):60‑63+59.
⑤ 王效贤. 日本特殊教育的发展和普及[J]. 外国教育研究,1986(4):60‑63+59.
⑥ 王效贤. 日本特殊教育的发展和普及[J]. 外国教育研究,1986(4):60‑63+59.
⑦ 张德伟. 分离式教育与统合式教育——日本特殊教育的两种形态[J]. 日本问题研究,2001(4):45‑49.
⑧ 袁韶莹. 日本的特殊教育[J]. 外国教育动态,1981(6):57‑59+17.

颁布的《公立养护学校整备特别措施法》,要求广泛开办养护学校,特别是在还没有养护学校的地方县,并从 1949 年开始在养护学校实行小学和初中义务教育①。这项法令实施后,开办养护学校的效率大大提升。

1965 年《母子保健法》充分体现出了早期筛查的思想。该法案对婴儿实施早期筛查的次数、年龄、诊断项目作了明确规定,如一岁半不满两岁的幼儿进行第一次诊断,主要项目有身体发育状况、营养状态、脊柱与胸廓状态等;三岁不满四岁的儿童第二次诊断的主要项目有身体发育、精神发育、斜视和耳背等②。

1978 年日本国立特殊教育研究所的三年规划指出要建造学校对特殊儿童家长进行教育,还有家长通过函授进行学习③;同时为家长设立教育咨询部和不定期的短讯使家长接受特殊儿童教育指导④。

1993 年文部省发布的《学校教育法》中加入了"通级指导"的教育形式⑤,是对学校特殊教育方法的一次拓展。同年文部省颁布的《盲学校、聋学校、养护学校指导要领》规定特教学校专门针对学生身心障碍的类型开展"自立活动"。这是特殊教育内容的一次拓展,课程具体分为五个部分:"保持健康""安定的心理""把握环境""身体的运作"和"交往"⑥。

2001 年,日本 21 世纪特殊教育调查研究协力者会议发布了《关于 21 世纪的特殊教育》报告,明确提出 21 世纪特殊教育的方向是实施特别支援教育⑦。此后几年,文部科学省发布了多个报告,指出要将以特殊学校等场所为中心的特殊教育转为关注对每个学生实施合适的教育支援的"特别支援教育"⑧。

① 王效贤. 日本特殊教育的发展和普及[J]. 外国教育研究,1986(4):60-63+59.
② 王国辉. 日本特殊儿童早期发现与早期疗育的体系建构探析[J]. 比较教育研究,2016,38(4):107-112.
③ 邓玉文. 日本残疾人远程教育的办学经验[J]. 现代远程教育研究,2008(3):60-62+72.
④ 王效贤. 日本特殊教育的发展和普及[J]. 外国教育研究,1986(4):60-63+59.
⑤ 伊丽克,邓猛,乌云毕力格. 桥梁或枷锁:日本资源教室"通级指导"模式[J]. 外国教育研究,2016,43(11):57-69.
⑥ 张德伟. 分离式教育与统合式教育——日本特殊教育的两种形态[J]. 日本问题研究,2001(4):45-49.
⑦ 南丁. 日本特殊教育的重大改革:从特殊教育到特别支援教育[J]. 内蒙古师范大学学报(教育科学版),2005(4):9-10.
⑧ 伊丽斯克,邓猛,乌云毕力格. 桥梁或枷锁:日本资源教室"通级指导"模式[J]. 外国教育研究,2016,43(11):57-69.

(三) 正式发展阶段(2005 年至今)

在日本早期干预政策的正式发展阶段,开始表现出早期诊断、转衔和治疗干预的思想,主要体现在《发展障碍者支援法》中。

这一阶段自 2005 年开始,以 2005 年《发展障碍者支援法》颁布为标志。

2005 年《发展障碍者支援法》明确规定了国家和地方政府对于发展障碍者早期发现、早期援助以及就学负有援助职责①。市、镇、村及其教育委员会在开展健康诊断或体检时,必须十分留意儿童发展障碍的早期发现;市、镇、村在对发展障碍的情况存在疑问时,要围绕该儿童的情况与相关人员保持持续的沟通,必要时还需要为该儿童的监护人介绍发展障碍者支援中心及相应的医疗机构等,或者给予相应的建议,以使其能够在早期接受医学或者心理学方面的专业诊断。都、道、府、县要根据市、镇、村的要求,应对与儿童发展障碍早期发现相关的技术问题给予相应的指导与建议,在完善早期发展支援必要体制的同时,也要采取必要的措施确保对发展障碍儿童给予专业性支援②。

2007 年《学校教育法修正案》中完成了"特殊教育"向"特殊需要教育"的转变③,在特殊需要教育的对象中加入了注意缺陷多动障碍、自闭症等④。"通级指导"的教育对象在原来的言语障碍、情绪障碍、视觉障碍、听觉障碍、肢体障碍、病弱与身体虚弱、自闭症的基础上新加入了学习障碍和注意缺陷多动性障碍,目前共包括 9 类残疾儿童,基本上涵盖了除智力障碍以外的所有障碍类别。

2013 年日本特别支援教育综合研究所发布的《关于发展障碍学生在学校支援方面的实际研究———从幼儿教育到后期中等教育的连续性支援》指出发展障碍的症状从婴幼儿期到成人期呈现出不同的表现情况,学校教育要从长远的角度考虑,根据儿童的不同成长阶段对发展障碍儿童实施特别支援教育,并考虑到各教育阶段之间的连续一致性⑤。

---

① 田辉. 日本"全纳教育"政策的确立——从"特殊教育"走向"特别支援教育"[J]. 中国民族教育,2011(6): 42-44.
② 王国辉. 日本特殊儿童早期发现与早期疗育的体系建构探析[J]. 比较教育研究,2016,38(4): 107-112.
③ 张洪高. 日本全纳教育的实施体系、改革方向及面临的问题[J]. 外国中小学教育,2010(12): 7.
④ 伊丽斯克,邓猛,乌云毕力格. 桥梁或枷锁:日本资源教室"通级指导"模式[J]. 外国教育研究,2016,43(11): 57-69.
⑤ 王等等,梁润溪. 日本特别支援教育新进展及对我国特殊教育的启示[J]. 比较教育研究,2014,36(9): 100-105.

四　韩国早期干预相关的政策

（一）准备阶段（1949—2006 年）

在韩国早期干预政策的准备阶段，国家立法开始关注特殊教育，但对幼儿园特殊教育和 0—3 岁特殊教育没有做出明确规定。

这一阶段自 1949 年开始，以 1949 年《教育法》颁布为标志。

1. 早期法案中的特殊教育思想

1949 年韩国教育部颁布的《教育法》是韩国教育制度的核心，直到 1998 年实行新的教育法体系①。《教育法》对初等教育和扫盲教育做出了规定②，有少量条文涉及特殊教育，但切入的视角仍是教育机会均等，即所有的人应享有同等的教育权。法案同时要求建立特殊教育机构，还要求普通学校设立特殊班级。但 1949 年《教育法》没有对幼儿园和 0—6 岁儿童的特殊教育做出规定。

1977 年颁布的《特殊教育振兴法》（SEPL）标志着残疾人福利制度的开端③，此法案的颁布，是韩国特殊教育从民间力量主导转为国家政府职责主导的重要标志④。法律规定政府每年教育经费的 3% 用于特殊教育，从幼儿园到高中全部免费⑤。1977 年《特殊教育振兴法》和 1978 年颁布的施行令对特殊教育发展各方面做出了明确规定，切实推动了韩国特殊教育的发展⑥，在禁止歧视方面具有划时代的意义⑦。该法案多次被修改，其中 1992 年的修改程度最大。法案在 2007 年废止，由新颁布的《特殊教育法》代替。

《特殊教育振兴法》虽然没有明确提出早期干预一词，但在早期干预方面也有显

① 林大镐. 面向 21 世纪——韩国教育法体系的全面修订[J]. 比较教育研究，2001(4)：13 - 17.
② 吴春玉. 韩国特殊教育法的演变及特殊教育发展历程[J]. 中国特殊教育，2014(12)：9 - 13.
③ 金炳彻，张金峰. 韩国残疾人福利的历史、现状与未来展望[J]. 人口与发展，2013，19(2)：90 - 95.
④ 吴春玉. 韩国特殊教育现状的研究[J]. 中国特殊教育，2003(4)：75 - 78.
⑤ 刘志敏，吕淑惠. 韩国特殊教育概况[J]. 现代特殊教育，2007(2)：37.
⑥ 吴春玉. 韩国特殊教育现状的研究[J]. 中国特殊教育，2003(4)：75 - 78.
⑦ 金炳彻，张金峰. 韩国残疾人福利的历史、现状与未来展望[J]. 人口与发展，2013，19(2)：90 - 95.

著的贡献,主要体现在以下四个方面。

第一,法案对特殊教育的对象做出了明确规定。法案将特殊教育的对象分成了七类,分别为视力残疾人、听力残疾人、精神残疾人、智力残疾人、情绪残疾人、语言残疾人和其他身心残障者。

第二,法案规定了幼儿阶段的基础课程大纲,设置了健康生活、社会生活、表现生活、探究语言和生活五个部分。

第三,法案有力推动了特殊学校和特殊班级的建设,明确规定国立特殊教育学校在幼儿园阶段实施无偿教育①,全国大约有3%的残疾儿童可以享受免费教育服务②。

第四,法案施行令规定文教部设置特殊教育审议会,审议特殊教育振兴相关的重要政策;还要求各市、道设置特殊教育对象鉴定委员会,主要负责鉴定身心障碍程度以及教育安置③。这一类条文明显表现出了早期筛查、转衔的思想。

2.《残疾人福利法》有助于特殊教育的发展

联合国将1981年定为世界残疾人年。受到联合国的影响,韩国在1981年颁布了《残疾人福利法》。这是韩国历史上第一部有关残疾人福利的综合性法律。1989年该法的修订案对残疾类型的表述作了更新,将"脑力不自由者"修改为"智力残疾人",将"精神薄弱者"替换为"智力障碍者"④,表现出了对残疾的类型与本质理解的进步,国家开始尝试从对残疾类型的命名开始修正对残疾的认识。

1994年《特殊教育振兴法》修订,在多个层面促进了早期干预的发展。

首先,扩大了特殊教育对象的范围,在原有的视觉障碍、听觉障碍、精神迟缓、肢体障碍、情绪障碍、言语障碍等身心障碍人士的基础上,增加了学习障碍者,并将自闭症纳入情绪障碍的范畴⑤。

其次,法案扩大了特殊教育的概念。先行法案中特殊教育定义为:"采用盲文、手

---

① 吴春玉. 韩国特殊教育法的演变及特殊教育发展历程[J]. 中国特殊教育,2014(12):9-13.

② 吴春玉. 韩国特殊教育现状的研究[J]. 中国特殊教育,2003(4):75-78.

③ 吴春玉. 韩国特殊教育法的演变及特殊教育发展历程[J]. 中国特殊教育,2014(12):9-13.

④ 金炳彻,张金峰. 韩国残疾人福利的历史、现状与未来展望[J]. 人口与发展,2013,19(2):90-95.

⑤ 吴春玉. 韩国特殊教育法的演变及特殊教育发展历程[J]. 中国特殊教育,2014(12):9-13.

势语言和身体辅具进行的教育、矫正或者作业训练",表现出了对特殊教育对象、教育方法认识上的局限。《特殊教育振兴法》将特殊教育的定义修正为:"适合残障儿童特点的普通教育、治疗教育和职业教育"。同时也对特殊教育机构的概念重新界定,包括特殊班、特殊学校、医院、福利机构和家庭①,还规定了特殊教育对象的鉴定及安置流程。

1999 年《残疾人福利法》做出修订,为保障残疾儿童入学权利,明确规定了针对以残疾为由拒绝残疾儿童入学的各种处罚条款及教育方法;同时还规定了巡回教育、统合教育、个别教育、治疗教育、职业出路教育等多样的教育②。

(二) 正式发展阶段(2007 年至今)

在韩国早期干预政策的正式发展阶段,国家法案中开始对 0—6 岁特殊儿童的筛查、诊断和干预做出明确规定。

这一阶段自 2007 年开始,以 2007 年《特殊教育法》颁布为标志。

2007 年《特殊教育法》在废止了 1977 年《特殊教育振兴法》后颁布,对韩国早期干预政策发展过程有划时代的意义。

首先,在此法案之前,法案的内容主要涉及了初等和中等教育,而在障碍幼儿早期教育方面极少涉及。2007 年《特殊教育法》在原有法律规定上增补了关于早期残疾儿童的体制③。法案明确规定,为扩大残疾学生教育的范围,将无偿、义务教育年限由 3 至 7 岁变为 0 至 18 岁,幼儿园义务教育免除诊断治疗的费用,由国家和地方政府承担④。这是韩国教育法案中首次关注到 0—3 岁残疾幼儿的教育问题,弥补了立法上的空缺。

其次,法案中不仅表现出了早期干预的思想,还设立了专门的职能机构:特殊教育支援中心。特殊教育支援中心的主要任务是早期发现、诊断评估和信息管理⑤。未满三岁的残疾婴儿如果需要早期教育,监护人可以向教育委员会提出申请;通过特殊

① 黄丽娇,张宁生. 韩国特殊教育发展经纬(上)[J]. 现代特殊教育,2000(1):47-48.
② 金炳彻,张金峰. 韩国残疾人福利的历史、现状与未来展望[J]. 人口与发展,2013,19(2):90-95.
③ 金香花. 转型期韩国特殊教育发展研究[J]. 教育评论,2010(5):163-165.
④ 黄霞. 韩国新特殊教育法述评[J]. 现代特殊教育,2008(12):39-40.
⑤ 吴春玉. 韩国特殊教育法的演变及特殊教育发展历程[J]. 中国特殊教育,2014(12):9-13.

教育支援中心的诊断和评估,就可以将未满三岁的残疾婴儿安排在特殊学校幼儿园或特殊教育支援中心免费接受早期教育,或接受巡回教育①。

另外,在对特殊教育对象的分类上,在《特殊教育振兴法》的基础上增加了发育迟缓;将原来属于情绪障碍的自闭症单独提出为一类:自闭性障碍②。

2011年《障碍人特殊教育法》有力推进了全纳教育。法案中把全纳教育描述为:特殊教育对象不是依据障碍类型与教育程度接受差别教育,而是在普通学校内和同龄人一起接受满足个人教育要求的适切教育③。对于幼儿阶段的特殊教育,法案规定幼儿园中特殊儿童为1—4人需要设置一个特殊班级,超过4人应该设置两个以上的特殊班级④。

2012年《残疾儿童福祉支持法》颁布后,韩国政府持续有效实施残疾儿童家庭支持政策,由此韩国的残疾儿童政策以家庭负担为核心逐渐转向由国家和社会共同分担家庭职能⑤。

第二节　国际农村地区 0—6 岁残疾儿童早期干预研究综述

一　美国农村地区 0—6 岁特殊儿童的早期干预

美国农村地区0—6岁特殊儿童的早期干预研究可以追溯到1980年,有多种类型,可大致分为远程医疗技术研究、城乡之间的早期干预比较、早期干预专业培训和早期干预辅助技术、自闭症研究、家庭服务和父母教育、肥胖症干预、早期干预内容和需求与早期干预规模研究等。

---

① 金香花. 转型期韩国特殊教育发展研究[J]. 教育评论,2010(5): 163－165.
② 黄霞. 韩国新特殊教育法述评[J]. 现代特殊教育,2008(12): 39－40.
③ 王波. 韩国全纳教育的发展、实施策略及面临问题[J]. 中国特殊教育,2012(4): 8－13.
④ 王波. 韩国全纳教育的发展、实施策略及面临问题[J]. 中国特殊教育,2012(4): 8－13.
⑤ 金炳彻. 韩国残疾儿童家庭支持体制研究[J]. 残疾人研究,2015(4): 68－74.

（一）农村地区和少数族裔早期干预现状

有证据表明，在美国社会经济地位较低、负担较重的家庭中，儿童残疾率更高[1]。另外，研究显示，少数族裔家庭和健康状况较差的儿童家庭报告服务质量较低。贫困、少数群体状况和儿童健康状况不佳是预测服务质量下降的重要因素[2]。在幼儿园入园准备方面也存在"起点不平等"的现象，即不同社会阶层和种族在幼儿认知技能（即数学、阅读和执行功能等）和非认知技能（即自我认知等）方面存在差距[3]；在白人为主的学区，少数族裔学生被归为学习障碍者的比率最高[4]。城乡地区的健康水平也存在差异，消除种族、族裔健康差异的策略必须包括早期诊断和治疗方法[5]。

1. 美国早期干预服务城乡地区比较

在美国幼儿园也有根据《残疾人教育法案》（IDEA）规定开展的早期干预计划。全国特殊教育州长协会（NASDSE）的 FORUM 项目发表了一份综合摘要，作为与美国教育部特殊教育计划办公室（OSEP）合作协议的一部分。这份摘要简要概述国家教育统计中心（NCES）的主要研究成果，该研究主要涉及针对残疾学生的学前班特殊教育课程。根据《残疾人教育法案》的定义。在这项研究中，针对幼儿园前儿童的特殊教育班级被定义为仅针对具有个性化教育计划（Individualized Education Program, IEP）的儿童班级。

调查结果显示，在 2000—2001 学年期间，美国大约有 56 400 所公立小学。20% 的学校仅提供普通教育的幼儿园课程，8% 的学校仅提供特殊教育的幼儿园课程，8 所学

① McDaniel J. T., Davis T., Yahaya M., Nuhu K. Descriptive Epidemiology of Childhood Disability Prevalence by Sex in the Mississippi Delta and Appalachian Regions[J]. Journal of School Health, 2019, 89(12), 969－976.

② Bailey D. B., Nelson L., Hebbeler K., Spiker D. Modeling the impact of formal and informal supports for young children with disabilities and their families[J]. Pediatrics, 2007, 120(4), e992－e1001.

③ García E., Weiss E. Early Education Gaps by Social Class and Race Start U. S. Children Out on Unequal Footing: A Summary of the Major Findings in "Inequalities at the Starting Gate."[J]. Economic Policy Institute, 2015.

④ Ladner M. Race and Disability: Racial Bias in Arizona Special Education. Policy Report[J]. Goldwater Institute, 2003.

⑤ O'Brien M. J., Kirley K. A., Ackermann R. T. Reducing health disparities through prevention: Role of the US Preventive Services Task Force[J]. American Journal of Preventive Medicine, 2020, 58(5): 724－727.

校同时提供普通教育和幼儿园的课程。

在设有幼儿园班级的 19 900 所公立学校中,有57%没有提供特殊教育的幼儿园班级。18%的学校提供一门特殊教育课程,16%的学校提供两门特殊教育课程,而9%的学校提供三门或更多特殊教育课程。幼儿园前普通教育班的平均每班儿童人数为 17人,而幼儿园前特殊教育班的平均每班儿童为 9 人。

值得注意的是,与其他任何地区的公立小学相比,东南部的公立小学更可能提供幼儿园学前特殊教育课程,这一比例为 23%,而中部地区为 15%,西部为 14%,东北为9%。少数民族入学率达到21%或更高的公立小学比少数民族入学率低(不到6%)的学校更有可能提供幼儿园前特殊教育课程。

这项研究表明,贫困率较高和少数族裔学生比例较高的学校为幼儿园儿童提供较少的个性化教育服务。同样,贫困率较高的学校在特殊教育班级招收的幼稚园儿童比例也较小。这些问题有必要进一步研究①。

摩根(Morgan)等的研究调查了影响美国儿童早期语音/语言服务的接收因素。分析采用了早期儿童纵向研究出生队列(ECLS－B)的数据,由美国教育部维护,具有全国代表性。研究结果表明,与其他 24、48 和 60 个月大的白人儿童相比,黑人儿童接受语音/语言服务的可能性较小;社会经济地位较低的儿童以及父母的母语不是英语的儿童也不太可能获得服务。研究者认为,使用更多的对文化和语言敏感的做法,可能有助于少数种族/族裔儿童获得所需的服务。

2. 美国农村地区早期干预需求

由于农村地区的特殊地理位置和社会经济地位,农村地区对残疾儿童早期干预服务的需求也有一定的特殊性。

博伊西州立大学的达令(Darling)通过自我报告的问卷调查了非裔美国人和欧洲裔美国人残疾幼儿家庭,比较城市地区和农村地区残疾幼儿家长的需求和支持来源。研究使用了两个量表,家庭需求量表(*Family Needs Scale*)和家庭支持量表(*Family Support Scale*)。研究结果发现,城乡地区的残疾幼儿的看护者对支持的需求水平有整体的明显差异。在为残疾儿童及其家庭制定政策和服务时,早期系统必须考虑到这些

---

① Jackson T. L., Markowitz J., National Association of State Directors of Special Education, A. V. Prekindergarten Special Education Classes in U. S. Public Schools. Synthesis Brief, 2003.

不同的需求和支持来源①。

在量表的使用方面,《年龄和阶段问卷(第三版)》(*Ages and Stages Questionaires*, *ASQ-3*)是一项由家长完成的筛查,用于确定处于发育迟缓风险中的幼儿。纳瓦霍族是美国印第安居民集团中人数最多的一支。诺扎帝(Nozadi)等发现,在原住民族纳瓦霍族中使用的筛查工具也是联邦计划使用的 ASQ-3,即使用于确定转诊的 ASQ-3 国家样本仅包括 1%的美国原住民儿童。研究试图比较纳瓦霍族婴儿样本的 ASQ-3 结果与美国代表性国家样本的 ASQ-3 结果,并检查 ASQ-3 在纳瓦霍族人群中的特异性和敏感性。结果表明,与全国抽样调查相比,纳瓦霍族儿童在 6 个月后的平均得分较低,而处于发育迟缓风险的儿童百分比更高。

研究者使用焦点小组访谈调查 14 名北卡罗来纳农村地区的障碍儿童或发展迟缓儿童的家长,结果显示家长对社会的适应能力以及运用社区资源的能力可能对长期、可持续的干预实践有重要意义②。

3. 美国农村地区和少数族裔早期干预项目

米勒(Miller)等发起一项研究,希望确定社会人口统计学和医学因素在多大程度上有助于低风险的、从新生儿重症监护室(NICU)出院的婴儿被纳入早期干预服务。从 NICU 出院的低风险婴儿可能包括晚期早产、败血症、呼吸问题和进食困难的婴儿。研究选择了中西部 1 个州的 3 826 名重症监护病房的低风险婴儿,结果显示这些婴儿的早期干预接受率明显高于普通人群中的儿童。值得注意的是,居住在城市地区的重症监护室出院新生儿比居住在农村地区的新生儿更容易接受早期干预服务。

另外,在美国特殊教育中有关阿拉伯种族和少数民族的文件在很大程度上忽视了阿拉伯裔残疾儿童;美国的特殊教育和相关服务提供商正在继续探索更适合其文化的干预措施,并为少数族裔残疾儿童及其家庭提供支持。

由于美国残疾人服务系统以在文化中占主导地位的基本假设和信念为基础,所以

---

① Darling S. M., Gallagher P. A. Needs of and Supports for African American and European American Caregivers of Young Children with Special Needs in Urban and Rural Settings[J]. Topics in Early Childhood Special Education, 2004, 24(2), 98 – 109.

② Cummings K. P., Hardin B. J. Meadan H. Understanding Parental Engagement in Early Learning Opportunities for Families in Rural Communities[J]. Rural Special Education Quarterly. 2017, 36(3): 116 – 127.

少数民族家庭会在家庭服务方面感到不协调。另外,影响对少数民族家庭服务最主要的因素是父母的参与和专业知识,以及规定的服务条款。米兹(Mizzi)等的研究提出,最重要的是专业人员要提供尊重每个家庭风俗和价值观的文化相应服务①。

米兰达(Sepulveda - Miranda)等的研究对一个少数族裔早期干预项目做出了评估。此项目是为患有特殊学习障碍(Special Learning Disorder, SLD)的西班牙裔儿童服务。评估项目探索了法律、政策和道德方面的教育和培训对于神经心理学家评估和治疗的影响,以及来自不同文化背景的西班牙裔儿童的相关性。

有38位波多黎各的西班牙裔儿童提供服务的心理学家。约有52%的受访者表示教育部雇用了他们来确定儿童是否有资格接受特殊教育服务。37%的人提到进行评估时不了解《残疾人教育法》的要求。大约20%的人不确定法律是否会扩展有关SLD儿童特殊教育服务的诊断、资格的定义和评估程序的规定。最后,接受调查的专业人士中有79%同意他们需要接受法律和政策方面的培训以改善他们的实践。

研究结果显示,有特殊教育需求的西班牙裔儿童容易受到相关不平等的影响。为了在神经心理学实践中实现文化和社会公正,要讨论对法律、政策和伦理学领域的基础教育培训的需求,这些教育培训必须严格规范和确定这些少数民族的可用资源。

(二)远程医疗技术

在早期干预中使用远程医疗辅助技术是美国农村地区早期干预研究的一大热点。通常,农村社区问题的根源是服务获取受限,供应商短缺以及提供服务的成本增加②。由于某些农村地区交通不便,基于互联网技术的远程医疗技术为专业人士对偏远地区儿童进行干预提供了可能性。

1. 远程医疗技术的开发与可行性探讨

21世纪初,西弗吉尼亚大学的"早期干预特殊教育"中的远程教育计划就利用网

---

① Mizzi R. C., Rocco T. S., Shore S. Disrupting Adult and Community Education:Teaching, Learning, and Working in the Periphery[M]. SUNY Press, State University of New York, 2016.

② Cassel L. The Massachusetts Online Resource Education for Early Intervention (MORE EI) telehealth training program for occupational therapists. 2018.

络广播技术为美国农村地区一些特殊教育工作者提供了研究生证书和学位课程。互联网技术尚不发达,大多数远程交互程序主要依赖于文本表达等异步技术,为了实现多媒体功能同步的实时技术,有的学者提出使用台式计算机和价格便宜的软件以及 PC 或 Macintosh 服务器通过互联网上的视频流和音频流进行实时交互式课程①;有的学者提出使用电话会议技术以实现对农村社区家庭的支持,并对技术如何规划、实施、个性化设计和交付做出探讨②。

2. 听力损失的远程医疗技术

在听力损失治疗的研究方面,远程医疗-人工耳蜗治疗交流会 teleCITE 是美国西部地区的区域合作活动,召集听力和口语专家等认证的人员为三州的偏远、农村地区因听力损失而植入了人工耳蜗的儿童提供公平的治疗活动③。

3. 自闭症诊断与评估的远程医疗技术

在自闭症早期干预方面,有学者注意到对于居住在农村地区的家庭来说,首次关注事件和诊断时间存在一个差距,远程医疗作为自闭症评估和诊断的工具是解决这一差异的一种办法。瑞兹(Reese)等研究发现,使用交互式视频会议模拟现场自闭症评估程序,并比较了自闭症诊断观察时间表(ADOS)模块 1 和自闭症诊断访谈修订版(ADI - R)的诊断准确性,结果发现 ADOS 观察结果、AD1 - R 父母症状报告的等级以及病患父母的满意度之间没有差异,说明了远程医疗在自闭症诊断上的巨大潜力④;研究也比较了自闭症干预使用线上的自我指导或治疗师协助的效果,结果表明治疗师协助的效果满意度明显更高,这表明远程医疗技术能够增强对自闭症儿童父母的干预措施。海资曼-鲍尔(Heit zm an-Powell)等使用基于网络的培训和远程医疗服务,对 7 名自闭症孩子和父母一起实施了应用行为分析策略(ABA)进行了探索性的形成性评

① Ludlow B. L. , Duff M. C. Live Broadcasting Online:Interactive Training for Rural Special Educators[J]. Rural Special Education Quarterly, 2002:21(4):7.

② Buchter J. , Riggleman S. Using Teleconferencing to Meet the Needs of Children, 0 to 3 Years Old, With Disabilities in Rural Areas[J]. Rural Special Education Quarterly, 2018, 37(3):176 - 182.

③ Stith J. , Stredler-Brown A. , Greenway P. , Kahn G. TeleCITE:Telehealth—A Cochlear Implant Therapy Exchange[J]. Volta Review, 2012, 112(3):393 - 402.

④ Reese R. M. , Jamison R. , Wendland M. , et al. Evaluating interactive videoconferencing for assessing symptoms of autism[J]. Telemedicine and E-Health, 2013, 19(9):671 - 677.

价研究,发现父母对应用行为分析的策略和概念的知识都有显著提高①。海资曼-鲍尔(Heit zm an-Powell)通过实验对视频会议进行自闭症诊断的有效性做出研究,结果显示在视频会议环境下,临床医生和跨学科团队对诊断方面达成统一的好评,这表明视频会议可能是增加自闭症诊断服务机会的可行办法②。

为农村家庭提供以远程医疗为基础的诊断性咨询,并于早期干预转介系统积极合作,可能对诊断性评估和农村家庭安排时间参与评估有积极作用③。

(三) 人员培训

农村地区早期干预的密切相关者是早期干预专业人员和特殊儿童家长。杰夫森(Jephson)等对文献进行了回顾,得到特殊儿童家庭成员和早期干预专业人员面临了不同的特殊挑战。特殊儿童家庭成员主要面临与基本需求有关的挑战,例如交通、住房和获得医疗服务,以及与世隔绝的感觉和对社会和情感支持的需求;专业人士面临的最大挑战是缺乏可利用的资源来满足家庭需求④。对特殊儿童家长和专业人员的培训是农村地区早期干预研究的另一热点。

1. 专业人员培训

一份报告描述了一项联邦资助计划——李子树计划(The Plum Tree Project)的活动和成果,该计划旨在解决堪萨斯州和邻近州的农村地区"有资质的早期干预人员"短缺的问题。在该项目进行的三年中,47 名幼儿特殊教育(ECSE)的学生得到了津贴。21 名学生获得了 ECSE 的认可,其中 19 名学生接受了该领域的职位⑤。

---

① Linda S, Heitzman-Powell, et al. Formative Evaluation of an ABA Outreach Training Program for Parents of Children With Autism in Remote Areas[J]. Focus on Autism & Other Developmental Disabilities, 2013, 29(1): 23 – 38.

② Reese R., Jamison T., Braun M., et al., Brief Report: Use of Interactive Television in Identifying Autism in Young Children: Methodology and Preliminary Data[J]. Journal of Autism & Developmental Disorders, 2014, 45(5): 1474 – 1482.

③ Alacia S J, Weitlauf A S, Juárez A Pablo, et al. Measuring the service system impact of a novel telediagnostic service program for young children with autism spectrum disorder[J]. Autism, 2018, 23(4): 1051 – 1056.

④ Jephson M. B., Russell K. P., Youngblood L. A. Families and Early Intervention Professionals in Rural Areas: Unique Challenges. Rural Special Education Quarterly[J], 2001, 20(3): 20 – 23.

⑤ Hornback M A . ACCK Preservice Early Intervention Program (a. k. a. The Plum Tree Project: ACCK Interdisciplinary Early Intervention Program). Project Performance Report to U. S. Department of Education and Final Report[J]. Community Based Instruction, 2001: 25.

2. 危重病患儿父母培训

对于病情危重的幼儿父母,科罗拉多大学健康科学中心的弗林(Flynn)做出了一项研究结果,对 6 名母亲作了深入访谈:她们的孩子都因危重病情必须住院治疗。访谈希望得知低收入家庭面对危重病儿童的角色认知和做法能否满足整个家庭当前和长期的需求。研究结果表明,母亲的受教育程度很可能与母亲对意愿政策的满意程度有关。受过良好教育的母亲对意愿的政策和员工实践最为挑剔,对程序提出质疑,并提出了具体建议以纠正她所面临的问题。另外,家庭离医院的距离对父母的探视方式、每次探视的时间和次数都有影响,当婴儿在 ICU 不允许探视时,母亲会感到更高的压力水平,家庭成员会感到愤怒发狂;另外,父母缺乏和婴儿的接触可能会给家庭带来额外的压力,医院可以使用交互式音频信号中继系统,在相距较远的家庭和婴儿之间提供听觉和视觉联系[1]。这表明,对危重病患儿的早期干预过程中,保证父母与孩子接触的机会是十分重要的。因家庭距离医院太远,或患儿病情危重的情况,可以采用远程技术进行辅助。

3. 自闭症及其他儿童父母培训

幼儿家长是自闭症早期干预的重要执行者之一。美国国家自闭症干预专业发展中心(National Professional Development Center on Autism Spectrum Disorder)发布的《2014 年幼儿及青少年自闭症干预的循证实践报告》中明确把家长执行式干预法(*Parent-implemented Intervention*)列入其中循证实践之一[2]。被诊断自闭症但生活在地理偏远地区的儿童等待服务的时间很长,研究人员发现,如果父母受过训练,可以为孩子带来积极的改变[3]。

远程医疗技术可以支持家长使用功能性分析(functional analyses, FAs)和接下来的功能沟通训练(functional communication training, FCT)。使用远程技术训练早期特殊教育项目中的家长来实施行为程序,儿童挑战性行为背后的功能被成功识别,儿童挑战性行为减少,适宜的沟通反应增多。此研究表明,在早期特殊教育项目的支持下,

[1] Flynn L. L., McCollum J. Support for rural families of hospitalized infants: The parents' perspective[J]. Children's Health Care, 1993, 22(1): 19 – 37.

[2] 曾松添,胡晓毅. 美国自闭症幼儿家长执行式干预法研究综述[J]. 中国特殊教育,2015 (6): 62 – 70.

[3] Suppo J., Floyd K. Parent Training for Families Who Have Children with Autism: A Review of the Literature[J]. Rural Special Education Quarterly, 2012, 31(2), 12 – 26.

农村地区的父母可以成功实施评估和干预程序①。

(四) 农村地区早期干预项目

美国的农村地区的儿童保育选择十分稀缺。农村地区的托儿服务通常比郊区或城市便宜,但是,这仍然是家庭的重大经济负担。在美国所有地区,以机构为中心的服务提供的全职婴儿护理的平均费用超过了家庭的平均每月食物预算,这对生活在或低于贫困线的家庭尤其有影响。没有协调一致的资金来资助和发展农村地区的儿童保育方案,获得高质量和可靠的儿童保育就代表着农村的幼儿问题,这个问题很可能会持续下去。

在美国,家庭访问项目(Home Visiting Program)作为开端计划(Head Start)针对早期儿童的一部分,承担着早期干预的工作。家庭访问计划正在发展,对有特殊需要的儿童而言是一项重要的早期干预措施,以防止虐待儿童和促进健康地养育子女。"成功付款"(Pay For Success)融资是扩大幼儿和家庭访问服务的一种可能的解决方案。例如,南卡罗来纳州正在使用"成功付款"资金在全州范围内扩展"护士与家庭伙伴关系"家访计划。

该项目在多个领域起作用,越来越重视早期发展和学习,尤其是侧重于幼儿早期护理机会的倡议。具体来说,家庭访问计划已被公认为是为有特殊需求的儿童提供早期识别和干预服务,预防儿童虐待和促进健康育儿的有效方法。值得注意的是,这些家庭访问计划之一是"母亲、婴儿和'幼儿家访'计划"获得了重新授权资金,该计划将其当前格式的内容扩展到了 2017 年。该计划遍及全美 50 个州,提供社会工作者的家访,幼儿教育者或护士,为处于危险中的孕妇和 5 岁以下儿童的家庭提供支持和指导。

二　英国农村地区 0—6 岁特殊儿童的早期干预

与美国不同,英国没有基于识别学生为一种或另一种类型残疾的特殊教育系统;

---

① Hoffmann A N , Bogoev B K , Sellers T P . Using Telehealth and Expert Coaching to Support Early Childhood Special Education Parent-Implemented Assessment and Intervention Procedures [J]. Rural Special Education Quarterly, 2019, 38(2): 95–106.

英国的系统可以根据对个人"特殊教育需求"（Special Educational Needs，SEN）的评估为学生提供帮助。有研究者考虑了这一立场对特殊需求系统中来自不同社会群体的学生不成比例存在的影响。得到的结论是，这种不成比例性主要是由于将学生错误地识别为患有残疾而引起的。相反，它反映了广泛的教育和社会不平等①。

（一）英国农村地区早期干预面临的挑战

巴尔（Barr）等的研究结果显示，在英国农村地区、边远地区的儿童获得早期干预服务的机会少于城市地区的儿童。残疾儿童，包括有学习障碍的儿童，本身就因为既是儿童又是残疾人的相交身份而被特别边缘化。而农村地区早期干预则存在更大的问题，集中体现在交通和便利设施缺乏等结构性问题，以及农村的社会政治观念及其在学校政策中的表现②。

阿达姆松（Adamson）等讨论了在英国实施的"共同评估框架"（Common Assessment Framework，CAF）的各个方面在城乡地区的区别，这些框架是在"儿童变更计划"（Change for Children Programme）下引入的，旨在促进早期干预并改善多机构工作。研究结果发现，在农村地区，家庭参与过程相对容易，早期干预从业者能够较早意识到家庭的困难，可能具有优势。但农村地区早期干预的劣势主要集中在资源问题、技能和信心问题，以及特殊儿童家长与早期干预机构的接触不足和不信任的问题上③。

许多残疾儿童及其家庭继续遭受歧视、贫穷和社会排斥。政府面临的挑战是确保将残疾儿童"纳入"所有政策举措的主流，并认识到残疾儿童及其家庭在服务设计和实施方面的才能和抱负④。

新生儿听力筛查程序（Newborn Hearing Screening Programme，NHSP）于 2001 年

---

① Dyson A. , Gallannaugh F. Disproportionality in Special Needs Education in England[J]. Journal of Special Education, 2008, 42(1): 36 – 46.

② Benzon V. , Nadia. Unruly children in unbounded spaces: School-based nature experiences for urban learning disabled young people in Greater Manchester, UK[J]. Journal of Rural Studies, 2017, 51: 240 – 250.

③ Adamson S. , Deverell C. CAF in the country: implementing the Common Assessment Framework in a rural area[J]. Child & Family Social Work, 2010, 14(4): 400 – 409.

④ Russell P. "Access and Achievement or Social Exclusion?" Are the Government's Policies Working for Disabled Children and Their Families? [J] Children & Society, 2010, 17(3): 215 – 225.

引入英格兰,旨在检测新生儿的先天性听力损失。此程序可以为居住在农村地区的父母提供便利,可以在符合国家标准的时间内对发现的听障婴儿进行诊断和康复。

(二)少数族裔儿童早期干预

在英国历史上,被认定是具有特殊教育需要的学生在各个族裔中所占比例的差异是令人关注的,虽然这种不成比例性的现象不能简单地与少数族裔去联系起来。近年来,在全纳环境中接受教育的聋哑儿童人数有所增加,但在全纳教育的实行过程中,少数族裔特殊儿童也存在被排斥和获取资源困难的情况。

1999年,迪尼斯(Diniz)研究了黑人和少数民族儿童特殊教育需要的讨论,提出了在特殊教育中的代表性不足和黑人与少数族裔父母的观点被忽视等问题①。拉希(Rahi)等对儿童严重视力障碍和失明做调查,发现少数族裔儿童患病率更高②。

少数民族社区的人们在保健方面面临不平等问题,在获得专业智力残疾服务和其他形式医疗保健方面可能会遇到障碍。比如,在英国南亚社区中,学习障碍的患病率几乎是其他任何社区的三倍,相关服务的利用率却很低,且跨文化工作可能给服务提供者带来意想不到的挑战。

希尔(Heer)等研究了南亚社区中照顾智力障碍儿童的文化背景。研究在英国儿童智力残疾服务机构的背景下,着眼于对锡克教徒和穆斯林父母照看智障儿童的经历进行文化敏感性分析。分析得出了三个主要主题:理解残疾、放心服务、放眼未来③。

少数族裔家庭的儿童在学习与发展过程中还可能面临着语言的挑战。米歇尔(Mitchell)等对讲威尔士语家庭中的聋哑儿童面临的挑战进行研究,对威尔士地方当局的家长、教育心理学家、老师和助教进行半结构化访谈,使用主题分析建构出了

① Diniz F. A. Race and Special Educational Needs in the 1990s[J]. British Journal of Special Education, 1999, 26(4): 213-217.
② Rahi J. S., & Cable N. Severe visual impairment and blindness in children in the UK[J]. Lancet, 2003, 362(9393): 1359-1365.
③ Heer K., Rose J., Larkin M. Understanding the Experiences and Needs of South Asian Families Caring for a Child with Learning Disabilities in the United Kingdom: An Experiential-Contextual Framework[J]. Disability & Society, 2012, 27(7): 949-963.

"聋""威尔士""需要英语"和"耳聋的情感影响"等主题①。

(三)移民家庭残疾儿童早期干预

人们关注少数族裔特殊儿童之余,也关注了国外移民家庭的特殊儿童。

里兹唯(Rizvi)等研究了有特殊教育需要的巴基斯坦移民英国儿童的母亲如何体验儿童的安置决策过程,以及他们的融合观念和不同安置背景之间的关系。发现这些母亲通常偏爱和主流学校共享地理位置的特殊学校和有医疗环境保障减少学习障碍的学校②。

沙胡(Sandhu)等对从国外移民的讲土耳其语的家庭智力障碍家庭成员面临的挑战进行分析。结果表明,这些家庭陷入了更广泛的地缘政治冲突,希望可以向专业人士提供有关家庭遭受创伤的重要信息,并明确提出提供服务的希望和期待③。迈尔斯(Miles)等调查了就读于严重学习困难(Severe Learning Disability, SLD)学校的双语学生。通过比较对母语和英语都精通的严重学习困难儿童和进入托儿所时不讲任何语言的孩子语言习得的情况。研究结果表明,老师和家庭的知识、信仰和态度对于提供或阻碍母语学习至关重要④。

(四)英国农村地区早期干预人员培训

1. 专业人员培训

科瓦连科(Kowalenko)等发起了一项创新研究,希望通过专业的劳动力发展、集中的临床工作和当地咨询,以扩大早期干预服务、提高社区适应度。项目与农村精神卫

---

① Mitchell S., Higgins A. Minority within a minority: Stakeholders' perceptions of deaf education in Wales[J]. Educational & Child Psychology, 2020, 37(1): 37 - 57.

② Rizvi S. There's never going to be a perfect school that ticks every box: minority perspectives of inclusion and placement preferences[J]. Journal of Research in Special Educational Needs, 2018, 18: 59 - 69.

③ Sandhu P., Ibrahim J., Chinn D. "I Wanted to Come Here Because of My Child": Stories of Migration Told by Turkish-Speaking Families Who Have a Son or Daughter with Intellectual Disabilities[J]. Journal of Applied Research in Intellectual Disabilities, 2017, 30(2): 371 - 382.

④ Miles C. Bilingual Children in Special Education: Acquisition of Language and Culture by British Pakistani Children Attending a School for Pupils with "Severe Learning Difficulties."[J]. Building Education, 1996: 156.

生人员进行了结构化的关键知情人访谈,以评估临床安置和咨询会议的结果,对教育和培训课程进行了评估。在项目开始时,有43%的农村儿童和青少年精神卫生工作人员报告说他们具有识别和治疗抑郁症和焦虑症的良好技能。项目实施后,有86%的员工在这些领域体现了很好的技能①。

布莱克伯恩(Blackburn)提出,对于儿童语言、语音和交流的早期干预,来自主流和专业背景的从业者都希望在其初始培训中获得更多有关早期识别和评估的指导,并且还希望获得更多与其他专业人员合作以及以英语作为辅助语言来支持儿童的培训方式②。

罗萨赫吉(Rozsahegyi)则认为,残疾儿童的发展是一种受社会文化影响的特殊现象。他们的发展和早期教育应被视为和追求一个包罗万象的实体,重点放在动机、兴趣和独立性上。应该重新开展学术和专业讨论,对专业人员进行振兴培训,并使父母更多地参与早期教育③。

2. 特殊儿童父母培训

父母提供的有关儿童当前能力及其发展历史的信息可以对发展评估做出有效和有益的贡献。父母的投入对于儿童的早期教育也很重要。在英格兰,对早期教育的法定指导原则的最新变更突出了与父母的合作关系,进度检查和持续观察。早期发展日志(The Early Years Developmental Journal, EYDJ)是一种主要针对家庭的早期支持工具,旨在支持对 SEND 儿童进行早期识别和评估,并为所有儿童提供早期教育④。

罗伯逊(Robertson)的研究描述了英国唐氏综合征患儿的父母以及最近或正在参与早期干预计划的家长和研究者的有关观点。半结构化访谈和专业人员反思的

① Kowalenko N. , Bartik W. , Whitefield K. , Wignall A. Rural and Remote Populations Rural workforce development and staff support: remodelling service provision for early intervention in child and adolescent mental health[J]. Australasian Psychiatry, 2015: 11: 110.

② Blackburn C. Policy-to-practice context to the delays and difficulties in the acquisition of speech, language and communication in the first five years[J]. Birmingham City University, 2014.

③ Rozsahegyi T. A bio-ecological case-study investigation into outlooks on the development and learning of young children with cerebral palsy [J]. Journal of the American Optometric Association, 2014, 55(9): 513.

④ Mengoni S. E. , Oates J. A tool to record and support the early development of children including those with special educational needs or disabilities[J]. Support for Learning, 2015, 29(4): 339 – 358.

结果表明,在对唐氏综合征患儿早期干预的过程中,有必要更加重视来自儿童兴趣的学习,而不是发展目标,这对于父母和受到鼓励的孩子参与可能产生积极影响①。

三　日本和韩国农村地区 0—6 岁特殊儿童的早期干预

(一) 日本和韩国农村地区家庭面临的早期干预挑战

范·兹维也顿(van Zwieten)等的研究显示,在许多国家,与收入相关的健康状况不平等现象随着儿童年龄的增长而持续或扩大。低收入和贫穷会对婴幼儿的健康状况有不利影响,更有可能发生多种发育和行为障碍;同时,低收入和贫穷对已经有特殊儿童家庭也会继续造成负面影响。因此,需要在生命的早期阶段进行改善健康公平的干预,干预措施的实施应该以公平为中心。在日本和韩国,比较常见的问题有儿童的行为症状、婴幼儿营养不良、婴幼儿肥胖等问题。同时,日本区域性服务的差异引起了学者的注意。2003 年有关日本新生儿听力筛查计划和听力障碍婴儿早期干预现状的调查显示,区域性的服务提供存在显著的差异。比如玲子(Reiko)就从发展生态学的角度提出了"基于社区的儿童发展"(Community-based Child Development, CCD)的新概念。

早在 1991 年,铃木(Suzuki)等就对日本某乡村地区的重度智力障碍儿童作了调查,发现患病率为 0.49‰,几种关联的残疾有:脑瘫 62%,癫痫 82%,视力下降 42%,呼吸窘迫 16%,进食困难 32%。研究的结论是,日本的重度智障儿童患病率正在降低,而产前因素在重度智障的发病机理中起着重要作用②。

营养不良是低收入家庭婴幼儿面临的首要问题。婴幼儿营养不足会影响身体发育和神经认知发育。因此,早期的营养干预对于促进营养不良的幼儿生长很重

① Rix J., Paige-Smith A., Jones H. "Until the Cows Came Home": Issues for Early Intervention Activities? Parental Perspectives on the Early Years Learning of Their Children with Down Syndrome[J]. Contemporary Issues in Early Childhood, 2008, 9(1): 14.

② Suzuki H., Aihara M., Sugai K. Severely retarded children in a defined area of Japan—prevalence rate, associated disabilities and causes[J]. No to Hattatsu Brain and Development, 1991, 23(1): 4-8.

要。通过对比两组实验结果发现,相对于低消费组,高消费组幼儿的体重得到显著改善。

儿童肥胖是低收入家庭的另一个常见问题。在低收入家庭中,基于家庭的儿童体重管理干预措施存在局限性,儿童肥胖更为常见,并且可以作为未来有效干预措施发展的指标,应特别为低收入家庭的儿童提供早期的肥胖预防干预措施。

低收入家庭儿童的听力与语言发展也是研究者的关注问题之一。钟(Chung)等的调查显示,在韩国东南部低收入家庭的新生儿中进行了听力筛查测试,这些新生儿获得了免费测试券,但是筛查测试后被转介的新生儿并未迅速与进行确诊测试的医院联系起来。此外,在确认听力丧失后,听力恢复并不一致。为了成功进行早期听力损失的检测和干预,需要系统的听力损失儿童跟踪系统。韩国的韩(Han, J.)等人研究了接受多种干预服务对低收入家庭学龄前儿童的语言、识字和总体发育的影响。

(二) 日本和韩国早期干预的研究与项目

关于早期干预与筛查的量表工具研究,上田(Ueda)等在日本北部的岩手县农村地区考察了日文版丹佛发育筛查测试(*Denver Developmental Screening Test*, *JDDST*)的长期有效性。研究结果表明,测试的形式需要做出改变,考虑地区城市化的程度①。真(Shin)等研究了使用新生儿行为评估量表(NBAS)和其他量表对韩国新生儿进行评估的历史,发现 NBAS 可以作为识别社会经济地位较低的家庭中的发育障碍的绝佳工具。

对农村和低收入地区的早期干预尝试可以追溯到 20 世纪 60 年代,也取得了一定成果。1966 年,库子(Kuko)开始为 5—6 岁在校学生和残疾儿童家长提供团体照料。当时的板桥区缺乏儿童发展支持办公室,东京化成大学成立了支持残疾儿童的机构"若草组",提供医疗服务过渡。是松丰三郎(Korematsu)在大分县竹田市的农村地区由小学入学率为切入点,研究学前健康咨询能否改善 5 岁以下儿童的发育和行为问题。在为期 8 年的研究中,1 165 名儿童中有 5.4%被诊断出患有发育障碍,6 名儿童被诊断为虐待。研究结果表明,农村城市的学前发展行为

---

① Ueda R. Infant and Pre-School Developmental Screening Test (JDDST) and Later Development [J]. Japanese Journal of Health and Human Ecology, 1988, 54(2): 76 – 82.

筛查和连续支持计划减少了被拒绝入学的学生人数。浜(Bang)等从一个城市招募了接受政府财政支持的0—3岁儿童的母亲,进行准实验研究,他们完成了有关抑郁症、儿童抚养负担、体罚协议和儿童气质的基线调查表,以评估早期护理干预计划的有效性,以支持生活在贫困中的母亲。研究结果表明这种护理干预是有效的育儿计划。针对贫困的婴幼儿母亲的早期护理计划有效改善了家庭养育儿童的环境。

少数族裔与移民家庭的现状研究显示,在日本,自闭症的父母会承受较高的压力,特别是自闭症儿童的母亲,会比其他残疾儿童母亲承受更大的压力。这与日本母亲的依恋困难、育儿功效低下和缺乏支持有关,在少数族裔母亲身上表现得尤为明显。李(Lee)等比较了韩国移民和非移民妇女儿童情绪和行为问题。结果表明,与韩国本地妇女相比,移民妇女的焦虑水平更高。移民组的孩子比本地组的孩子更可能有内在和外在的行为症状。

第三节 早期干预的研究动态与实践方向

通过对文献以及目前政府支持的早期干预项目的梳理和分析,我们可以发现国际早期干预有以下几个研究动态和实践方向:

一 家庭本位早期干预(Family-Centered Early Intervention)

家庭本位照护(Family-centered Care)、家庭本位实践(Family-centered Practices)、家庭本位服务(Family-centered Services)、家庭本位帮助(Family-centered Help Giving)等术语一定程度上可以相互替代,用来指代尊重家庭的价值和选择、并提供相关支持来增强家庭功能的工作①。具体来讲,家庭本位实践模型(Family-

① Dunst C. J. Family-centered practices:Birth through high school [J]. Journal of Special Education, 2002, 36(3):139 – 147.

centered Parctices，FCPs）是指将不同家庭的生活方式、文化和环境考虑在内同时增强家庭能力的一种实践①。近年来，家庭中心实践已经逐渐成为早期干预领域的核心原则②。与专业人员引领的模式相对，家庭中心实践模式重视"家长—专业人员"合作与共同决策。

家庭本位早期干预是家庭本位实践模型在早期干预中的运用，其内涵包括：在早期干预的基本原则和价值中包含对家庭尊严的认同和尊重，重视家庭参与合作，将家庭成员视为合作伙伴，关注家庭的优势和需要等③。家庭本位的早期干预是从关系与参与的角度提供帮助服务，包括专业人士使用温暖、积极的聆听技巧，共情和真诚，加上信息共享和共同决策④。此外，家庭本位的早期干预还和家庭对服务的满意度、家庭更强的自我效能和控制感、家庭对服务有效性的感知等密切相关⑤。在实践层面上，家庭本位早期干预对于不同障碍类型的内涵略有不同，比如对于听力障碍儿童的家庭本位早期干预的定义是：一个灵活的、整体的过程，能够识别家庭的长处和天然的技能，通过快乐的、游戏般的交流互动、家庭幸福感、家庭参与度和自我效能来促进儿童发展⑥。

家庭本位早期干预目前已有一定的实证研究证明了效果，服务对象包括听力障碍

① Lietz C. A., Geiger J. M. Guest editorial: Advancing a family-centered practice agenda in child welfare[J]. Journal of Family Social Work, 2007, 20(4): 267 – 270.

② Ziviani J., Darlington Y., Feeney R., Rodger S., Watter P. Service delivery complexities: Early intervention for children with physical disabilities[J]. Infants and Young Children, 2013, 26(2): 147 – 163.

③ Dunst C. J., Espe-Sherwindt M. Family-centered practices in early childhood intervention. In B. Reichow, B. A. Boyd, E. E. Barton, & S. L. Odom (Eds.)[J]. Handbook of early childhood special education, 2016: 37 – 55.

④ Dunst C. J., Boyd K., Trivette C. M., Hamby D. W. Family-oriented program models and professional help giving practices[J]. Family Relations, 2002, 51(3): 221 – 229.

⑤ Dunst C. J., Trivette C. M., Hamby D. W. Meta-analysis of family-centered help giving practices research[J]. Mental Retardation and Developmental Disabilities Research Reviews, 2007, 13(4): 370.

⑥ Moeller M. P., Carr G., Seaver L., Stredler-Brown A., Holzinger D. Best practices in familycentered early intervention for children who are deaf or hard of hearing: An international consensus statement[J]. The Journal of Deaf Studies and Deaf Education, 2013, 18(4): 429 – 445.

儿童①、视觉损伤儿童②、自闭谱系障碍儿童③、唐氏综合征儿童④;从实施方法上来看包括家长介入⑤、远程指导、积极行为支持⑥等;从研究内容上来看包括(远程指导和面对面指导)对比研究⑦、家长自我效能和家庭结果研究、儿童发展结果研究⑧等。

随着特殊教育领域生态学理论的发展,人们与社会逐渐认识到家庭是儿童发展最重要也是最自然的场所,同时在婴幼儿特殊教育中,家庭扮演着整合与沟通儿童与家庭的需求、社区、国家与地区的政策、社会价值观的重要角色⑨,因此以家庭为中心的婴幼儿特殊教育理念(家庭本位的婴幼儿特殊教育理念)逐渐得到了重视与发展。联合国教科文组织(UNESCO)⑩和世界卫生组织(WHO)⑪都建议将家庭本位实践嵌入到早期干预服务中。

---

① Stewart V. , Slattery M. , McKee J. Deaf and hard of hearing early intervention: Perceptions of family-centered practice[J]. Journal of Early Intervention, 2021, 43(3): 221 – 234.

② Ely M. S. , Gullifor K. , Hollinshead T. Family-Centered Early Intervention Visual Impairment Services through Matrix Session Planning[J]. Journal of Visual Impairment & Blindness, 2017, 111(2): 169 – 174.

③ Park H. I. , Park H. Y. , Yoo E. , Han A. Impact of Family-Centered Early Intervention in Infants with Autism Spectrum Disorder: A Single-Subject Design [J]. Occupational Therapy International, 2020: 1 – 7.

④ Faramarzi S. , Afrooz G. The effect of psychological and educational family-centered early intervention on fathers, mental health of children with Down syndrome[J]. Journal of Psychology, 2009, 13(3): 272 – 288.

⑤ Movahedazarhouligh S. Parent-Implemented Interventions and Family-Centered Service Delivery Approaches in Early Intervention and Early Childhood Special Education [J]. Early Child Development and Care, 2021, 191(1): 1 – 12.

⑥ Smith J. D. , St. George S. M. , Prado G. Family-centered positive behavior support interventions in early childhood to prevent obesity[J]. Child Development, 2017, 88(2): 427 – 435.

⑦ McCarthy M. , Leigh G. , Arthur-Kelly M. Comparison of Caregiver Engagement in Telepractice and In-Person Family-Centered Early Intervention [J]. Journal of Deaf Studies and Deaf Education, 2020, 25(1): 33 – 42.

⑧ Hughes-Scholes C. H. , Gavidia-Payne S. Early Childhood Intervention Program Quality: Examining Family-Centered Practice, Parental Self-Efficacy and Child and Family Outcomes[J]. Early Childhood Education Journal, 2019, 47(6): 719 – 729.

⑨ 申仁洪. 家庭本位实践:特殊儿童早期干预的最佳实践[J]. 学前教育研究,2017(9): 14 – 24.

⑩ UNESCO. Investing against evidence. The global state of early childhood care and education. Paris: UNESCO. Retrieved from, 2015.

⑪ World Health Organization. Early childhood development and disability: A discussion paper. [EB/OL]. http://apps. who. int/iris/bitstream/10665/75355/1/9789241504065_eng. pdf

以美国为例,以家庭为中心的婴幼儿特殊教育理念以法律形式被正式确认。1975年《全体身心障碍儿童教育法》(*The Education for All Handicapped Children Act*,PL94-142)中,将"家长参与"作为现代特殊教育的基本原则固定了下来①。1986年《所有残疾儿童教育法》(PL99-457)修正案中提出各州应当逐步建立覆盖全州范围的、综合的、多学科和多部门合作的残疾婴幼儿特殊教育计划,以满足0—3岁残疾婴幼儿及其家庭的需要。并且该法案中明确指出"强化家庭的能力是急迫且持续的需求,以满足残障婴幼儿的特殊需要"。该法案是美国法律中第一次正式提出为残疾婴幼儿及其家庭提供相应的服务。也正是从该法案开始,以家庭为中心的婴幼儿特殊教育理念正式成为婴幼儿特殊教育的基本理念之一②。在此基础之上,1991年的《残障个体教育法案》(*Individuals with Disabilities Education Act Amendments*,PL102-119)中再次重申了以家庭为中心的婴幼儿特殊教育理念,并且在1997年、2004年以及2015年的修正案中均多次强调以整个家庭为单元来提供婴幼儿特殊教育的相关服务。同时,自1993年开始,美国特殊教育委员会(The Council for Exceptional Children, CEC)幼儿分会(The Division of Early Childhood, DEC)明确将"以家庭为中心的婴幼儿特殊教育理念与实践"作为儿童早期教育服务的推荐模式。不仅如此,还将其当作一种哲学指导思想,承认和尊重家庭在婴幼儿特殊教育和幼儿特殊教育中的核心地位,强调充分认识并强化特殊儿童家庭的优势与能力。因此,以家庭为中心的婴幼儿特殊教育理念不仅适用于特殊儿童早期教育领域,而且也广泛适用于普通教育和其他特殊教育领域③,以及儿童福利保健④、社会工作与服务⑤、心理康复⑥等领域。

---

① 申仁洪. 走向伙伴协作的残障儿童家庭参与——基于美国研究的考察[J]. 比较教育研究,2016,38(4):100-106+112.

② Blue Banning M, Summers J A, Frankland H C, et al. Dimensions of family and professional partnerships: construction guidelines for collaboration [J]. Exceptional Children, 2004, 70(2): 167-184.

③ Mcwilliam R A, Maxwell K L, Sloper K M. Beyond "involvement": are elementary schools ready to be family-centered? [J]. School Psychology Review, 1999, 28: 378-394.

④ Mccrae J, Scannapieco M, Leak R, et al. Child welfare worker reports of buy-in and readiness for organizational change[J]. Children and Youth Services Review, 2014, 37: 28-35.

⑤ Michaloppulos L, Ahn H, SHAW T V, et al. Child welfare worker perception of the implementation of family-centered practice[J]. Research on Social Work Practice, 2012, 22(6): 656-664.

⑥ Moreau K A, Cousins J B. A survey of program evaluation practices in family-centered pediatric rehabilitation settings[J]. Evaluation and Program Planning, 2014, 43: 1-8.

中国已有的实证研究也显示,照料者的信念与投入①、心理健康与育儿实践与儿童发展密切相关②。我国的早期干预实践也越来越关注支持家庭和以家庭为中心。

二 早期干预联结系统(Early Intervention Linked System)

"联结"指的是相互关联,言下之意在早期干预联结系统的框架中,各部分相互作用,组成一个信息流动、功能贯通的完整系统。

单就早期干预而言,联结系统取向将项目理念、目标、评估、干预和评价过程直接联系起来,联结系统中每一个成分和其他一成分联结,并且彼此相互作用③。活动本位的评估如 AEPS④ 最常在联结系统取向中使用,因为评估、目标设定、早期干预和评价是相互作用的。早期干预联结系统包括早期筛查、评估、诊断、干预等环节,各成分之间相互联结,组成信息联通、功能连贯的系统。

以多元活动本位干预为例,"联结"指的是相互关联,言下之意在早期干预联结系统的框架中,以上所述的部分不应该是分离的、割裂的,而应该和干预、进展监测一起,组成一个完整的系统,具体图 2-1。如果不存在这样的一个联结系统,可能会导致一些不希望看到的情况:信息收集的过程效率低下,存在反复询问、反复调查的情况;或者收集到的信息没能有效地传递,也就没有得到利用;另外,如果这些环节在功能上不具有系统一致的效果,前期开展的工作不能为后续工作奠定基础,就会导致人力和物力的浪费。

在一个理想的联结系统中,不仅应该保持收集到的信息在必要的环节之间前后流

---

① Zhong J. , Gao J. , Wang T. , He Y. , Liu C. , Luo, R. Interrelationships of parental belief, parental investments, and child development: A cross-sectional study in rural China[J]. Children and Youth Services Review, 2020: 118.

② Zhong J. , Wang T. , He Y. , Gao J. , Liu C. , Lai F. , Zhang L. , Luo, R. Interrelationships of caregiver mental health, parenting practices, and child development in rural China[J]. Children and Youth Services Review, 2021: 121.

③ Losardo A. , Notari-Syverson A. Alternative approaches to assessing young children [M]. Baltimore, MD: Brookes, 2001.

④ Bricker, D. Assessment, evaluation, and programming system for infants and children, Vol. 3: Curriculum for birth to three years (2nd ed.)[M]. Baltimore, MD: Brookes, 2002.

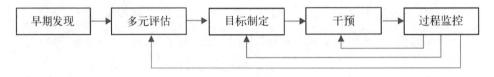

图 2-1 早期干预联结系统

动,还应当使系统的各部分的功能保持完整性、系统性和一致性:早期发现确认需要实施早期干预的婴幼儿对象;全面评估提供关于儿童发展水平、兴趣、优势以及家庭生活常规、需求和期待的全面信息;个别化家庭服务计划要根据评估取得的信息资源制定干预的首要目标;接着实施多元活动本位干预;最后对儿童进行评价,并对评估、目标制定和干预等环节的质量和情况作出监控,提供反馈,从而对这三个环节进行改善,制定新一轮的发展目标。如此反复才有可能在综合了解儿童发展情况的基础上制定切适的干预目标,并真正地促进儿童发展。

在残疾儿童早期发现、早期筛查与早期介入这一更广泛的视野下,联结系统则有更加丰富的内涵。早期发现和早期筛查十分关键,越早干预,效果越好,及早发现后,干预比诊断重要,评估与干预以及后续的效果评量是一个紧密的联结系统。而早期干预联结系统则包含了早期筛查、评估、诊断、干预等服务环节,目前主要由残疾幼儿教育机构、普通幼儿教育机构附设的残疾儿童班、特殊教育机构的学前班、残疾儿童福利机构、卫生保健机构、医院康复机构等机构实施,不同主体之间的共同支持和协作需要进一步加强才能保证有效运作。

因此,政府、民办或公办幼儿园、特殊学校、康复机构和福利机构等应形成多部门联动的运转机制,推动0—6岁残疾儿童的早期筛查、报告、转衔、康复教育,甚至是专业师资培养和家长培训的发展。各筛查、评估、诊断单位也应紧密联结,形成更为高效、完善的早期筛查、发现和转介服务体系,并整合妇幼保健、残联、教育、民政等不同部门,探索建构早期筛查、发现、康复、教育干预的联结系统。

三　远程早期干预

视频会议技术能让处在不同地点的人一起工作,在商业、政府和教育领域被看作一种具有成本效益的方法。除"视频会议"以外,其他相关术语如远程沟通(Telecommunication)、远程实践(Telepractice)、远程医疗(Telehealth)、远程干预(Teleintervention)、远程康复(Telerehabilitation)和虚拟家访(Virtual Visits)等也被使用,都用来代指能够使处在两个或多个地点的个人或小组通过实时视频或音频交互实现沟通的技术①。在需要个别化服务的人群中,远程干预技术已经被证明是可行的②。

在早期干预领域,传统意义上的服务一般是由专业人员面对面提供的,即专业人员与家庭人员在同一房间内共处,服务提供的地点包括家庭、社区和早期干预中心。最近,早期干预从业人员开始尝试提供远程服务,即使用远程沟通科技来实现专业人员和家庭实时、双向的沟通③,这能够使儿童尽早接受及时的、整合的、一致的干预服务④。

远程早期干预是早期干预服务分布不均的一个潜在解决方法。美国职业治疗协会指出远程早期干预是一种正在兴起的模型,可以通过信息和沟通技术提供服务⑤。越来越多的实证研究显示远程在早期干预可以为家庭和儿童带来更多的积极结果⑥,研究中的服务对象主要包括听障和听力损伤儿童⑦和自闭谱系障碍儿童⑧。

远程早期干预对比面对面早期干预的实证研究结果显示,家庭本位的早期干预中,照料者的自我效能和参与感与服务模式无关,尽管特定的照料者和儿童因素会影

① Olsen S., Fiechtl B., Rule S. An Evaluation of Virtual Home Visits in Early Intervention: Feasibility of "Virtual Intervention."[J]. Volta Review, 2012, 112(3): 267–281.

② Hilty D, Luo J, Morache C, Marcelo D, Nesbit T. Telepsychiatry an overview for psychiatrists [J]. CNS Drugs, 2002, 16: 527–548.

③ McCarthy M., Leigh G., Arthur-Kelly M. Comparison of Caregiver Engagement in Telepractice and In-Person Family-Centered Early Intervention [J]. Journal of Deaf Studies and Deaf Education, 2020, 25(1): 33–42.

④ Russ S., Hanna D., DesGeorges J., Forsman I. Improving follow-up to newborn hearing screening: A learning-collaborative experience[J]. Pediatrics, 2010, 226(1): 59–69.

⑤ Cason J., Hartmann K., Jacobs K., Richmond T. Telehealth in occupational therapy[J]. The American Journal of Occupational Therapy, 2018, 72: 1–18.

⑥ Behl D. D., Blaiser K., Cook G., Barrett T., Callow-Heusser C., Brooks B. M., et al. A multisite study evaluating the benefits of early[J]. Intervention via telepractice: Infants & Young Children, 2017, 30(2): 147–161.

⑦ Constantinescu G., Waite M., Dornan D., Rushbrooke E., Brown J., McGovern J., Ryan M., Hill A. A pilot study of telepractice delivery for teaching listening and spoken language to children with hearing loss[J]. Journal of Telemedicine and Telecare, 2014, 20(3): 135–140.

⑧ Boisvert M., Lang R., Andrianopoulos M., Boscardin M. L. Telepractice in the assessment and treatment of individuals with autism spectrum disorders: A systematic review[J]. Developmental Neurorehabilitation, 2010, 13(6): 423–432.

响照料者自我效能和参与,但在面对面干预和远程服务中表现出一致的效果①;另一项比较研究则显示接受远程早期干预的家长表现出支持儿童发展更好的能力②。大学研究人员、行为分析师、儿科医生和心理医生都能够协助教育者和照料者实施远程干预,服务内容包括行为诊断与评估、教育咨询、行为干预、专业人员培训与综合性早期干预项目监督③,服务提供者和家庭都报告对远程干预的积极感受④。远程干预在中国已经有应用于指导农村地区喂养⑤的研究。

　　远程干预是一种很有前景的早期干预服务提供方式;在后疫情时代跨地区交通可能受限的情况下,远程干预可能具有更大的优势和前景。

---

① McCarthy M. , Leigh G. , Arthur-Kelly M. Comparison of Caregiver Engagement in Telepractice and In-Person Family-Centered Early Intervention [J]. Journal of Deaf Studies and Deaf Education, 2020, 25(1): 33 – 42.

② Behl D. D. , Blaiser K. , Cook G. , Barrett T. , Callow-Heusser C. , Brooks B. M. , et al. A multisite study evaluating the benefits of early[J]. Intervention via telepractice: Infants & Young Children, 2017, 30(2): 147 – 161.

③ Boisvert M. , Lang R. , Andrianopoulos M. , Boscardin M. L. Telepractice in the assessment and treatment of individuals with autism spectrum disorders: A systematic review[J]. Developmental Neurorehabilitation, 2010, 13(6): 423 – 432.

④ Wallisch A. , Little L. , Pope E. , Dunn W. Parent perspectives of an occupational therapy telehealth intervention[J]. International Journal of Telerehabilitation, 2019, 11(1): 15 – 22.

⑤ Wu Q. , Huang Y. , Helena van Velthoven M. , Wang W. , Chang S. , Zhang Y. Feasibility of using WeChat to improve infant and young child feeding in rural areas in China: A mixed quantitative and qualitative study[J]. PloS One, 2021: 16(2).

第三章

农村地区 0—6 岁残疾儿童
早期干预政策和系统

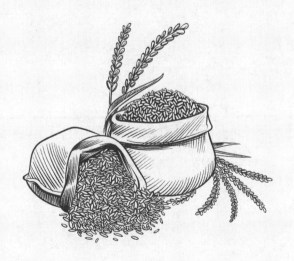

近年来,我国的残疾人事业快速发展,残疾人的权益与发展也得到了越来越多的关注,根据中国残疾人联合会第二次全国残疾人抽样调查中的数据显示,截止到2006年底,我国全国残疾人口为8 296万,其中0—14岁的残疾儿童为387万人,占残疾人口总数的4.66%,其中0—5岁残疾儿童占1.7%,6—14岁残疾儿童占2.96%;0—17岁残疾儿童为504.4万人,占残疾人口总量的6.08%①。由此可见,我国残疾儿童的数量众多。而随着残疾人事业的发展,残疾儿童的相关政策不断颁布,反映了政府对残疾儿童的重视。为进一步保障残疾儿童的权益,近年来我国相继出台了一系列政策,例如《第二期特殊教育提升计划》《"十三五"加快残疾人小康进程规划纲要》《残疾预防和残疾人康复条例》等,为我国残疾儿童在早期筛查、教育、康复、评估、医疗等方面的支持提供了重要保障。

第一节 我国残疾儿童相关政策

本节对我国残疾儿童相关的政策进行了全面的梳理和分析,**从外层系统的维度**,来了解我国农村地区早期干预在法律法规、社会福利系统上的支持情况,也为后续进一步的调研和个案研究的开展提供依据。

一 政策的制定主体

由于残疾儿童政策的层级不同、涉及的领域不同,因此残疾儿童的政策制定者往往涉及不同的部门与机构。总体来说,我国残疾儿童相关政策的制定主体自上而下包

① 国家统计局,第二次全国残疾人抽样调查主要数据公报(第二号)[EB/OL]. /http://www.stats.gov.cn/tjsj/ndsj/shehui/2006/html/fu3.htm.

括以下几个部分：（1）宪法及法律部分均由全国人民代表大会及其常务委员会制定；（2）行政法规由国务院为主体制定，包括条例、办法、实施细则、规定等不同形式；（3）部门性文件例如命令、知识、规定等主要由国务院各部和各委员会单独或者联合制定，而我国残疾儿童相关政策的制定因具体政策范围不同往往会涉及教育部、财政部、国家发展改革委、卫生和计划生育委员会、民政部、人力资源社会保障部、交通运输部等部委；（4）国际公约，涉及残疾儿童的国际公约主要由国际组织或国际会议制定，我国作为缔约国，遵守相关的规定，保障残疾儿童的权益。

二　政策的适用对象

（一）残疾儿童

我国残疾儿童相关政策的主要适用对象是残疾儿童。在我国法律中，残疾人是指在心理、生理、人体结构上，某种组织、功能丧失或者不正常，全部或者部分丧失以正常方式从事某种活动能力的人。残疾人包括具有视力残疾、听力残疾、言语残疾、肢体残疾、智力残疾、精神残疾、多重残疾和其他残疾的人①。各类残疾按照残疾程度从重到轻，分为残疾一级、残疾二级、残疾三级和残疾四级。相应地，我国从政策角度定义的残疾儿童即是符合上述描述，但年龄处于儿童时期的人，即在心理、生理、人体结构上，某种组织、功能丧失或者不正常，全部或者部分丧失以正常方式从事某种活动能力以至于影响其日常生活和社会参与的儿童。

（二）其他对象

除残疾儿童以外，相关政策还涉及残疾儿童家长，对残疾儿童进行教育的教师及其他专业人士，有关的监管机构等。残疾儿童家长指的是残疾儿童的主要监护人或者照料人。

教师则主要是特殊教育教师，即在特殊教育学校、普通中小学幼儿园及其他机构中专门对残疾学生履行教育教学职责的专业人员，要经过严格的培养与培训，具有良

---

① 全国人大，中华人民共和国残疾人保障法［EB/OL］. http://www.scio.gov.cn/32344/32345/32347/33466/xgzc33472/Document/1449134/1449134.htm

好的职业道德,掌握系统的专业知识和专业技能①,也就是对残疾儿童履行教育教学职责的专业人员。

其他专业人士还包括医生、心理学家、社会学家、言语语言治疗师、康复治疗师等。同时我国残疾儿童相关政策中通常所适用对象还包括相关部门,包括国务院各部门、各级人民政府等,主要规定了其职责范围、督导和检查机制以及违反政策所应承担的法律责任。

三　残疾儿童政策的层次结构

梳理我国残疾儿童相关政策可以发现,目前设计的政策体系包括宪法、法律、行政法规(国务院)、部门规章(国务院各部委)、国际公约等几个不同的层次。宪法是我国的根本大法,具有最高的法律效应,从根本上确定了残疾儿童有接受教育,获得生活保障等的权利。法律是由国家制定或认可并依靠国家强制力保证实施的,反映由特定社会物质生活条件所决定的统治阶级意志,以权利和义务为内容,以确认、保护和发展对统治阶级有利的社会关系和社会秩序为目的的行为规范体系②。法律根据宪法的原则与内容,对残疾儿童某一具体的权益做出了规定与保障,例如《残疾人保障法》《中华人民共和国义务教育法(2018 修正)》《中华人民共和国教育法》等。行政法规则是在宪法和法律的基础上,对残疾儿童相关法律进一步具体化,例如《残疾人教育条例》。而部门规章则是根据法律与行政法规制定的规范性文件,例如《第二期特殊教育提升计划》等。国际公约常常是涉及教育、经济、文化等不同领域的多边条约,我国遵守签署的涉及残疾儿童的公约中的内容,则有《儿童权利公约》《残疾人权利公约》等。

四　残疾儿童政策的具体内容

不同层次、不同类型的政策中主要对残疾儿童在教育方面(受教育机会、教学方式、教学内容)、康复方面(早期筛查与发现、医疗服务等)、就业方面(职业培训、转衔服务

① 教育部.特殊教育教师专业标准(试行)[EB/OL]. http://www. moe. gov. cn/srcsite/A10/
s6991/201509/t20150901_204894. html.
② 张文显. 法理学. 第 4 版[M]. 北京:高等教育出版社,2011:47 - 47.

等)以及环境方面(无障碍环境建设、家庭支持)等多个领域提供了支持与保障。

(一) 宪法

宪法作为我国的根本大法,为残疾儿童相关法律政策的制定提供了最高位的指导,《中华人民共和国宪法》中明确规定了残疾儿童有从国家和社会获得物质帮助的权利,国家和社会需要帮助盲、聋、哑和其他有残疾的儿童的劳动、生活和教育,这从根本上为残疾儿童有接受教育支持、康复支持、就业支持以及环境支持等提供了法律依据,其他残疾儿童相关政策均需要根据宪法作出更加具体的规定。

(二) 法律

目前出台了一系列的法律,会有条款涉及残疾儿童早期干预和教育,专项的法律为《残疾人保障法》,2021年10月出台的《中华人民共和国家庭教育促进法》也对残疾儿童的家庭工作提出了规定,具体见表3-1。

表3-1 我国残疾儿童相关的法律

序号	名　称	涉及领域	内　容
1	中华人民共和国义务教育法(2018修订)①	教育支持	国务院和县级以上地方人民政府应当保障家庭经济困难的和残疾的适龄儿童、少年接受义务教育。 县级以上地方人民政府根据需要设置相应的实施特殊教育的学校(班),对视力残疾、听力语言残疾和智力残疾的适龄儿童、少年实施义务教育。特殊教育学校(班)应当具备适应残疾儿童、少年学习、康复、生活特点的场所和设施。普通学校应当接收具有接受普通教育能力的残疾适龄儿童、少年随班就读,并为其学习、康复提供帮助。 特殊教育学校(班)学生人均公用经费标准应当高于普通学校学生人均公用经费标准。
2	中华人民共和国教育法②	教育支持	国家、社会、学校及其他教育机构应当根据残疾人身心特性和需要实施教育,并为其提供帮助和便利。

① 全国人大.中华人民共和国义务教育法[EB/OL]. http://www.npc.gov.cn/wxzl/gongbao/2015-07/03/content_1942840.htm
② 全国人大.中华人民共和国教育法[EB/OL]. http://www.npc.gov.cn/wxzl/gongbao/1995-03/18/content_1481296.htm

序号	名　　称	涉及领域	内　　容
3	残疾人保障法	康复支持	以实用、易行、受益广的康复内容为重点,优先开展残疾儿童抢救性治疗和康复。
		教育支持	政府、社会、学校应当采取有效措施,解决残疾儿童、少年就学存在的实际困难,帮助其完成义务教育。各级人民政府对接受义务教育的残疾学生、贫困残疾人家庭的学生提供免费教科书,并给予寄宿生活费等费用补助;对接受义务教育以外其他教育的残疾学生、贫困残疾人家庭的学生按照国家有关规定给予资助。 残疾人教育,实行普及与提高相结合、以普及为重点的方针,保障义务教育,着重发展职业教育,积极开展学前教育,逐步发展高级中等以上教育。 普通教育机构对具有接受普通教育能力的残疾人实施教育,并为其学习提供便利和帮助。普通小学、初级中等学校,必须招收能适应其学习生活的残疾儿童、少年入学;普通高级中等学校、中等职业学校和高等学校,必须招收符合国家规定的录取要求的残疾考生入学,不得因其残疾而拒绝招收;普通幼儿教育机构应当接收能适应其生活的残疾幼儿。 残疾幼儿教育机构、普通幼儿教育机构附设的残疾儿童班、特殊教育机构的学前班、残疾儿童福利机构、残疾儿童家庭,对残疾儿童实施学前教育。初级中等以下特殊教育机构和普通教育机构附设的特殊教育班,对不具有接受普通教育能力的残疾儿童、少年实施义务教育。 国家有计划地举办各级各类特殊教育师范院校、专业,在普通师范院校附设特殊教育班,培养、培训特殊教育师资。普通师范院校开设特殊教育课程或者讲授有关内容,使普通教师掌握必要的特殊教育知识。特殊教育教师和手语翻译,享受特殊教育津贴。
		就业支持	高级中等以上特殊教育机构、普通教育机构附设的特殊教育班和残疾人职业教育机构,对符合条件的残疾人实施高级中等以上文化教育、职业教育。
4	中华人民共和国未成年人保护法[①]	环境支持	不得歧视有残疾的未成年人。
		教育支持	各级人民政府应当保障未成年人受教育的权利,并采取措施保障家庭经济困难的、残疾的和流动人口中的未成年人等接受义务教育。

---

① 全国人大,中华人民共和国未成年人保护法[EB/OL]. http://lawdb. cncourt. org/show. php? fid＝152560.

续　表

序号	名　称	涉及领域	内　容
5	中华人民共和国家庭教育促进法①	教育支持	残疾人联合会等应当结合自身工作,积极开展家庭教育工作,为家庭教育提供社会支持。

(三) 行政法规

　　除残疾儿童相关法律以外,根据宪法与相关法律,我国目前同时出台了相关的行政法规,除了专项的《残疾人教育条例》等,还有很多涉及康复和普惠性的法规,2021 年颁布的《国务院关于印发中国妇女发展纲要和中国儿童发展纲要的通知》和国家人权行动计划(2021—2025 年)中都有条款,以保障残疾儿童及其家庭的权利,具体见表 3 - 2。

表 3 - 2　我国残疾儿童相关的行政法规

序号	名　称	涉及领域	内　容
1	残疾人教育条例②	教育支持	受教育权:国家保障残疾人享有平等接受教育的权利,禁止任何基于残疾的教育歧视。 义务教育:对入学登记、入学评估、入学途径、安置方式、教育方式、课程设置,建设特殊教育资源中心等作了具体规定。 职业教育:大力发展残疾人职业教育,以普通职业教育机构为主,合理设置特殊职业教育机构。 学前教育:提高残疾儿童接受学前教育比例,教育与保育康复相结合,注重早期发现、早期康复和早期教育。 师资培养:对特殊教育教师的培养、考核、编制等作了具体规定。 教育保障:通过多种措施保障残疾儿童特殊教育的开展,并明确了各部门的职责。
2	残疾预防和残疾人康复条例③	康复支持	卫生和计划生育主管部门在开展孕前和孕产期保健、产前筛查、产前诊断以及新生儿疾病筛查,传染病、地方病、慢性病、精神疾病等防控,心理保健指导等工作时,应当做好残疾预防工作,针对遗传、疾病、药物等致残因素,采取相应措施消除或者降低致残风险,加强临床早期康复介入,减少残疾的发生。

---

① 全国人大,中华人民共和国家庭教育促进法[EB/OL]. https://www.bjinternetcourt.gov.cn/cac/zw/1656984354465.html
② 国务院,中华人民共和国残疾人教育条例[EB/OL]. http://www.zsedu.cn/info/730531.jspx.
③ 国务院,残疾预防和残疾人康复条例[EB/OL]. http://www.gov.cn/zhengce/2020-12/27/content_5574471.htm.

续 表

序号	名 称	涉及领域	内 容
2			承担新生儿疾病和未成年人残疾筛查、诊断的医疗卫生机构应当按照规定将残疾和患有致残性疾病的未成年人信息,向所在地县级人民政府卫生和计划生育主管部门报告。接到报告的卫生和计划生育主管部门应当按照规定及时将相关信息与残疾人联合会共享,并共同组织开展早期干预。 未成年人的监护人应当保证未成年人及时接受政府免费提供的疾病和残疾筛查,努力使有出生缺陷或者致残性疾病的未成年人及时接受治疗和康复服务。 县级以上人民政府应当优先开展残疾儿童康复工作,实行康复与教育相结合。 国家建立残疾儿童康复救助制度,逐步实现 0—6 岁视力、听力、言语、肢体、智力等残疾儿童和孤独症儿童免费得到手术、辅助器具配置和康复训练等服务;
3	"十三五"加快残疾人小康进程规划纲要①	教育支持	鼓励特殊教育学校实施学前教育。鼓励残疾儿童康复机构取得办园许可,为残疾儿童提供学前教育。鼓励普通幼儿园接收残疾儿童。进一步落实残疾儿童接受普惠性学前教育资助政策。继续采取"一人一案"方式解决好未入学适龄残疾儿童少年义务教育问题。规范为不能到校学习的重度残疾儿童送教上门服务。加快发展以职业教育为主的残疾人高中阶段教育。各地要加大残疾学生就学支持力度,对符合资助政策的残疾学生和残疾人子女优先予以资助;建立完善残疾学生特殊学习用品、教育训练、交通费等补助政策。大力推行融合教育,建立随班就读支持保障体系,在残疾学生较多的学校建立特殊教育资源教室,提高普通学校接收残疾学生的能力,不断扩大融合教育规模。完善中高等融合教育政策措施,中等职业学校、普通高校在招生录取、专业学习、就业等方面加强对残疾学生的支持保障服务。 逐步提高残疾儿童学前教育普及水平,适龄听力、视力、智力残疾儿童少年接受义务教育比例达到95%,完成义务教育且有意愿的残疾学生都能接受适宜的中等职业教育。 为家庭经济困难的残疾儿童、青少年提供包括义务教育、高中阶段教育在内的 12 年免费教育。继续改善特殊教育学校办学条件,完善特教教师收入分配激励机制,提高特殊教育教学质量和水平。

---

① 国务院,"十三五"加快残疾人小康进程规划纲要[EB/OL]. http://www.gov.cn/xinwen/2016-08/17/content_5100176. htm.

序号	名　称	涉及领域	内　　容
3		康复支持	建立残疾儿童康复救助制度,逐步提高残疾儿童少年福利保障水平。 逐步实现0—6岁视力、听力、言语、智力、肢体残疾儿童和孤独症儿童免费得到手术、辅助器具适配和康复训练等服务。 对收养残疾儿童的家庭给予更多政策优惠支持,使更多的残疾儿童回归家庭生活。充分考虑少数民族残疾人的风俗习惯,健全惠及各族残疾人的托养照料服务体系。
		环境支持	加强对残疾儿童家长的指导支持,为残疾儿童成长提供良好的家庭环境。 大力弘扬人道主义思想、扶残助残的中华民族传统美德和残疾人"平等、参与、共享、融合"的现代文明理念,营造理解、尊重、关心、帮助残疾人的社会环境。为残疾儿童成长提供良好的家庭环境。
4	国务院关于加强困境儿童保障工作的意见①	教育支持	对于残疾儿童,要建立随班就读支持保障体系,为其中家庭经济困难的提供包括义务教育、高中阶段教育在内的12年免费教育。支持特殊教育学校、取得办园许可的残疾儿童康复机构和有条件的儿童福利机构开展学前教育。支持儿童福利机构特教班在做好机构内残疾儿童特殊教育的同时,为社会残疾儿童提供特殊教育。
		康复支持	对于最低生活保障家庭儿童、重度残疾儿童参加城乡居民基本医疗保险的个人缴费部分给予补贴。 加强残疾儿童福利服务。对于0—6岁视力、听力、言语、智力、肢体残疾儿童和孤独症儿童,加快建立康复救助制度,逐步实现免费得到手术、康复辅助器具配置和康复训练等服务。对于社会散居残疾孤儿,纳入"残疾孤儿手术康复明天计划"对象范围。支持儿童福利机构在做好机构内孤残儿童服务的同时,为社会残疾儿童提供替代照料、养育辅导、康复训练等服务。纳入基本公共服务项目的残疾人康复等服务要优先保障残疾儿童需求。 残联组织要依托残疾人服务设施加强残疾儿童康复训练、特殊教育等工作,加快建立残疾儿童康复救助制度,加强残疾儿童康复机构建设和康复服务专业技术人员培训培养,组织实施残疾儿童康复救助项目,提高康复保障水平和服务能力。

① 国务院,关于加强困境儿童保障工作的意见[EB/OL]. http://www.mohrss.gov.cn/SYrlzyhshbzb/dongtaixinwen/shizhengyaowen/201606/t20160617_241974.html.

序号	名 称	涉及领域	内 容
5	国务院关于加快发展康复辅助器具产业的若干意见①	康复支持	将残疾儿童抢救性康复等作为优先发展领域,推动"医工结合"。 加强人才队伍建设。鼓励将康复辅助器具相关知识纳入临床医学、生物医学工程相关专业教育以及医师、护士、特殊教育教师、养老护理员、孤残儿童护理员等专业人员继续教育范围。
6	国务院关于进一步完善城乡义务教育经费保障机制的通知②	教育支持	特殊教育学校和随班就读残疾学生按每生每年 6 000 元标准补助公用经费。
7	国务院关于加强教师队伍建设的意见③	教育支持	特殊教育教师队伍建设要以提升专业化水平为重点,提高特殊教育教师培养培训质量,健全特殊教育教师管理制度。 根据各级各类教育的特点,出台幼儿园、小学、中学、职业学校、高等学校、特殊教育学校教师专业标准,作为教师培养、准入、培训、考核等工作的重要依据。 依托现有资源,加强中小学幼儿园教师、职业学校教师、特殊教育教师、民族地区双语教师培养培训基地建设。
8	国家教育事业"十三五"规划④	教育支持	办好特殊教育。继续实施好特殊教育提升计划,完善特殊教育学校布局。完善随班就读支持保障政策体系,重点支持贫困地区和农村地区普通中小学开展随班就读,推行融合教育。以区县为单位,精准施策,全面普及残疾儿童少年义务教育。推动特殊教育学校和残疾儿童康复机构积极创造条件,开展残疾儿童学前教育。加快发展以职业教育为主的残疾人高中阶段教育。为家庭经济困难的残疾儿童和残疾青少年提供包括义务教育、高中阶段教育在内的 12 年免费教育。完善高等学校和职业学校招收残疾学生政策。逐步健全特殊教育课程教材体系、学校基本办学标准。实行轻中度残疾学生随班就读,中重度残疾学

① 国务院,关于加快发展康复辅助器具产业的若干意见[EB/OL]. http://www. gov. cn/zhengce/content/2016-10/27/content_5125001. htm.

② 国务院,关于进一步完善城乡义务教育经费保障机制的通知[EB/OL]. http://www. gov. cn/zhengce/content/2015-11/28/content_10357. htm.

③ 国务院,关于加强教师队伍建设的意见[EB/OL]. http://www. gov. cn/zhengce/content/2012-09/07/content_5390. htm.

④ 国务院,国家教育事业发展"十三五"规划[EB/OL]. http://www. moe. gov. cn/jyb_xxgk/moe_1777/moe_1778/201701/t20170119_295319. html.

序号	名 称	涉及领域	内 容
8			生在特教学校就读,为极重度残疾学生送教上门。促进教育与康复相结合,注重残疾学生潜能开发和缺陷补偿,强化职业素养和职业技能培养,加强残疾学生专业学习、就业等方面支持保障服务,促进残疾学生更好融入社会。 30万人口以下未建设特殊教育学校的县可根据实际需要支持接收随班就读残疾学生较多的普通学校设立特殊教育资源教室(中心)。鼓励有条件的地区试点建设孤独症儿童少年特殊教育学校(部)。依托现有特殊教育和职业教育资源,每个省(区、市)集中力量办好至少一所面向全省(区、市)招生的残疾人中等职业学校、一所盲生高中、一所聋生高中。支持招收残疾学生较多的普通学校建设资源教室,扩大特殊教育规模。 加强特殊教育教师培养,提高特殊教育教师教育教学能力。配齐特殊教育教师。探索建立学前教育、特殊教育质量监测评价体系。
9	国务院关于建立残疾儿童康复救助制度的意见①		到2020年,建立与全面建成小康社会目标相适应的残疾儿童康复救助制度体系,形成党委领导、政府主导、残联牵头、部门配合、社会参与的残疾儿童康复救助工作格局,基本实现残疾儿童应救尽救。 到2025年,残疾儿童康复救助制度体系更加健全完善,残疾儿童康复服务供给能力显著增强,服务质量和保障水平明显提高,残疾儿童普遍享有基本康复服务,健康成长、全面发展权益得到有效保障。 并对救助对象、救助内容和标准、工作流程以及经费保障作了具体规定。
10	国务院关于印发"十三五"推进基本公共服务均等化规划的通知②	教育支持	支持地方健全学前教育资助制度,资助普惠性幼儿园在园家庭经济困难儿童、孤儿和残疾儿童接受学前教育。 特殊教育基础能力提升。依托现有特教学校构建特殊教育资源中心,提升特殊教育普及水平、保障条件和教育质量。完善特殊教育体系,积极创造条件保障完成义务教育且有意愿的残疾学生有机会接受适宜的中等职业教育。

---

① 国务院,关于建立残疾儿童康复救助制度的意见[EB/OL]. http://www.gov.cn/gongbao/content/2018/content_5306818.htm.

② 国务院,关于印发"十三五"推进基本公共服务均等化规划的通知[EB/OL]. http://www.gov.cn/zhengce/content/2017-03/01/content_5172013.htm

续　表

序号	名　称	涉及领域	内　容
10			残疾人服务专业人才培养。建设康复大学,提升高等院校特殊教育专业办学水平,推动师范院校开设特殊教育课程。加快培养残疾人康复、托养、特殊教育、护理照料、就业服务、社会工作等方面的人才队伍。 经县级以上教育行政部门审批设立的普惠性幼儿园在园家庭经济困难儿童、孤儿和残疾儿童减免保育教育费,补助伙食费,具体资助方式和资助标准由省级人民政府结合本地实际自行制定。
11	无障碍条例①	环境支持	县级以上人民政府应当优先推进特殊教育、康复、社会福利等机构的无障碍设施改造。 国家举办的升学考试、职业资格考试和任职考试,有视力残疾人参加的,应当为视力残疾人提供盲文试卷、电子试卷,或者由工作人员予以协助。
12	关于进一步引导和鼓励高校毕业生到基层工作的意见②	教育支持	加强特殊教育教师培养;落实城乡统一的中小学教职工编制标准,有条件的地方出台特殊教育学校教职工编制标准。 完善教师收入分配激励机制,有效体现教师工作量和工作绩效,绩效工资分配向特殊教育教师倾斜。
13	国务院关于印发"十三五"脱贫攻坚规划的通知③	教育支持	鼓励有条件的特殊教育学校、取得办园许可的残疾儿童康复机构开展学前教育,支持特殊教育学校改善办学条件和建设特教资源中心(教室),为特殊教育学校配备特殊教育教学专用设备设施和仪器等。 重点加大对符合条件的重病、重残儿童的救助力度。
14	中国儿童发展纲要（2011—2020 年)④	教育支持	建立学前教育资助制度,资助家庭经济困难儿童、孤儿和残疾儿童接受普惠性学前教育。因地制宜发展残疾儿童学前教育,鼓励特殊教育学校、残疾人康复机构举办接收残疾儿童的幼儿园。加强学前教育监督和管理。

① 国务院,无障碍环境建设条例［EB/OL］. http://www. gov. cn/flfg/2012-07/10/content_2179947. htm

② 国务院办公厅,关于进一步引导和鼓励高校毕业生到基层工作的意见［EB/OL］. http://www. gov. cn/zhengce/2017-01/24/content_5163022. htm

③ 国务院,关于印发"十三五"脱贫攻坚规划的通知［EB/OL］. http://www. gov. cn/zhengce/content/2016-12/02/content_5142197. htm

④ 国家统计局,中国儿童发展纲要(2011—2020 年)［EB/OL］. http://www. stats. gov. cn/tjsj/zxfb/201611/t20161103_1423705. html

序号	名　　称	涉及领域	内　　容
14		康复支持	落实孤儿、残疾儿童、贫困儿童就学资助政策。加快发展特殊教育,基本实现市(地)和30万人口以上、残疾儿童较多的县(市)建立1所特殊教育学校;扩大残疾儿童随班就读、普通学校特教班和寄宿制残疾学生的规模。
			提高残疾儿童受教育水平。 对残疾儿童参加城镇居民基本医疗保险及新型农村合作医疗个人缴纳部分按规定予以补贴。 建立完善残疾儿童康复救助制度和服务体系。建立0—6岁残疾儿童登记制度,对贫困家庭残疾儿童基本康复需求按规定给予补贴。优先开展残疾儿童抢救性治疗和康复,提高残疾儿童康复机构服务专业化水平。以专业康复机构为骨干、社区为基础、家庭为依托建立残疾儿童康复服务体系,加强残疾儿童康复转介服务,开展多层次职业培训和实用技术培训,增强残疾儿童生活自理能力、社会适应能力和平等参与社会生活的能力。
15	国务院关于加快推进残疾人小康进程的意见①	康复支持	建立残疾儿童康复救助制度。
		教育支持	健全残疾人教育体系,对家庭经济困难的残疾儿童实行12年免费教育,对残疾儿童普惠性学前教育予以资助,对有劳动能力和就业意愿的残疾人按规定提供免费就业创业服务。
16	国务院关于加快发展民族教育的决定②	教育支持	重视支持特殊教育。在民族地区的地市州盟和30万人口以上、残疾儿童较多的县市区旗建好一所特殊教育学校,配齐特教专业教师,完善配套设施。鼓励和支持普通学校为残疾学生创造学习生活条件,提高随班就读和特教班的教学质量。开展面向残疾学生的职业教育和国家通用语言文字教育,重点提高学生的生活技能和就业能力。
17	国务院办公厅关于印发国家贫困地区儿童发展规划(2014—2020年)的通知③	教育支持	视力、听力、智力残疾儿童少年义务教育入学率达到90%。

① 国务院,关于加快推进残疾人小康进程的意见[EB/OL]. http://www. gov. cn/zhengce/content/2015-02/05/content_9461. htm
② 国务院,关于加快发展民族教育的决定[EB/OL]. http://www. gov. cn/zhengce/content/2015-08/17/content_10097. htm
③ 国务院,办公厅关于印发国家贫困地区儿童发展规划(2014—2020 年)的通知[EB/OL]. http://www. moe. gov. cn/jyb_xwfb/s5147/201501/t20150116_183062. html

续　表

序号	名　称	涉及领域	内　　容
18	国务院关于当前发展学前教育的若干意见①	教育支持	建立学前教育资助制度,资助家庭经济困难儿童、孤儿和残疾儿童接受普惠性学前教育。发展残疾儿童学前康复教育。妇联、残联等单位要积极开展对家庭教育、残疾儿童早期教育的宣传指导。
19	关于进一步加快特殊教育事业发展的意见②	教育支持	全面提高残疾儿童少年义务教育普及水平,不断完善残疾人教育体系;完善特殊教育经费保障机制,提高特殊教育保障水平;加强特殊教育的针对性,提高残疾学生的综合素质;加强特殊教育师资队伍建设,提高教师专业化水平;强化政府职能,全社会共同推进特殊教育事业发展。
20	国家残疾预防行动计划(2016—2020)③	康复支持	加强新生儿及儿童筛查和干预。落实《新生儿疾病筛查管理办法》,普遍开展新生儿疾病筛查,逐步扩大疾病筛查病种和范围。做好儿童保健工作,广泛开展新生儿访视、营养与喂养指导、生长发育监测、健康咨询与指导,建立新生儿及儿童致残性疾病和出生缺陷筛查、诊断、干预一体化工作机制,提高筛查覆盖率及转诊率、随访率、干预率。新生儿及儿童残疾筛查率达85%以上,干预率达80%以上。加强康复服务。建立残疾儿童康复救助制度,普遍开展残疾儿童早期康复。推广疾病早期康复治疗,减少残疾发生,减轻残疾程度。
21	国务院关于深入推进义务教育均衡发展的意见④	教育支持	重视发展义务教育阶段特殊教育。加大对特殊教育的投入力度,采取措施落实特殊教育教师待遇,努力办好每一所特殊教育学校。在普通学校开办特殊教育班或提供随班就读条件,接收具有接受普通教育能力的残疾儿童少年学习。保障儿童福利机构适龄残疾孤儿接受义务教育,鼓励和扶持儿童福利机构根据需要设立特殊教育班或特殊教育学校。

① 国务院,关于当前发展学前教育的若干意见[EB/OL]. www. gov. cn/zwgk/2010-11/24/content_1752377. htm? isappinstalled=0.
② 国务院,关于进一步加快特殊教育事业发展的意见[EB/OL]. http://www. moe. cn/jyb_xxgk/moe_1777/moe_1778/201410/t20141021_180368. html
③ 国务院,国家残疾预防行动计划(2016—2020)[EB/OL]. http://www. gov. cn/zhengce/content/2016-09/06/content_5105757. htm
④ 国务院,关于深入推进义务教育均衡发展的意见[EB/OL]. http://www. gov. cn/zhuanti/2015-06/13/content_2878998. htm

序号	名　称	涉及领域	内　容
22	国务院关于打赢脱贫攻坚战三年行动的指导意①	教育支持	实施第二期特殊教育提升计划,帮助贫困家庭残疾儿童多种形式接受义务教育,加快发展非义务教育阶段特殊教育。资产收益扶贫项目要优先安排贫困残疾人家庭。
23	中华人民共和国国民经济和社会发展第十四个五年规划和2035年远景目标纲要②	教育支持	完善普惠性学前教育和特殊教育、专门教育保障机制。推进适龄残疾儿童和少年教育全覆盖,提升特殊教育质量。
24	中国教育现代化2035③	教育支持	办好特殊教育,推进适龄残疾儿童少年教育全覆盖,全面推进融合教育,促进医教结合。
25	"十四五"残疾人保障和发展规划	康复支持	落实残疾儿童康复救助制度,合理确定康复救助标准,增加康复服务供给,确保残疾儿童得到及时有效的康复服务。加强出生缺陷综合防治,构建覆盖城乡居民,涵盖婚前、孕前、孕期、新生儿期和儿童期各阶段的出生缺陷防治体系,继续针对先天性结构畸形等疾病实施干预救助项目,预防和减少出生缺陷、发育障碍致残。大力推进0—6岁儿童残疾筛查,建立筛查、诊断、康复救助衔接机制。
		教育支持	巩固提高残疾儿童少年义务教育水平,加快发展非义务教育阶段特殊教育。健全普通学校随班就读支持保障体系,发挥残疾人教育专家委员会作用,实现适龄残疾儿童少年"一人一案"科学教育安置。支持符合条件的儿童福利机构单独设立特教班、特教幼儿园、特教学校开展特殊教育。

① 国务院,关于打赢脱贫攻坚战三年行动的指导意见[EB/OL]. http://www.gov.cn/zhengce/2018-08/19/content_5314959.htm
② 中国人民共和国国民经济和社会发展第十四个五年规划和2035年远景目标纲要[EB/OL]. http://www.gov.cn/xinwen/2021-03/13/content_5592681.htm
③ 国务院,中国教育现代化2035[EB/OL]. http://www.gov.cn/zhengce/2019-02/23/content_5367987.htm

序号	名　称	涉及领域	内　　容
26	国务院关于印发中国妇女发展纲要和中国儿童发展纲要的通知①	康复支持	构建完善覆盖婚前、孕前、孕期、新生儿和儿童各阶段的出生缺陷防治体系,预防和控制出生缺陷。
		教育支持	残疾儿童等特殊群体受教育权利得到根本保障。残疾儿童义务教育巩固水平进一步提高。善特殊教育保障机制,推进适龄残疾儿童教育全覆盖,提高特殊教育质量。坚持以普通学校随班就读为主体,以特殊教育学校为骨干,以送教上门和远程教育为补充,全面推进融合教育。大力发展残疾儿童学前教育,进一步提高残疾儿童义务教育巩固水平,加快发展以职业教育为重点的残疾人高中阶段教育。
27	国家人权行动计划（2021—2025 年)②	教育支持	保障具备学习能力的适龄残疾儿童少年不失学辍学。加强残疾儿童教育的师资能力和资源建设。完善特殊教育保障机制。巩固适龄残疾儿童少年义务教育普及水平,积极发展学前特殊教育。有效推进孤独症儿童教育。推广国家通用手语和国家通用盲文。禁止任何基于残疾的教育歧视。
		康复支持	完善儿童残疾筛查、诊断、治疗、康复一体化工作机制,建立残疾报告和信息共享制度。建设残疾儿童康复救助定点机构,推动残疾儿童普遍享有基本康复服务。

（四）部门规章

在宪法与法律及其行政法规的框架下,各部门为践行这些法律政策,也相继提出了一系列部门规章,以促进残疾儿童相关权益的实现,见表 3-3。

---

① 国务院,关于印发中国妇女发展纲要和中国儿童发展纲要的通知［EB/OL］. http://www.gov.cn/zhengce/content/2021-09/27/content_5639412.htm

② 国务院,国家人权行动计划（2021—2025 年)［EB/OL］. http://www.gov.cn/xinwen/2021-09/09/content_5636384.htm

表3-3 我国残疾儿童相关的部门规章

序号	名　称	涉及领域	内　容
1	特殊教育补助资金管理办法①	教育支持	支持特殊教育学校改善办学条件，为特殊教育学校配备特殊教育教学专用设备设施和仪器等。 支持特教资源中心(教室)建设，为资源中心和义务教育阶段普通学校的资源教室配备必要的特殊教育教学和康复设备。 支持向重度残疾学生接受义务教育提供送教上门服务，为送教上门的教师提供必要的交通补助。
		康复支持	支持探索教育与康复相结合的医教结合实验，配备相关仪器设备，为相关人员提供必要的交通补助。
2	县域义务教育优质均衡发展督导评估办法②	教育支持	特殊教育学校生均公用经费不低于6 000元。
3	关于加快推进残疾人社会保障体系和服务体系建设指导意见③	教育支持	残疾儿童少年全面普及义务教育。 合理配置特殊教育资源，加强特殊教育研究，加强特殊教育师资力量培训，加快特殊教育信息化建设，推进特殊教育课程改革和创新，不断提高特殊教育的质量和水平。加强特殊教育学校规划和建设，改善办学条件。充分发挥特殊教育学校在残疾儿童少年随班就读、社区教育、家长培训、选派巡回教师等工作中的作用。 贯彻落实《残疾人教育条例》，完善以特殊教育学校为骨干、随班就读和特教班为主体的残疾儿童少年义务教育体系;将随班就读工作纳入教师绩效工资考核内容，建立完善残疾儿童少年随班就读支持保障体系。以社区教育、送教上门等多种形式对重度肢体残疾、重度智力残疾、孤独症、脑瘫和多重残疾儿童少年等实施义务教育;有条件的地方可以举办专门招收重度残疾儿童少年的康复教育学校。依托各类残疾儿童康复机构、福利机构和学前教育机构开展学前残疾儿童早期干预、早期教育和康复，做好残疾儿童接受义务教育的转移衔接服务。依托各类教育培训、文化服务和残疾人集中就业机构，大力扫除残疾人青壮年文盲。

① 教育部,特殊教育补助资金管理办法[EB/OL]. http://www.gov.cn/zhengce/zhengceku/2020-01/25/content_5472129.htm
② 教育部,县域义务教育优质均衡发展督导评估办法[EB/OL]. http://www.moe.gov.cn/srcsite/A11/moe_1789/201705/t20170512_304462.html
③ 国务院,关于加快推进残疾人社会保障体系和服务体系建设指导意见[EB/OL]. http://www.gov.cn/gongbao/content/2010/content_1565478.htm

续　表

序号	名　称	涉及领域	内　容
3			加快发展以职业教育为主的高级中等以上教育。有条件的设区的市和特殊教育学校举办残疾人高中阶段教育。加强残疾人中等职业学校和高等特殊教育学院(专业)建设,拓宽专业设置,扩大招生规模,提高办学质量。推动特殊教育学校和职业学校联合办学,促进职业教育培训实训基地等资源共享。鼓励各级各类特殊教育学校(院)、职业学校及其他教育培训机构开展多层次残疾人职业教育培训,建立残疾人职业培训补贴与培训质量、一次性就业率相衔接的机制。
		康复支持	实施养育、康复、教育、就业、住房相配套的孤残儿童综合性福利政策;支持对 0—6 岁残疾儿童免费实施抢救性康复。 　　制定完善聋儿语训、脑瘫、智力残疾、孤独症儿童康复训练、辅助器具适配等方面的专业康复机构建设标准和康复技术标准,推进康复机构规范化建设,提高康复服务的针对性和有效性。
4	第二期特殊教育提升计划①	教育支持	提高残疾儿童少年义务教育普及水平,加快发展义务教育阶段的教育、健全特殊教育经费投入机制,健全特殊教育专业支撑体系,加强专业化特殊教育教师队伍建设,大力推进特殊课程教学改革。
5	关于加快推进残疾人社会保障体系和服务体系建设的指导意见②	教育支持	残疾儿童少年全面普及义务教育。 　　完善残疾人教育服务体系,不断提高残疾人受教育水平。贯彻落实《残疾人教育条例》,完善以特殊教育学校为骨干、随班就读和特教班为主体的残疾儿童少年义务教育体系;将随班就读工作纳入教师绩效工资考核内容,建立完善残疾儿童少年随班就读支持保障体系。以社区教育、送教上门等多种形式对重度肢体残疾、重度智力残疾、孤独症、脑瘫和多重残疾儿童少年等实施义务教育;有条件的地方可以举办专门招收重度残疾儿童少年的康复教育学校。依托各类残疾儿童康复机构、福利机构和学前教育机构开展学前残疾儿童早期干预、早期教育和康复,做好残疾儿童接受义务教育的转移衔接服务。

① 教育部,第二期特殊教育提升计划[EB/OL]. http://www.moe.gov.cn/jyb_xwfb/s7600/201707/t20170728_310255.html

② 国务院,关于加快推进残疾人社会保障体系和服务体系建设指导意见[EB/OL]. http://www.gov.cn/gongbao/content/2010/content_1565478.htm

续　表

序号	名　称	涉及领域	内　容
5			合理配置特殊教育资源,加强特殊教育研究,加强特殊教育师资力量培训,加快特殊教育信息化建设,推进特殊教育课程改革和创新,不断提高特殊教育的质量和水平。加强特殊教育学校规划和建设,改善办学条件。充分发挥特殊教育学校在残疾儿童少年随班就读、社区教育、家长培训、选派巡回教师等工作中的作用。
		康复支持	提高供养水平。实施养育、康复、教育、就业、住房相配套的孤残儿童综合性福利政策;支持对0—6岁残疾儿童免费实施抢救性康复。
6	关于进一步发展孤残儿童福利事业的通知①	环境支持	各级政府要将孤残儿童福利事业列入国民经济和社会发展计划,促进孤残儿童福利事业的发展水平与当地国民经济和社会发展水平相适应。 切实加强孤残儿童的保护。
7	关于实施教育扶贫工程的意见②		到2020年,基本普及学前教育,义务教育水平进一步提高,基本普及视力、听力、智力三类残疾儿童义务教育,普及高中阶段教育,基础教育普及程度和办学质量有较大提升。 重视发展特殊教育。改善片区特殊教育学校和接受残疾学生融合教育的普通学校办学条件。建立普惠和特惠政策相结合的资助体系,保证每一个残疾儿童不因贫困而失学。 加大对残疾幼儿入园资助力度。
8	全国儿童保健工作规范③	康复支持	建立残疾儿童筛查和报告制度。
9	普通学校特殊教育资源教室建设指南④	环境支持	在普通学校(含幼儿园、普通中小学、中等职业学校,以下同)建设资源教室,要遵循残疾学生身心发展规律,充分考虑残疾学生潜能开发和功能补偿的需求,以增强残疾学生终身学习和融入社会的能力为目的;要坚持设施设备的整体性和专业服务的

---

① 国务院,关于进一步发展孤残儿童福利事业的通知[EB/OL]. http://www.scio.gov.cn/xwfbh/xwbfbh/wqfbh/2012/0507/xgzc/Document/1153681/1153681.htm

② 国务院,关于实施教育扶贫工程的意见[EB/OL]. http://www.gov.cn/zwgk/2013-09/11/content_2486107.htm

③ 卫生部,全国儿童保健工作规范[EB/OL]. http://www.nhc.gov.cn/fys/s3585/201001/3c7138856fbd4480a71563bd0e893898.shtml

④ 教育部,普通学校特殊教育资源教室建设指南[EB/OL]. http://www.moe.gov.cn/srcsite/A06/s3331/201602/t20160216_229610.html

续　表

序号	名　称	涉及领域	内　容
9			系统性,为残疾学生的学习、康复和生活辅导提供全方位支持;要突出针对性和有效性,根据每一个残疾学生的残疾类型、残疾程度和特殊需要,及时调整更新配置;要确保安全,配备的设施设备必须符合国家的相关安全和环保标准,不得含有国家明令禁止使用的有毒材料。 并对资源教室的功能作用、基本布局、场地及环境、区域设置、配备目录、资源教师、管理规范等作了具体规定。
10	0—6 岁儿童残疾筛查工作规范(试行)①	康复支持	进一步加强部门间合作,规范 0—6 岁儿童残疾早期筛查、治疗和康复工作,建立 0—6 岁儿童残疾筛查工作机制,使残疾儿童能够及时发现并得到康复服务提供政策指导,对 0—6 岁儿童残疾筛查、转介、评估以及早期干预等相关服务内容提出工作要求。
11	"健康中国 2030"规划纲要②	康复支持	实施健康儿童计划,加强儿童早期发展,加强儿科建设,加大儿童重点疾病防治力度,扩大新生儿疾病筛查,继续开展重点地区儿童营养改善等项目。 建立残疾儿童康复救助制度,有条件的地方对残疾人基本型辅助器具给予补贴。
12	关于学前教育深化改革规范发展的若干意见③	教育支持	完善学前教育资助制度。各地要认真落实幼儿资助政策,确保接受普惠性学前教育的家庭经济困难儿童(含建档立卡家庭儿童、低保家庭儿童、特困救助供养儿童等)、孤儿和残疾儿童得到资助。
13	特殊教育教师专业标准(试行)④	教育支持	特殊教育教师是指在特殊教育学校、普通中小学幼儿园及其他机构中专门对残疾学生履行教育教学职责的专业人员,要经过严格的培养与培训,具有良好的职业道德,掌握系统的专业知识和专业技能。 规定可特殊教育教师专业标准的基本理念、基本内容和实施意见。

①　国家卫生计生委,0—6 岁儿童残疾筛查工作规范(试行)[EB/OL]. https://max. book118. com/html/2020/0117/6020122132002135. shtm

②　国务院,"健康中国 2030"规划纲要[EB/OL]. http://www. gov. cn/xinwen/2016-10/25/content_5124174. htm

③　国务院,关于学前教育深化改革规范发展的若干意见[EB/OL]. http://www. gov. cn/zhengce/2018-11/15/content_5340776. htm

④　教育部,特殊教育教师专业标准(试行)[EB/OL]. http://www. moe. gov. cn/srcsite/A10/s6991/201509/t20150901_204894. html.

序号	名　称	涉及领域	内　　容
14	关于开展残疾儿童少年随班就读工作的试行办法①	教育支持	对于涉及随班就读的教育对象、评估内容与方式、入学安置、教学内容与方式、家长参与、教育管理等方面作了具体规定。
15	关于加强残疾儿童少年义务教育阶段随班就读工作的指导意见②	教育支持	要求随班就读的评估认定机制、就近安置制度、资源支持体系,落实教育教学特殊关爱,提升教师特殊教育专业能力。
16	"十四五"残疾人康复服务实施方案③	康复支持	到 2025 年,有需求的持证残疾人和残疾儿童接受基本康复服务的比例达 85% 以上,残疾人普遍享有安全、有效的基本康复服务。
17	中国残联贫困残疾儿童抢救性康复项目实施方案④	康复支持	为城乡符合条件的有康复需求的贫困残疾儿童、对城乡低保对象家庭的残疾儿童优先资助。 　其中为贫困视力残疾儿童配发助视器;为贫困肢体儿童配置矫形器、轮椅、坐姿器、站立架。 　助行器等辅助器具;为贫困聋儿购置配发人工耳蜗和助听器,并补贴人工耳蜗手术和术后康复训练经费;为贫困聋儿(佩戴助听器)、贫困肢体残疾儿童、贫困智力残疾儿童、贫困孤独症儿童提供训练经费。 　并对资助范围、资助标准、组织管理与项目实施作了具体规定。

（五）国际公约

　　我国目前涉及到残疾儿童相关政策的权利公约主要为《儿童权利公约》和《残疾人权利公约》,见表 3 - 4。

---

① 国教委,关于开展残疾儿童少年随班就读工作的试行办法［EB/OL］. http://www. law-lib. com/law/law_view1. asp？id=10598.

② 教育部,关于加强残疾儿童少年义务教育阶段随便就读工作的指导意见［EB/OL］. http://www. gov. cn/zhengce/zhengceku/2020-06/28/content_5522396. htm

③ 中国残联,"十四五"残疾人康复服务实施方案［EB/OL］. http://www. gov. cn/zhuanti/2021-08/20/content_5650192. htm

④ 中国财政,中国残联贫困残疾儿童抢救性康复项目实施方案［EB/OL］. https://wenku. baidu. com/view/868c7395e009581b6ad9eb4f. html.

表 3-4　我国涉及残疾儿童相关的国际权利公约

序号	名　称	涉及领域	内　　容
1	儿童权利公约①	生活支持	缔约国确认身心有残疾的儿童应能在确保其尊严、促进其自立、有利于其积极参与社会生活的条件下享有充实而适当的生活。 　　缔约国确认残疾儿童有接受特别照顾的权利,应鼓励并确保在现有资源范围内,依据申请斟酌儿童的情况和儿童的父母或其他照料人的情况,对合格儿童及负责照料该儿童的人提供援助。
		康复支持 教育支持 就业支持	鉴于残疾儿童的特殊需要,考虑到儿童的父母或其他照料人的经济情况,在可能时应免费提供按照本条第 2 款给予的援助,这些援助的目的应是确保残疾儿童能有效地获得和接受教育、培训、保健服务、康复服务,就业准备和娱乐机会,其方式应有助于该儿童尽可能充分地参与社会,实现个人发展,包括其文化和精神方面的发展。
		环境支持	缔约国应本着国际合作精神,在预防保健以及残疾儿童的医疗、心理治疗和功能治疗领域促进交换适当资料,包括散播和获得有关康复教育方法和职业服务方面的资料,以其使缔约国能够在这些领域提高其能力和技术并扩大其经验。在这方面,应特别考虑到发展中国家的需要。
2	残疾人权利公约②	环境支持	如果本国立法中有监护、监管、托管和领养儿童或类似的制度,缔约国应当确保残疾人在这些方面的权利和责任;在任何情况下均应当以儿童的最佳利益为重。缔约国应当适当协助残疾人履行其养育子女的责任。 　　缔约国应当确保残疾儿童在家庭生活方面享有平等权利。为了实现这些权利,并为了防止隐藏、遗弃、忽视和隔离残疾儿童,缔约国应当承诺及早向残疾儿童及其家属提供全面的信息、服务和支助。 　　缔约国应当在近亲属不能照顾残疾儿童的情况下,尽一切努力在大家庭范围内提供替代性照顾,并在无法提供这种照顾时,在社区内提供家庭式照顾。
		教育支持	残疾儿童不因残疾而被排拒于免费和义务初等教育或中等教育之外。

---

① 联合国儿童基金会,儿童权利公约[EB/OL]. https://www. unicef. org/zh/%E5%84%BF%E7%AB%A5%E6%9D%83%E5%88%A9%E5%85%AC%E7%BA%A6

② 联合国,残疾人权利国际公约[EB/OL]. https://www. un. org/chinese/disabilities/convention/.

序号	名　　称	涉及领域	内　　　容
2		环境支持	缔约国应当采取一切必要措施,确保残疾儿童在与其他儿童平等的基础上,充分享有一切人权和基本自由。 　　在一切关于残疾儿童的行动中,应当以儿童的最佳利益为一项首要考虑。 　　缔约国应当确保,残疾儿童有权在与其他儿童平等的基础上,就一切影响本人的事项自由表达意见,并获得适合其残疾状况和年龄的辅助手段以实现这项权利,残疾儿童的意见应当按其年龄和成熟程度适当予以考虑。

五　　残疾儿童相关政策的内容分析

（一）我国残疾儿童相关政策的现状与发展趋势

1. 以融合为导向的政策理念

1994 年世界特殊教育大会通过的《萨拉曼卡宣言》(*Salamanca Declaration*)中首次明确提出了融合教育一词,认为学校应该接纳所有的儿童,而不考虑其身体的、智力的、社会的、情感的、语言的或其他任何条件①。自此融合教育在世界范围内被不断的推广和发展。在我国融合的理念不仅在教育领域得到了实践,在残疾儿童相关政策的制定中也体现了以融合为导向的政策理念。

首先,我国残疾儿童相关政策中明确要求为有能力接受普通教育的残疾儿童提供融合教育,例如《残疾人保障法》中明确规定普通小学、初级中等学校必须招收能适应其学习生活的残疾儿童、少年,普通教育机构对具有接受普通教育能力的残疾人实施教育,并为其学习提供便利和帮助。《"十三五"加快残疾人小康进程规划纲要》中提出大力推行融合教育,建立随班就读支持保障体系,不断扩大融合教育规模,并且要完善中高等融合教育政策措施,中等职业学校、普通高校在招生录取、专业学习、就业等方面加强对残疾学生的支持保障服务。

---

① 　邓猛,潘剑芳. 关于全纳教育思想的几点理论回顾及其对我们的启示[J]. 中国殊教育,
2003(4)：1－2.

其次,相关政策为确保融合教育的实施提供了相关保障和指导,例如《普通学校特殊教育资源教室建设指南》中对在普通学校设立资源教室提供了相关指导,对资源教室的功能作用、基本布局、场地及环境、区域设置、配备目录、资源教师、管理规范等作了具体规定。在整体社会环境的建设中,也强调建设一个无歧视、融合的社会环境,例如《中华人民共和国未成年人保护法》中强调不得歧视有残疾的未成年人。《"十三五"加快残疾人小康进程规划纲要》中提出应大力弘扬人道主义思想、扶残助残的中华民族传统美德和残疾人"平等、参与、共享、融合"的现代文明理念,营造理解、尊重、关心、帮助残疾人的社会环境。

2. 初步建立了残疾儿童权利保障的政策体系

我国残疾儿童相关政策初步形成了以宪法为核心,涵盖法律、政策法规、部门规章等多层次、自上而下的残疾儿童政策。从数量上看,我国残疾儿童相关政策已初具规模,包括我国的根本大法《中华人民共和国宪法》,宪法中明确保障了残疾儿童接受教育,获得生活和就业支持的权利,为下位法以及其他政策的制定提供了基本的原则与指导。

法律范围内的《中华人民共和国义务教育法》《中华人民共和国教育法》《残疾人保障法》等法律,或是国务院出台的《残疾人教育条例》《残疾预防和残疾人康复条例》《"十三五"加快残疾人小康进程规划纲要》等,各部委出台的相应规章,例如《特殊教育补助资金管理办法》《关于加快推进残疾人社会保障体系和服务体系建设指导意见》,这些法律法规在宪法的框架内具体保障了残疾儿童不同方面的权利。

同时我国参与制定或者是作为缔约国的一系列相关国际公约,国家以及地方的各级人民政府还针对各个法律制定了相应的实施细则和办法。

总体上,我国残疾儿童相关法律政策在数量上已经初具规模。从内容上看,我国残疾儿童的相关政策涉及教育、康复、就业以及环境创设方面,例如为残疾儿童的教育、康复、生活等提供相应的经济支持,保障残疾儿童能够平等接受教育、参与社会,为涉及残疾儿童的相关专业人员提供专业支持与培养等。从数量和内容上来看,我国已经初步建立了残疾儿童权利保障的政策体系。

3. 涵盖多领域的政策内容

我国已经初步建立了较为全面的残疾儿童政策体系,其涵盖的内容涉及教育、就业、康复等多个领域。

从**教育支持**角度来看,首先在理念上,我国要求保障残疾儿童接受教育的权利,无论是《中华人民共和国宪法》《中华人民共和国义务教育法》还是《残疾人保障法》中均要求切实保障残疾儿童少年平等接受教育的权利,在残疾儿童的入学上实施零拒绝的原则,并为残疾儿童少年接受教育提供相应的经济、环境等支持,对于家庭经济困难的残疾儿童、青少年提供义务教育、高中阶段教育在内的12年免费教育。

其次,残疾儿童教育的发展从普及公立教育到追求高质量的特殊教育,在残疾人教育方面,我国相关政策要求实行普及与提高相结合、以普及为重点的方针,并且为了保障残疾儿童能够接受高质量的教育支持,我国残疾儿童相关政策要求加大对教师的培训,有计划地举办各级各类特殊教育师范院校、专业,在普通师范院校附设特殊教育班,培养、培训特殊教育师资。普通师范院校开设特殊教育课程或者讲授有关内容,使普通教师掌握必要的特殊教育知识。特殊教育教师和手语翻译,享受特殊教育津贴①。要求继续改善特殊教育学校办学条件,完善特教教师收入分配激励机制,提高特殊教育教学质量和水平②。

在残疾儿童的教育安置方式上坚持统筹推进,普特结合。以普通学校随班就读为主体、以特殊教育学校为骨干、以送教上门和远程教育为补充,全面推进融合教育。普通学校和特殊教育学校责任共担、资源共享、相互支撑。其中,普通学校应当接收具有接受普通教育能力的残疾适龄儿童、少年随班就读,并为其学习、康复提供帮助。特殊教育机构和普通教育机构附设的特殊教育班,对不具有接受普通教育能力的残疾儿童、少年实施义务教育。对于无法入学的残疾儿童采取"一人一案"方式,来解决未入学适龄残疾儿童少年的义务教育问题。规范为不能到校学习的重度残疾儿童送教上门的服务③。

教育内容上从保障残疾儿童义务教育到促进残疾儿童的学前教育和高等教育、职业教育发展。我国相关政策要求保障义务教育,适龄残疾儿童接受义务教育比例要达到95%,"着重发展职业教育,积极开展学前教育,逐步发展高级中等以上教育"。例

---

① 国务院,中华人民共和国残疾人保障法[EB/OL]. http://www.scio.gov.cn/32344/32345/32347/33466/xgzc33472/Document/1449134/1449134.htm

② 国务院,"十三五"加快残疾人小康进程规划纲要[EB/OL]. http://www.gov.cn/xinwen/2016-08/17/content_5100176.htm.

③ 国务院,"十三五"加快残疾人小康进程规划纲要[EB/OL]. http://www.gov.cn/xinwen/2016-08/17/content_5100176.htm.

如在《残疾人教育条例》中提出大力发展残疾人职业教育,以普通职业教育机构为主,合理设置特殊职业教育机构,提高残疾儿童接受学前教育比例,教育与保育康复相结合,注重早期发现、早期康复和早期教育①,鼓励特殊教育学校实施学前教育。鼓励残疾儿童康复机构取得办园许可,为残疾儿童提供学前教育,鼓励普通幼儿园接收残疾儿童,同时进一步落实残疾儿童接受普惠性学前教育资助政策。

从**康复支持**角度来看,相关政策支持主要可以划分为两种类型,**一是**针对残疾儿童的抢救性康复,《残疾预防和残疾人康复条例》②《"十三五"加快残疾人小康进程规划纲要》等均提出要求建立残疾儿童康复救助制度,把康复服务作为一项基本公共服务大力推进。逐步实现0—6岁视力、听力、言语、肢体、智力等残疾儿童和孤独症儿童免费得到手术、辅助器具配置和康复训练等服务,把教育和康复相结合;残联组织要依托残疾人服务设施加强残疾儿童康复训练、特殊教育等工作,加快建立残疾儿童康复救助制度。计划到2020年,建立与全面建成小康社会目标相适应的残疾儿童康复救助制度体系,形成党委领导、政府主导、残联牵头、部门配合、社会参与的残疾儿童康复救助工作格局,基本实现残疾儿童应救尽救。到2025年,残疾儿童康复救助制度体系更加健全完善,残疾儿童康复服务供给能力显著增强,服务质量和保障水平明显提高,残疾儿童普遍享有基本康复服务,健康成长、全面发展权益得到有效保障。③

二是针对从事康复的相关专业人员,要求加强残疾儿童康复机构建设和康复服务专业技术人员培训培养,提高康复保障水平和服务能力。同时要求加强对从事康复的相关专业人员的培训,《国务院关于加快发展康复辅助器具产业的若干意见》④中提出加强人才队伍建设。鼓励将康复辅助器具相关知识纳入临床医学、生物医学工程等相关专业教育以及医师、护士、特殊教育教师、养老护理员、孤残儿童护理员等专业人员继续教育范围,并推动建设康复大学,加快培养残疾人康复、托养、特殊教育、护理照

---

① 国务院,中华人民共和国残疾人教育条例[EB/OL]. http://www. zsedu. cn/info/730531. jspx.

② 国务院,残疾预防和残疾人康复条例[EB/OL]. http://www. gov. cn/zhengce/2020-12/27/content_5574471. htm.

③ 国务院,关于建立残疾儿童康复救助制度的意见[EB/OL]. http://www. gov. cn/gongbao/content/2018/content_5306818. htm

④ 国务院,关于加快发展康复辅助器具产业的若干意见[EB/OL]. http://www. gov. cn/zhengce/content/2016-10/27/content_5125001. htm

料、就业服务、社会工作等方面的人才队伍①。

从**就业支持**角度来看,我国内残疾儿童相关政策主要集中在为残疾儿童提供职业教育,在《残疾人保障法》《国家教育事业"十三五"规划》《关于加快推进残疾人社会保障体系和服务体系建设指导意见》等政策文件中规定要为残疾儿童实施养育、康复、教育、就业、住房相配套的孤残儿童综合性福利政策,其中包括在高级中等以上特殊教育机构、普通教育机构附设的特殊教育班和残疾人职业教育机构,对符合条件的残疾人实施高级中等以上文化教育、职业教育,开展面向残疾学生的职业教育和国家通用语言文字教育,重点提高学生的生活技能和就业能力,中等职业学校、普通高校在招生录取、专业学习、就业等方面加强对残疾学生的支持保障服务。以及要重点帮助残疾毕业生群体就业创业,实现更加充分更高质量的就业创业。

从**环境支持**角度来看,我国一方面大力推动无障碍建设,另一方面在家庭、社会方面为残疾儿童提供支持,为残疾儿童的生存、发展提供良好的外部环境和内部环境。在无障碍环境建设上,要求县级以上人民政府应当优先推进特殊教育、康复、社会福利等机构的无障碍设施改造,国家举办的升学考试、职业资格考试和任职考试,有视力残疾人参加的,应当为视力残疾人提供盲文试卷、电子试卷,或者由工作人员予以协助②。在社会和家庭支持上,相关政策要求将残疾儿童福利事业列入国民经济和社会发展计划,促进孤残儿童福利事业的发展水平与当地国民经济和社会发展水平相适应③,建立一个"平等、参与、共享、融合"的现代文明理念,营造理解、尊重、关心、帮助残疾人的社会环境。

并且要求通过国际合作,在预防保健以及残疾儿童的医疗、心理治疗和功能治疗、康复教育方法和职业服务等领域,提高对残疾儿童保障能力和技术并扩大其经验④。

---

① 国务院,关于印发"十三五"推进基本公共服务均等化规划的通知[EB/OL]. http://www. gov. cn/zhengce/content/2017-03/01/content_5172013. htm

② 国务院,无障碍环境建设条例[EB/OL]. http://www. gov. cn/flfg/2012-07/10/content_2179947. htm

③ 国务院,关于进一步发展孤残儿童福利事业的通知[EB/OL]. http://www. scio. gov. cn/xwfbh/xwbfbh/wqfbh/2012/0507/xgzc/Document/1153681/1153681. htm

④ 联合国儿童基金会,儿童权利公约[EB/OL]. https://www. unicef. org/zh/%E5%84%BF%E7%AB%A5%E6%9D%83%E5%88%A9%E5%85%AC%E7%BA%A6

同时,加强对残疾儿童家长的指导支持,为残疾儿童成长提供良好的家庭环境①。确保残疾儿童在家庭生活方面享有平等权利,为了实现这些权利,并为了防止隐藏、遗弃、忽视和隔离残疾儿童,应向残疾儿童及其家属提供全面的信息、服务和支助,对于无家属或亲人照顾的残疾儿童,尽一切努力在大家庭范围内提供替代性照顾,并在无法提供这种照顾时,在社区内提供家庭式照顾。

(二) 我国残疾儿童相关政策制定与实施中存在的问题

1. 残疾儿童相关政策缺乏可操作性

目前我国现有政策中涉及残疾儿童相关的内容和条文有很多,但是在这些相关政策中,对残疾儿童相关用词宽泛,过多地着眼于宏观层面,多为宣示性的规定,常用"加强"、"建立"、"完善"等词,对于具体如何实施则提及较少。首先残疾儿童相关政策所针对的对象范围过于狭窄。如表 3 - 5 所示,我国残疾儿童主要涉及视力、听力、言语、肢体、智力、精神、多重以及其他残疾类型,与其他国家(如英国、美国等)相比涵盖的对象比较狭窄②,例如学习障碍、情绪障碍等儿童都未被具体归类,这就导致有相当大一部分残疾儿童无法接受相关政策的保障。同时不同政策中所涵盖的对象也存在差异,以自闭症为例,《残疾人教育条例》中未将自闭症儿童作为其适用对象,而在《国务院办公厅关于印发国家贫困地区儿童发展规划(2014—2020 年)的通知》中则是将自闭症儿童作为与残疾儿童并列的一类儿童单独表述,但在《"十三五"加快残疾人小康进程规划纲要》中又将自闭症儿童作为残疾儿童的一种类型。不同层级不同领域中的政策规定不一,势必会造成政策适用上的混乱。同时一些政策文本年代过于久远与残疾儿童的发展现状及现实生活不相符合,这就导致很多条文的规定缺乏可操作性,不利于政策的落实与实施。以《关于开展残疾儿童少年随班就读工作的试行办法》为例,该实行办法是目前我国唯一专门针对随班就读工作所制定的政策,但其发布时间为 1994 年,其文本表述以及内容上许多已经不适合目前残疾儿童的需求,实行办法中随班就读针对的对象仅仅局限在视力残疾、听力语言残疾、智力残疾的儿童,针对对象

---

① 国务院,"十三五"加快残疾人小康进程规划纲要[EB/OL]. http://www.gov.cn/xinwen/2016-08/17/content_5100176.htm.

② 黄伟. 残疾人教育法的国际比较研究——兼论《残疾人教育条例》[J]. 中国特殊教育,2017(6):7 - 12.

过少。同时将随班就读视为普及义务教育的办学形式,对于非义务教育阶段例如学前教育、高中等并无具体规定。

2. 残疾儿童相关政策执行主体、决定主体、监管主体不清晰

我国残疾儿童相关政策的制定涉及从全国人民代表大会、国务院及各部委等,但在政策表述中具体的实施部门与单位常常会涉及教育、发展改革、民政、财政、人力资源社会保障、卫生计生、残联等部门,这些部门作为政策的执行主题,在残疾儿童相关政策的落实与保障汇中起着重要的作用,但具体由什么部门负责哪方面的政策执行却无详细说明,同时由什么部门决定政策的实施,各部门之间如何相互合作等均无规定。在监管主体上,我国政策常提及的是要"建立督导检查和问责机制",但对于后续的如何督导检查,如何将政策措施落实情况纳入地方各级政府考核体系以及对于执行不到位的情况如何进行处理缺少说明。而以美国为例,美国《每个学生都成功法》的规定,则对于联邦与州政府各自负责范围有明晰的区分,例如在考试标准上,各州自行制定自己的教育计划和教育目标并交付联邦政府审核;在教育结果的评估上,联邦政府以资金拨付为主的鼓励性措施支持地方改善办学状况;在问责机制上由各州制定经联邦审核通过的州教育计划来对各州进行问责①。残疾儿童相关政策执行主体、决定主体、监管主体不清晰导致残疾儿童相关政策在落实实施中无法得到有效保障。

我国残疾儿童相关政策对其适用对象类型较为狭窄,并且表述不一,部分政策文本过于久远,不适应当代残疾儿童的发展需求等导致政策在落实过程中缺乏可操作性。

3. 尚未建立完善的家庭支持服务体系

残疾儿童家长指的是残疾儿童的主要监护人或者照料人,在我国残疾儿童相关政策中往往强调要加强对残疾儿童家长的指导支持,以为残疾儿童成长创建更加良好的家庭环境。但是家长作为权利主体参与较少,政策仅仅停留在加强对家长支持,为贫困的残疾儿童家庭提供更多支持的阶段。但是家长在残疾儿童的发展中不仅是参与,也是支持残疾儿童发展的责任主体,家庭的支持服务体系尚未建立起来,家庭应当与残疾儿童共同发展,以提升家庭生活质量。同时在政策的制定过程中,家长的参与往往是缺位的,这就导致制定的政策与家庭的实际需求中存在差异。

① 岳孝龙,胡晓毅.《每个学生都成功法》对美国特殊教育发展的影响及其对我国的启示[J].中国特殊教育,2017(4):29-33.

表 3－5　中国、美国、英国残疾儿童分类

国　别	中　国	美　国	英　国
残疾类型	视力残疾 听力残疾 言语残疾 肢体残疾 智力残疾 精神残疾 多重残疾 其他	特定的学习障碍 言语或语言障碍 其他健康损失 自闭症 智力残疾 发展迟缓 情绪障碍 多重残疾 听力残疾 肢体障碍 盲聋双重残疾 脑外伤 视力残疾	特殊需要儿童：（a）与同龄的多数儿童相比有较多的学习困难；（b）因其障碍，无法或不便使用地方教育局为其同龄儿童在一般学校提供的教育设施；（c）五岁前如不为其提供特殊教育设施，很可能在五岁后进入前述两项者

第二节　我国残疾儿童早期干预相关政策

　　早期干预指的是以预防缺陷或者改善身心功能为目标,结合医疗、教育与社会福利等专业团队,针对 0—6 岁经确认或疑似有身心障碍的儿童及其家庭所做持续的、系统化的服务,早期干预包含学龄前的特殊教育①。而在我国,根据《中国出生缺陷防治报告(2012)》②指出我国出生缺陷总发生率约为 5.6%,以全国年出生数 1 600 万计算,每年新增出生缺陷约 90 万例,而临床上明显可见的出生缺陷则有约 25 万例。根据世界卫生组织估计,我国出生缺陷发生率与世界中等收入国家的平均水平接近,但由于人口基数大,每年新增出生缺陷病例总数庞大。全国出生缺陷监测数据表明,我国围产期出生缺陷总发生率呈上升趋势,由 2000 年的 109.79/万上升到 2011 年的

---

① 苏雪云,汪海萍,方俊明. 美国早期干预政策的发展:基于婴幼儿脑科学研究的变革[J]. 全球教育展望,2016,45(10):121－128.
② 卫生部. 中国出生缺陷防治报告(2012)[EB/OL]. http://www.gov.cn/gzdt/att/att/site1/20120912/1c6f6506c7f811bacf9301.pdf

153.23/万,而根据《0—6岁儿童残疾筛查工作规范(试行)》①显示,我国有0—6岁残疾儿童167.8万人。由此可见,我国出生缺陷幼儿的数量巨大,除此之外,还有许多婴幼儿在出生时可能患有例如自闭症或是发育迟缓等没有明显生理缺陷的障碍。儿童残疾不仅影响儿童本身的认知学习、日常生活等,其家庭也会面临来自多方的压力,亟需有效的早期干预服务。

一　早期干预相关政策适用对象

目前我国残疾儿童早期干预相关政策中所涉及的对象主要为0—6岁的残疾儿童,我国目前法律规定的残疾类型包括②:视力残疾、听力残疾、言语残疾、肢体残疾、智力残疾、精神残疾、多重残疾这七类残疾儿童,除此之外,我国部分残疾儿童早期干预政策通常还将自闭谱系障碍儿童作为服务对象。在早期干预相关政策的执行方面,我国政策适用对象主要包括残疾幼儿教育机构、普通幼儿教育机构附设的残疾儿童班、特殊教育机构的学前班、残疾儿童福利机构、残疾儿童家庭等对儿童实施特殊教育的场所与单位,以及卫生保健机构、医院康复机构等为残疾儿童提供早期筛查、早期康复的机构。同时,我国残疾儿童早期干预相关政策所涉及的对象还包括学前特殊教育教师、康复人员等具体执行政策的专业人员。

二　早期干预相关政策内容

梳理我国早期干预相关政策可以发现,我国残疾儿童早期干预相关政策内容主要涉及两方面,一部分主要是针对儿童进行普惠性学前特殊教育,另一部分则是针对0—6岁残疾儿童的早期筛查以及进行抢救性康复,具体见表3-6。

---

① 国家卫生计生委,0—6岁儿童残疾筛查工作规范(试行)[EB/OL]. https://max. book118. com/html/2020/0117/6020122132002135. shtm
② 国务院,中华人民共和国残疾人保障法[EB/OL]. http://www. scio. gov. cn/32344/32345/32347/33466/xgzc33472/Document/1449134/1449134. htm

表 3-6　我国残疾儿童早期干预相关政策

政　　策	普惠性学前特殊教育	0—6 岁儿童早期筛查与康复
残疾人保障法①	积极开展学前教育 残疾幼儿教育机构、普通幼儿教育机构附设的残疾儿童班、特殊教育机构的学前班、残疾儿童福利机构、残疾儿童家庭，对残疾儿童实施学前教育。	国家有计划地开展残疾预防工作，加强对残疾预防工作的领导，宣传、普及母婴保健和预防残疾的知识，建立健全出生缺陷预防和早期发现、早期治疗机制，针对遗传、疾病、药物、事故、灾害、环境污染和其他致残因素，组织和动员社会力量，采取措施，预防残疾的发生，减轻残疾程度。
残疾人教育条例②	积极开展学前教育 学前教育机构、各级各类学校及其他教育机构应当依照本条例以及国家有关法律、法规的规定，实施残疾人教育；对符合法律、法规规定条件的残疾人申请入学，不得拒绝招收。 各级人民政府应当积极采取措施，逐步提高残疾幼儿接受学前教育的比例。 县级人民政府及其教育行政部门、民政部门等有关部门应当支持普通幼儿园创造条件招收残疾幼儿；支持特殊教育学校和具备办学条件的残疾儿童福利机构、残疾儿童康复机构等实施学前教育。 卫生保健机构、残疾幼儿的学前教育机构、儿童福利机构和家庭，应当注重对残疾幼儿的早期发现、早期康复和早期教育。 国家鼓励有条件的地方优先为经济困难的残疾学生提供免费的学前教育。	卫生保健机构、残疾幼儿的学前教育机构、儿童福利机构和家庭，应当注重对残疾幼儿的早期发现、早期康复和早期教育。 卫生保健机构、残疾幼儿的学前教育机构、残疾儿童康复机构应当就残疾幼儿的早期发现、早期康复和早期教育为残疾幼儿家庭提供咨询、指导。 残疾幼儿的教育应当与保育、康复结合实施。 招收残疾幼儿的学前教育机构应当根据自身条件配备必要的康复设施、设备和专业康复人员，或者与其他具有康复设施、设备和专业康复人员的特殊教育机构、康复机构合作对残疾幼儿实施康复训练。 卫生保健机构、残疾幼儿的学前教育机构、残疾儿童康复机构应当就残疾幼儿的早期发现、早期康复和早期教育为残疾幼儿家庭提供咨询、指导。

---

① 　国务院.中华人民共和国残疾人保障法［EB/OL］. http://www.scio.gov.cn/32344/32345/32347/33466/xgzc33472/Document/1449134/1449134.htm

② 　国务院.中华人民共和国残疾人教育条例［EB/OL］. http://www.zsedu.cn/info/730531.jspx.

续表

政　策	普惠性学前特殊教育	0—6岁儿童早期筛查与康复
	残疾幼儿的学前教育,通过下列机构实施: (一)残疾幼儿教育机构; (二)普通幼儿教育机构; (三)残疾儿童福利机构; (四)残疾儿童康复机构; (五)普通小学的学前班和残疾儿童、少年特殊教育学校的学前班。 残疾儿童家庭应当对残疾儿童实施学前教育。	
国家教育事业发展"十三五"规划①	开展0—3岁婴幼儿早期教育,探索建立以幼儿园和妇幼保健机构为依托,面向社区、指导家长的公益性婴幼儿早期教育服务模式。 推动特殊教育学校和残疾儿童康复机构积极创造条件,开展残疾儿童学前教育。	
第二期特殊教育提升计划(2017—2020年)	加大力度发展残疾儿童学前教育加强学前教育课程资源建设。 在制定学前的生均财政拨款标准时,重点向特殊教育倾斜。学前教育阶段优先资助残疾学生,逐步加大资助力度。 支持普通幼儿园接收残疾儿童。在特殊教育学校和有条件的儿童福利机构、残疾儿童康复机构普遍增加学前部或附设幼儿园。在有条件的地区设置专门招收残疾孩子的特殊幼儿园。鼓励各地整合资源,为残疾儿童提供半日制、小时制、亲子同训等多种形式的早期康复教育服务。 鼓励有条件的高等学校加强学前特教师资培养。	为学前教育机构中符合条件的残疾儿童提供功能评估、训练、康复辅助器具等基本康复服务。

---

① 国务院,国家教育事业发展"十三五"规划[EB/OL]. http://www.moe.gov.cn/jyb_xxgk/moe_
1777/moe_1778/201701/t20170119_295319.html.

政　　策	普惠性学前特殊教育	0—6岁儿童早期筛查与康复
国家残疾预防行动计划（2016—2020年）①		加强新生儿及儿童筛查和干预。落实《新生儿疾病筛查管理办法》，普遍开展新生儿疾病筛查，逐步扩大疾病筛查病种和范围。建立新生儿及儿童致残性疾病和出生缺陷筛查、诊断、干预一体化工作机制，提高筛查覆盖率及转诊率、随访率、干预率。新生儿及儿童残疾筛查率达85%以上，干预率达80%以上。 加强康复服务。建立残疾儿童康复救助制度，普遍开展残疾儿童早期康复。
残疾预防和残疾人康复条例②		承担新生儿疾病和未成年人残疾筛查、诊断的医疗卫生机构应当按照规定将残疾和患有致残性疾病的未成年人信息，向所在地县级人民政府卫生主管部门报告。 县级以上人民政府应当优先开展残疾儿童康复工作，实行康复与教育相结合。 国家建立残疾儿童康复救助制度，逐步实现0—6岁视力、听力、言语、肢体、智力等残疾儿童和孤独症儿童免费得到手术、辅助器具配置和康复训练等服务；完善重度残疾人护理补贴制度；通过实施重点康复项目为城乡贫困残疾人、重度残疾人提供基本康复服务，按照国家有关规定对基本型辅助器具配置给予补贴。

---

① 国务院,国家残疾预防行动计划（2016—2020）［EB/OL］. http://www. gov. cn/zhengce/content/2016-09/06/content_5105757. htm
② 国务院,残疾预防和残疾人康复条例［EB/OL］. http://www. gov. cn/zhengce/2020-12/27/content_5574471. htm.

政　　策	普惠性学前特殊教育	0—6岁儿童早期筛查与康复
"十三五"加快残疾人小康进程规划纲要①	鼓励特殊教育学校实施学前教育。鼓励残疾儿童康复机构取得办园许可，为残疾儿童提供学前教育。鼓励普通幼儿园接收残疾儿童。进一步落实残疾儿童接受普惠性学前教育资助政策。	建立残疾儿童康复救助制度，逐步提高残疾儿童少年福利保障水平。逐步实现0—6岁视力、听力、言语、智力、肢体残疾儿童和孤独症儿童免费得到手术、辅助器具适配和康复训练等服务。
国务院关于加强困境儿童保障工作的意见②	支持特殊教育学校、取得办园许可的残疾儿童康复机构和有条件的儿童福利机构开展学前教育。支持儿童福利机构特教班在做好机构内残疾儿童特殊教育的同时，为社会残疾儿童提供特殊教育。	加强残疾儿童福利服务。对于0—6岁视力、听力、言语、智力、肢体残疾儿童和孤独症儿童，加快建立康复救助制度，逐步实现免费得到手术、康复辅助器具配置和康复训练等服务。
国务院关于印发"十三五"推进基本公共服务均等化规划的通知③	支持地方健全学前教育资助制度，资助普惠性幼儿园支持家庭经济困难儿童、孤儿和残疾儿童接受学前教育。特殊教育基础能力提升。	
国务院关于印发"十三五"脱贫攻坚规划的通知④	鼓励有条件的特殊教育学校、取得办园许可的残疾儿童康复机构开展学前教育。	
"健康中国2030"规划纲要⑤		实施健康儿童计划，加强儿童早期发展，加强儿科建设，加大儿童重点疾病防治力度，扩大新生儿疾病筛查，继续开展重点地区儿童营养改善等项目。

---

① 国务院,"十三五"加快残疾人小康进程规划纲要[EB/OL]. http://www.gov.cn/xinwen/2016-08/17/content_5100176.htm.

② 国务院,关于加强困境儿童保障工作的意见[EB/OL]. http://www.gov.cn/zhengce/content/2016-06/16/content_5082800.htm

③ 国务院,关于印发"十三五"推进基本公共服务均等化规划的通知[EB/OL]. http://www.gov.cn/zhengce/content/2017-03/01/content_5172013.htm

④ 国务院,关于印发"十三五"脱贫攻坚规划的通知[EB/OL]. http://www.gov.cn/zhengce/content/2016-12/02/content_5142197.htm

⑤ 国务院,"健康中国2030"规划纲要[EB/OL]. http://www.gov.cn/xinwen/2016-10/25/content_5124174.htm

续　表

政　　策	普惠性学前特殊教育	0—6 岁儿童早期筛查与康复
		建立残疾儿童康复救助制度,有条件的地方对残疾人基本型辅助器具给予补贴。
0—6 岁儿童残疾筛查工作规范(试行)①		《规范》内容包括:适用范围,相关部门和机构职责,0—6 岁儿童残疾筛查范畴(视力、听力、肢体、智力和孤独症五类),评估和早期干预路径,工作要求,转介和信息管理等,并附以五类残疾儿童筛查技术规范。
教育领域中央与地方财政事权和支出责任划分改革方案②		现阶段由地方负责落实幼儿资助政策并承担支出责任,确保接受普惠性学前教育的家庭经济困难儿童、孤儿和残疾儿童得到资助,中央财政给予奖补支持。
关于学前教育深化改革规范发展的若干意见③	完善学前教育资助制度。各地要认真落实幼儿资助政策,确保接受普惠性学前教育的家庭经济困难儿童(含建档立卡家庭儿童、低保家庭儿童、特困救助供养儿童等)、孤儿和残疾儿童得到资助。	
关于实施教育扶贫工程的意见④	加大对残疾幼儿入园资助力度。	
全国儿童保健工作规范⑤		建立残疾儿童筛查和报告制度

---

①　国家卫生计生委,0—6 岁儿童残疾筛查工作规范(试行)[EB/OL]. https://max. book118. com/html/2020/0117/6020122132002135. shtm

②　国务院,教育领域中央与地方财政事权和支出责任划分改革方案[EB/OL]. http://www. gov. cn/xinwen/2019-06/03/content_5397133. htm

③　国务院,关于学前教育深化改革规范发展的若干意见[EB/OL]. http://www. gov. cn/zhengce/2018-11/15/content_5340776. htm

④　国务院,关于实施教育扶贫工程的意见[EB/OL]. http://www. gov. cn/zwgk/2013-09/11/content_2486107. htm

⑤　卫生部,全国儿童保健工作规范[EB/OL]. http://www. nhc. gov. cn/fys/s3585/201001/3c7138856fbd4480a71563bd0e893898. shtml

政　　策	普惠性学前特殊教育	0—6岁儿童早期筛查与康复
关于加快推进残疾人社会保障体系和服务体系建设指导意见①		支持对0—6岁残疾儿童免费实施抢救性康复。 制定完善聋儿语训、脑瘫、智力残疾、孤独症儿童康复训练、辅助器具适配等方面的专业康复机构建设标准和康复技术标准，推进康复机构规范化建设，提高康复服务的针对性和有效性。 依托各类残疾儿童康复机构、福利机构和学前教育机构开展学前残疾儿童早期干预、早期教育和康复，做好残疾儿童接受义务教育的转移衔接服务。
中国儿童发展纲要（2011—2020年)②	建立学前教育资助制度，资助家庭经济困难儿童、孤儿和残疾儿童接受普惠性学前教育。因地制宜发展残疾儿童学前教育，鼓励特殊教育学校、残疾人康复机构举办接收残疾儿童的幼儿园。加强学前教育监督和管理。 落实残疾儿童就学资助政策。	建立完善残疾儿童康复救助制度和服务体系。建立0—6岁残疾儿童登记制度，对贫困家庭残疾儿童基本康复需求按规定给予补贴。优先开展残疾儿童抢救性治疗和康复，提高残疾儿童康复机构服务专业化水平。以专业康复机构为骨干、社区为基础、家庭为依托建立残疾儿童康复服务体系，加强残疾儿童康复转介服务，开展多层次职业培训和实用技术培训，增强残疾儿童生活自理能力、社会适应能力和平等参与社会生活的能力。
国务院关于加快推进残疾人小康进程的意见③	特殊教育学校普遍开展学前教育，对残疾儿童接受普惠性学前教育给予资助。	建立残疾儿童康复救助制度，逐步实现0—6岁视力、听力、言语、智力、肢体残疾儿童和孤独症儿童免费得到手术、辅助器具配置和康复训练等服务。

① 国务院.关于加快推进残疾人社会保障体系和服务体系建设指导意见［EB/OL］. http://www. gov. cn/gongbao/content/2010/content_1565478. htm
② 国家统计局.中国儿童发展纲要（2011—2020年）［EB/OL］. http://www. stats. gov. cn/tjsj/zxfb/201611/t20161103_1423705. html
③ 国务院.关于加快推进残疾人小康进程的意见［EB/OL］. http://www. gov. cn/zhengce/content/2015-02/05/content_9461. htm

政　策	普惠性学前特殊教育	0—6岁儿童早期筛查与康复
国务院关于当前发展学前教育的若干意见①	建立学前教育资助制度,资助家庭经济困难儿童、孤儿和残疾儿童接受普惠性学前教育。发展残疾儿童学前康复教育。 妇联、残联等单位要积极开展对家庭教育、残疾儿童早期教育的宣传指导。	
国务院办公厅关于印发国家贫困地区儿童发展规划（2014—2020年）的通知②	完善学前教育资助制度,帮助家庭经济困难儿童、孤儿和残疾儿童接受普惠性学前教育。	为0—6岁残疾儿童提供康复补贴。 加强出生缺陷综合防治。落实出生缺陷综合防治措施,实施国家免费孕前优生健康检查项目,推进增补叶酸预防神经管缺陷等项目,做好孕产期保健,逐步开展相关的免费筛查、诊断试点项目,提高出生人口素质。开展新生儿先天性甲状腺功能减低症、苯丙酮尿症、听力障碍等疾病筛查服务,加强儿童残疾筛查与康复的衔接,提高筛查确诊病例救治康复水平。
国务院关于建立残疾儿童康复救助制度的意见③		规定了儿童康复救助制度的救助对象、救助内容和标准、工作流程、经费保障等相关内容。 救助对象为符合条件的0—6岁视力、听力、言语、肢体、智力等残疾儿童和孤独症儿童。包括城乡最低生活保障家庭、建档立卡贫困户家庭的残疾儿童和儿童福利机构收留抚养的残疾儿童;残疾孤儿、纳入特困人员供养范围的残疾儿童;其他经济困难家庭的残疾儿童。

---

① 国务院,关于当前发展学前教育的若干意见［EB/OL］. www. gov. cn/zwgk/2010-11/24/content_1752377. htm？ isappinstalled＝0.

② 国务院,办公厅关于印发国家贫困地区儿童发展规划(2014—2020年)的通知［EB/OL］. http：//www. moe. gov. cn/jyb_xwfb/s5147/201501/t20150116_183062. html

③ 国务院,关于建立残疾儿童康复救助制度的意见［EB/OL］. http://www. gov. cn/gongbao/content/2018/content_5306818. htm

三　讨论与分析

（一）我国早期干预相关政策的现状与发展趋势

1. 学前特殊教育与早期筛查康复并重

国内外研究一致显示,开展儿童残疾筛查与早期干预,有利于预防和减少残疾的发生,减轻残疾的程度[1][2]。总结我国目前残疾儿童早期干预政策,不难看出在政策内容上,我国强调在残疾儿童的学前特殊教育与早期筛查康复两方面为残疾儿童提供服务。在学前特殊教育方面,我国政策强调以下几点:第一,强调要积极开展残疾儿童普适性学前特殊教育;第二,强调对于残疾儿童学前教育入学的零拒绝原则,并提出逐步提高残疾儿童接受学前教育比例;第三,强调支持建设残疾儿童学前教育幼儿园、机构、特教班等。在早期筛查康复方面则强调:第一,加强新生儿及儿童的疾病和出生缺陷筛查和报告制度,进一步提高筛查覆盖率;第二,建立残疾儿童康复救助制度,普遍开展残疾儿童早期康复,逐步实现0—6岁视力、听力、言语、智力、肢体残疾儿童和孤独症儿童免费得到手术、辅助器具配置和康复训练等服务。同时,目前我国残疾儿童早期干预相关政策也在逐步提倡将早期发现、早期康复与早期教育相结合,建立早期筛查、治疗和康复的三级预防工作机制。

2. 强调对早期干预的经济支持,主要投入为儿童康复训练

无论是在学前特殊教育还是儿童早期筛查与康复方面。我国残疾儿童早期干预相关政策中一致强调通过加强经济支持来保障残疾儿童早期干预相关服务的落实。在学前特殊教育方面,我国政策强调建立完善学前教育资助制度,落实残疾儿童就学资助政策,建立普惠性的学前特殊教育,学前教育阶段优先资助残疾学生,加大对残疾幼儿入园资助力度,优先为经济困难的残疾学生提供免费的学前教育。在早期筛查与康复方面则是强调建立残疾儿童康复救助制度,逐步提高残疾儿童少年福利保障水平。支持对0—6岁残疾儿童免费实施抢救性康复,逐步实现0—6岁视力、听力、言

---

①　龙墨,梁巍,周丽君等. 聋儿听力补偿与言语清晰度及语音获得关系研究[J]. 中国听力语言康复科学杂志,2004(1)：16-20.

②　Meinzen-Derr J, Wiley S, Phillips J, et al. The utility of early developmental assessments on understanding later nonverbal IQ in children who are deaf or hard of hearing[J]. International Journal of Pediatric Otorhinolaryngology, 2017, 92：136-142.

语、肢体、智力等残疾儿童和孤独症儿童免费得到手术、辅助器具配置和康复训练等服务;完善重度残疾人护理补贴制度;通过实施重点康复项目为城乡贫困残疾人、重度残疾人提供基本康复服务,按照国家有关规定对基本型辅助器具配置给予补贴。

(二) 我国残疾儿童早期干预相关政策制定与实施中存在的问题

1. 早期筛查体系不完善

尽管目前我国残疾儿童早期干预相关政策中着重强调早期筛查工作,但总体来看,对于早期筛查体系,我国相关政策目前仍缺乏明确的规定。首先在我国残疾儿童早期干预相关政策中规定,卫生保健机构、残疾幼儿的学前教育机构、残疾儿童康复机构应当注重对残疾幼儿的早期发现、早期康复和早期教育,但是对于三种早期干预服务之间专业人员如何进行合作,不同机构之间如何做到信息互通、相互协同提供服务则缺乏具体说明,并且对于除有明显出生缺陷以外的高风险儿童如何进行早期筛查、早期康复与教育也无明确说明。其次缺乏对筛查后转介干预等相关流程的具体规定,尽管目前我国早期干预相关政策中提倡残疾儿童早期发现、早期康复与早期教育相结合,但这其实涉及儿童早期干预的不同环节,当一个儿童被诊断为残疾,如何根据儿童的具体情况为其转介合适的早期康复或是学前教育机构,家长如何获取转介信息并为儿童做出最有利的选择这些方面均缺乏具体说明,这就使得残疾儿童早期筛查与发现、早期康复、早期教育等不同服务体系之间无法有效衔接,从而影响早期干预的质量,不利于残疾儿童的发展。

2. 尚未建立多方合作的早期干预联结体系

早期干预相关政策的制定与实施落实不仅涉及到卫生与保健、教育、财政、民政等多个不同部门的合作,也需要医生、教师、心理学家、言语语言治疗师、社会工作者等不同领域专业人员的协同。但目前我国早期干预相关政策中尚未建立起一个多方合作的早期干预体系,其中残疾儿童早期诊断筛查与早期干预服务相脱节,从事残疾儿童早期干预的服务者与专业研究人员之间缺乏合作渠道,家庭与家长在早期干预相关政策中的权益没有得到充分保障,只是早期干预服务的被动接受者。例如相关政策中提出鼓励有条件的高等学校加强学前特教师资培养,但对于如何对学前特殊教育教师进行培训与培养,相关的从业资质与标准等缺乏具体说明,使得这些政策更多的是停留在倡导性宣传的层面,在具体的落实与执行中则缺乏效应力。

第三节　农村地区残疾儿童相关政策

一　引言

目前,我国残疾儿童的早期干预政策中强调学前特殊教育与早期筛查和康复并重,并强调对家庭在早期干预方面提供经济支持,要求建立早期筛查、治疗和康复的三级预防工作机制。然而早期干预的实施往往需要投入大量资金,对于很多家庭,尤其是来自农村或经济不发达的偏远地区,残疾儿童的早期干预往往会给家庭带来巨大的经济压力。而根据统计数据来说,在我国无论根据收入贫困率还是消费贫困率来衡量,几乎所有的贫困人口都分布在农村地区。到 2015 年为止,我国农村贫困人口为 5 575 万人,17 岁以下青少年与儿童的贫困发生率为 7.1%(标准为每年每人 2 300元)①。同时我国农村地区除了经济发展较为落后以外,其教育、环境、医疗卫生等其他社会领域相较于城市发展也比较缓慢,农村残疾儿童家庭在早期干预方面除了会面临着巨大的经济压力之外,往往还面临着心理压力过重、缺乏专业的早期干预从业人员与机构、缺乏获取早期干预相关信息的途径等多方面的问题,由此可见,从政策上加强对农村残疾儿童早期干预的支持与保障势在必行。

二　农村地区残疾儿童相关政策内容

目前我国残疾儿童早期干预的相关政策主要可以分为两部分内容,一部分主要是针对残疾儿童进行普惠性学前特殊教育,另一部分则是针对 0—6 岁残疾儿童的早期筛查以及进行抢救性康复。因此,从整体上来说,我国出台的残疾儿童早期干预政策对于农村地区的残疾儿童同样适用,农村地区残疾儿童早期干预的相关政策也主要涉及这两部

---

① 国家统计局农村社会经济调查司. 中国农村贫困检测报告—2016[M]. 北京:中国统计出版社,2017:11 - 14.

分内容。但是,由于农村地区在经济发展、教育环境等方面的特殊情况,我国部分残疾儿童早期干预相关政策中对于农村地区的残疾儿童另作了具体说明(见表3-7)。

表3-7　农村地区残疾儿童早期干预相关政策[3-9]

政　策	内　容
残疾预防和残疾人康复条例①	国家通过实施重点康复项目为城乡贫困残疾人、重度残疾人提供基本康复服务,按照国家有关规定对基本型辅助器具配置给予补贴。
中国儿童发展纲要(2011—2020年)②	建立完善残疾儿童康复救助制度和服务体系。建立0—6岁残疾儿童登记制度,对贫困家庭残疾儿童基本康复需求按规定给予补贴。
国务院关于建立残疾儿童康复救助制度的意见③	救助对象为符合条件的0—6岁视力、听力、言语、肢体、智力等残疾儿童和孤独症儿童。包括城乡最低生活保障家庭、建档立卡贫困户家庭的残疾儿童和儿童福利机构收留抚养的残疾儿童;残疾孤儿、纳入特困人员供养范围的残疾儿童;其他经济困难家庭的残疾儿童。
国务院办公厅关于印发国家贫困地区儿童发展规划(2014—2020年)的通知④	加大中央财政学前特殊教育发展重大项目、农村学前特殊教育推进工程和省级学前特殊教育项目对集中连片特殊困难地区的倾斜支持力度。完善学前特殊教育资助制度,帮助家庭经济困难儿童、孤儿和残疾儿童接受普惠性学前特殊教育。鼓励农村残疾儿童就近接受教育。
国务院办公厅关于加快中西部教育发展的指导意见⑤	以扩充资源为核心、加强师资为重点、健全管理为支撑,通过举办托儿所、幼儿园等,构建农村学前特殊教育体系,逐步提高农村入园率,基本普及学前特殊教育。国家继续支持学前特殊教育发展,重点向中西部革命老区、民族地区、边疆地区、贫困地区农村倾斜。
国务院关于进一步加强农村教育工作的决定⑥	地方各级政府要重视并扶持农村幼儿教育的发展,充分利用农村中小学布局调整后富余的教育资源发展幼儿教育。

---

① 国务院,残疾预防和残疾人康复条例[EB/OL]. http://www. gov. cn/zhengce/2020-12/27/content_5574471. htm.

② 国家统计局,中国儿童发展纲要(2011—2020年)[EB/OL]. http://www. stats. gov. cn/tjsj/zxfb/201611/t20161103_1423705. html

③ 国务院,关于建立残疾儿童康复救助制度的意见[EB/OL]. http://www. gov. cn/gongbao/content/2018/content_5306818. htm

④ 国务院,办公厅关于印发国家贫困地区儿童发展规划(2014—2020年)的通知[EB/OL]. http://www. moe. gov. cn/jyb_xwfb/s5147/201501/t20150116_183062. html

⑤ 国务院,关于加快中西部教育发展的指导意见[EB/OL]. http://www. gov. cn/zhengce/content/2016-06/15/content_5082382. htm

⑥ 国务院,关于进一步加强农村教育工作的决定[EB/OL]. http://www. gov. cn/zhengce/content/2008-03/28/content_5747. htm

政　　策	内　　容
国务院办公厅关于印发农村残疾人扶贫开发纲要（2011—2020 年）的通知①	采取多种措施,保障农村适龄残疾儿童少年接受早期筛查与抢救性康复教育和义务教育。依托乡镇、村基层公共卫生机构开展康复和残疾预防工作,优先为贫困残疾人提供知识普及、医疗康复、功能训练、辅具适配等个性化康复服务,提高其生活自理能力。

　　早期康复与早期教育这两方面,这与我国残疾儿童早期干预相关政策所涉及的内容基本一致。在早期康复方面,其主要措施是要求建立完善残疾儿童康复救助制度和服务体系。建立 0—6 岁残疾儿童登记制度,并依托乡镇、村基层公共卫生机构开展康复和残疾预防工作。其中对于农村地区尤其是贫困残疾儿童家庭的基本康复需求提供补贴,且优先为贫困残疾儿童家庭提供知识普及、医疗康复、功能训练、辅具适配等个性化康复服务,其主要对象为 0—6 岁视力、听力、言语、肢体、智力等残疾儿童和孤独症儿童。在学前特殊教育方面,农村地区残疾儿童早期干预相关政策主要强调建立农村学前特殊教育体系,发展普惠性学前特殊教育,对于集中连片特殊困难地区的倾斜支持力度,从而保障农村地区残疾儿童能够接受学前特殊教育。

三　农村地区残疾儿童早期干预政策分析

（一）农村残疾儿童早期干预政策现状与发展趋势

　　1. 内容上以早期筛查、抢救性康复和学前特殊教育为主

　　我国农村地区残疾儿童早期干预相关政策从总体上来说,涉及的领域主要为残疾儿童的早期康复与早期教育这两方面,这与我国残疾儿童早期干预相关政策所涉及的内容基本一致。在早期康复方面,其主要措施是要求建立完善残疾儿童康复救助制度和服务体系。建立 0—6 岁残疾儿童登记制度,并依托乡镇、村基层公共卫生机构开展康复和残疾预防工作。其中对于农村地区尤其是贫困残疾儿童家庭的基本康复需求提供补贴,且优先为贫困残疾儿童家庭提供知识普及、医疗康复、功能训练、辅具适配

---

① 国务院,关于印发农村残疾人扶贫开发纲要（2011—2020 年）的通知［EB/OL］. http://www.gov.cn/zwgk/2012-01/19/content_2048622.htm

等个性化康复服务,其主要对象为0—6岁视力、听力、言语、肢体、智力等残疾儿童和孤独症儿童。在学前特殊教育方面,农村地区残疾儿童早期干预相关政策主要强调建立农村学前特殊教育体系,发展普惠性学前特殊教育,对于集中连片特殊困难地区的倾斜支持力度,从而保障农村地区残疾儿童能够接受学前特殊教育。

2. 形式上以经济支持为主

通过对我国农村地区残疾儿童早期干预相关政策的梳理可以发现,除其内容主要涉及早期筛查与抢救性康复和学前特殊教育这两大领域之外,其对残疾儿童及其家庭提供支持与保障的主要形式为提供经济支持。例如对于农村地区残疾儿童接受早期筛查与抢救性康复,强调建设残疾儿童救助和服务体系,为农村尤其是贫困残疾儿童家庭提供相应补贴,从而满足其基本康复需求。在学前特殊教育上,强调发展普惠性农村学前特殊教育体系,完善学前特殊教育资助制度,帮助家庭经济困难儿童、孤儿和残疾儿童接受普惠性学前特殊教育。鼓励农村残疾儿童就近接受教育,支持学前特殊教育发展,重点向中西部革命老区、民族地区、边疆地区、贫困地区农村倾斜教育资源。

(二) 农村残疾儿童早期干预政策制定与实施中存在的问题

我国相继出台了一系列政策促进残疾儿童早期干预的发展,并对农村地区残疾儿童的早期干预加大了补贴力度,但仍存在着一些问题。

1. 农村地残疾儿童区早期干预相关政策数量较少,且教育部门政策多针对3—6岁

各国以及我国台湾地区的立法中,对于早期干预的服务起始年限都逐渐扩展到0—3岁[①],其服务对象不断拓展,服务内容也不断延伸,形成系统化的服务体系。同时残疾儿童身心发展状况和需求存在着较大的个体差异,需要根据其能力、兴趣等提供个别化的社会支持。美国早在1986年就强调为0—3岁残疾儿童及其家庭提供个别家庭计划[②]。而残疾儿童在3—21岁时,则有权利获得专业团队提供的个别化教育计划(Individual Educational Plan,IEP)。但我国大陆地区仍未建立完善的早期发现、通报、转介、干预和追踪的相关制度,且相关政府部门的义务和权责、不同部门之间的沟

---

① 何华国. 特殊幼儿早期疗育[M]. 台北:五南图书出版公司,2005:43.
② Dugan S. Education of the Handicapped Amendments of 1986 [J]. Education of the Handicapped,1986:15.

通协作的机制、早期干预服务专业人员的资质规定和服务标准等相关立法也未确立。尤其针对农村地区的残疾儿童家庭相关政策中更是提及较少,这就导致农村地区残疾儿童家庭往往面临着巨大的早期干预压力。

2. 农村地区残疾儿童早期筛查和发现体系不完善,缺乏官方的信息支持渠道

研究表明,残疾儿童的可疑症状平均在 2 岁时就能被发现,而父母是最主要的发现者(53.1%婴幼儿最初的可疑症状由其父母观察发现)①。说明父母对儿童早期发育、筛查、评估以及干预等相关信息的了解和掌握,一定程度上能预防部分障碍的发生,并保护和促进儿童的发展。相较于中小型城市和大型城市,农村地区的残疾儿童更可能拥有至少一个兄弟姐妹。多子女家庭更可能使残疾儿童的评估延缓时间延长,即家庭成员发现儿童的疑似症状后,可能由于照顾和养育多子女的时间与精力损耗,不能及时带儿童作进一步的检查和评估。而农村地区残疾儿童的评估延缓时间明显长于中小型城市和大型城市中的残疾儿童。家长需要信息支持,但目前政策中涉及此方面的几乎没有。

3. 早期干预经济支持多针对儿童康复,对于残疾儿童家庭、家庭教育相关支持较少

根据 2006 年第二次全国残疾人抽样调查结果显示,中国大陆地区农村残疾人口为6 225 万,占全国残疾人口的 75.04%,远高于城镇残疾人口数②。2005 年城镇地区残疾人家庭的人均年收入为 4 864 元,农村地区则平均为 2 260 元;12.95%的农村残疾人家庭人均年收入低于 683 元,且 7.96%的农村残疾人家庭人均年收入为 684—944 元。有研究发现,近半数农村残疾儿童家庭对残疾儿童的教育及干预支出已占据其家庭年均收入的一半以上。③ 农村地区残疾儿童家庭在早期干预方面面临着沉重的经济压力,尽管目前我国相关政策一再强调要加强对农村地区残疾儿童家庭的经济支持,但在现实中,这些经济支持仍旧无法满足家庭需求。同时现有政策中基本支持儿童康复和普惠性学前教育,对于残疾儿童家庭和家庭教育的相关支持的政策几乎没有。

---

① Su Xueyun, Long Toby, Chen Lianjun, et al. Early intervention for children with autism spectrum disorders in china: a family perspective[J]. Journal of Early Intervention, 2013, 26(2), 111 - 125.

② 国家统计局,第二次全国残疾人抽样调查主要数据公报(第二号)[EB/OL]. http://www. stats. gov. cn/tjsj/ndsj/shehui/2006/html/fu3. htm. 2019-06-11.

③ Su Xueyun, Long Toby, Chen Lianjun, et al. Early intervention for children with autism spectrum disorders in china: a family perspective[J]. Journal of Early Intervention, 2013, 26(2), 111 - 125.

第四章

我国农村地区 0—6 岁残疾儿童早期干预现状

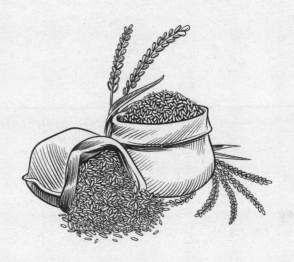

2006 年第二次全国残疾人抽样调查数据显示,我国农村地区的残疾人口达 6 225 万,远高于 2071 万的城镇残疾人口数量,农村的残疾儿童数量更是占全国残疾儿童总数的 80.13% ①。残疾儿童的早发现、早诊断和早干预有利于充分实现个体的缺陷补偿以及潜能发掘,获得最佳的发展结果。而早期干预是为有特殊需要的儿童及其家庭提供系统、持续、个别化和多样化的服务,包含了早期发现、早期评估、目标决策、教育干预及效果评价等服务环节,需要不同主体之间的共同支持和协作才能有效运作②。

近年来,政府对于残疾儿童的早期发现和康复工作十分关注,也取得了很多的成效,但我国针对农村地区残疾儿童早期干预的研究和实践相对有限③。深入了解农村地区残疾儿童的早期发现和早期干预现状,能更具针对性地促进财政、医疗与教育等资源的均衡分配,推动农村地区早期干预工作的开展与完善,使广大残疾儿童都能享受高质量的早期干预服务。

本课题在对国内外相关的早期干预政策等进行了梳理后,对我国农村地区残疾儿童早期干预相应的外层系统——国际和各级相关的政策和社会福利系统的相关规定有所分析,为进一步了解围观系统中对于残疾儿童发展最为关键的家庭系统、医疗卫生系统、残联系统和学校/机构中具体的早期干预实践情况,开展了基于问卷法的调查,**以服务对象残疾儿童家庭为主体,从家长的视角**,了解农村地区 0—6 岁残疾儿童早期干预在**微观系统层面和中间系统层面(微观层面子系统之间的关系)的现状。**

① 国家统计局.第二次全国残疾人抽样调查主要数据公报(第二号)[EB/OL]. http://www. stats. gov. cn/tjsj/ndsj/shehui/2006/html/fu3. htm. 2019 – 06 – 11.
② Mattern Janet A. A Mixed-Methods Study of Early Intervention Implementation in the Commonwealth of Pennsylvania: Supports, Services, and Policies for Young Children with Developmental Delays and Disabilities[J]. Early Childhood Education Journal, 2015, 43(1): 57 – 67.
③ 苏雪云.早期干预为儿童健康成长护航[J].现代特殊教育,2018,336(9): 2.

第一节 早期发现与干预现状
调研的研究方法

 一 研究对象

　　研究采用问卷调查法,以全国残疾儿童家庭作为调查对象,第一批通过问卷的电子链接给到农村地区的残联下属的康复机构或者残疾儿童家长组织以及妇幼保健系统的医生,请代为转发给残疾儿童家长,我们按照随机抽样原则,全国各个省市和自治区都进行了发放。由于问卷长度较长,残疾儿童家庭照料压力大,很多时候是隔代照料,家长填写率不高,而且在收集问卷数据的过程中,协助发放的负责人反映很多农村地区的家长可能无法阅读文本或者阅读能力有限,因此第二轮,采用方便取样法,补充了纸质版给机构和家长组织的负责人,或者安排研究者前往相关地区,组织残疾儿童家长,阅读问卷题项给残疾儿童家长(确保仅阅读题项,不协助做选择),来协助家长填写。

　　共回收问卷 1 129 份,其中,61.1%家庭的户籍地在农村地区,而 43.6%的家庭现居地在农村地区(见表 4-1)。

表 4-1　研究对象基本信息统计表（n=1 129）

		频数(f)	百分比(%)
地域分布(户籍地)	华北	74	6.6
	东北	44	3.9
	华东	396	35.1
	华中	50	4.4
	华南	484	42.9
	西南	38	3.4
	西北	11	1.0
	缺失	32	2.8

		频数（f）	百分比（%）
地域分布（现居地）	华北	85	7.5
	东北	39	3.5
	华东	404	35.8
	华中	30	2.7
	华南	517	45.8
	西南	41	3.6
	西北	8	0.7
	缺失	5	0.4
户籍地	农村	690	61.1
	中小型城市	177	15.7
	大型城市	241	21.3
	缺失	21	1.9
现居地	农村	492	43.6
	中小型城市	309	27.4
	大型城市	305	27.0
	缺失	23	2.0
母亲文化程度	初中及以下	475	42.1
	高中	268	23.7
	大学	330	29.2
	研究生及以上	43	3.8
	缺失	13	1.2
父亲文化程度	初中及以下	431	38.2
	高中	292	25.9

		频数(f)	百分比(%)
父亲文化程度	大学	341	30.2
	研究生及以上	49	4.3
	缺失	16	1.4
家庭年均收入	2 万以下	312	27.6
	2 万—4 万	262	23.2
	4 万—8 万	252	22.3
	8 万—12 万	142	12.6
	12 万以上	140	12.4
	缺失	21	1.9

二　研究工具

自编问卷《特殊儿童早期干预现状与需求调查》,问卷采用单项选择、多项选择和开放式问答的形式,问卷的编制过程详见第一章第三节的研究方法和研究工具部分。

本章分析的数据来自问卷的第一部分为特殊儿童及其家庭的基本信息,包括填表人与儿童关系;儿童基本信息如性别、出生年月、残疾类型和残疾程度等;家庭基本信息如双亲文化水平、家庭户籍所在地和现居住地、年均收入和人口数等。

第二部分为《特殊儿童早期干预现状》,调查我国农村地区残疾儿童的早期干预系统现状,包括早期发现、筛查、评估、康复机构训练、学龄前教育、社会支持以及各个筛查、评估、教育单位的转衔服务情况等方面的状况。

第二节 早期发现与干预现状调研的研究结果

一 我国农村地区 0—6 岁残疾儿童早期筛查与发现

（一）残疾儿童基本情况

参与本次调查研究的残疾儿童平均年龄为 9.42±4.11 岁,且男女比例约为 7：3。其障碍类型包括视力残疾、听力残疾、言语残疾、肢体残疾、智力残疾、精神残疾（包括自闭谱系障碍）、多重残疾、发展迟缓等。其中,21.9% 的儿童被诊断为轻度障碍,40.3% 的儿童被诊断为中度障碍,35.3% 的儿童则被诊断为重度障碍,详见表 4-2.

表 4-2 残疾儿童基本信息统计表（n=1 129）

		频数（*f*）	百分比（%）
儿童性别	男	796	70.5
	女	331	29.3
	缺失	2	0.2
障碍类型（多选）	视力残疾	101	6.2
	听力残疾	126	7.7
	言语残疾	140	8.6
	肢体残疾	41	2.5
	智力残疾	322	19.7
	精神残疾（除自闭谱系障碍）	63	3.8
	多重残疾	87	5.3
	自闭谱系障碍	453	27.7
	发展迟缓	266	16.2
	其他	38	2.3

		频数（f）	百分比（%）
障碍程度	轻度	247	21.9
	中度	455	40.3
	重度	398	35.3
	缺失	29	2.6
独生子女	是	669	59.3
	否	456	40.4
	缺失	4	0.4

残疾儿童母亲的平均生育年龄为 28.52±4.61 岁,父亲平均年龄则为 30.65±5.06 岁。79.4% 的母亲在孕期表现正常,仅 6.2% 的母亲曾出现流产预兆。同时,5.9% 的母亲表示曾在孕期患病,7.4% 的母亲也曾在怀孕期间服用药物,0.1% 的母亲则有营养不良的状况。

68.6% 户籍地为农村地区的残疾儿童不是独生子女,且 67.5% 现居地为农村的残疾儿童也至少有一个兄弟姐妹。户籍地为农村地区的家庭相较于中小型城市（p<0.000）或大型城市（p<0.000）的家庭,残疾儿童更可能拥有兄弟姐妹;而户籍地位于中小型城市和大型城市的残疾儿童家庭,在其孩子是否为独生子女方面则无明显差异。同时,现居地为农村地区的家庭相较于中小型城市（p=0.011）或大型城市（p<0.000）也更可能是多子女家庭;而现居地为大型城市的残疾儿童,相较于中小型城市的残疾儿童（p=0.003）则更可能为独生子女。此外,户籍地为农村地区的家庭中,53.8% 的残疾儿童是第一胎,34.8% 是第二胎,10.4% 是第三胎及以后,1.0% 缺失;而现居于农村地区的家庭中,52.6% 的残疾儿童是第一胎,35.4% 是第二胎,10.7% 是第三胎及以后,1.2% 缺失。

（二）残疾儿童的早期筛查现状

由表 4-3 可知,80.2% 的残疾儿童是足月生产的,即母亲孕周为 37 周以上,仅 19.8% 的残疾儿童不满 37 周就提前出生,不满 28 周出生的残疾儿童更是只占 1.6%;

这提示我们,即使儿童为足月生产,也需要家长时刻注意其发展状况,切不可掉以轻心。此外,55.2%的残疾儿童以顺产的形式出生,其余则经历剖腹产诞生,即残疾儿童的母亲有近半的剖腹产率(40.9%),远高于世界卫生组织提倡的 10—15%的剖宫产率[1]。其中,1.9%的残疾儿童在出生时需要医生使用产钳协助,更有 5.0%的残疾儿童在出生时经历了缺氧窒息的症状。即便如此,大多数残疾儿童(83.1%)接受出生检查时仍显示为正常,仅 13.5%的特殊儿童检验出异常状态(缺失 3.5%),这说明即使出生检查时达到生理健康指标的婴幼儿,在发育成长中也需要定期进行筛查和评估活动,以免影响异常症状的发现时间。

表 4 - 3　早期筛查及评估信息统计表

		频数(f)	百分比(%)
母亲分娩孕周	少于 28 周	18	1.6
	28—37 周	191	16.9
	37 周以上(足月生产)	905	80.2
	缺失	15	1.3
儿童出生体重	3 斤以下	25	2.2
	3—5 斤	210	18.6
	5—8 斤	814	72.1
	8 斤以上	77	6.8
	缺失	3	0.3
定期筛查	有	806	71.4
	无	303	26.8
	缺失	20	1.8
初筛单位的建议类型(多选)	教育或康复等服务的机构信息	256	22.7
	干预或教育发展的书面资料	213	26.4

[1]　陆彩玲,贾孟春. 世界卫生组织关于剖宫产率的声明[J]. 生殖医学杂志,2015,24(11):974.

		频数(f)	百分比(%)
初筛单位的 建议类型(多选)	口头的家庭干预策略	237	29.4
	其他	25	2.2
初评内容(多选)	常规医学检查	401	35.5
	量表评定	348	30.8
	康复医学	199	17.6
	心理-教育评估	266	23.6
医学评估内容(多选)	脑部 CT-核磁共振	275	24.4
	视力检查	141	12.5
	听力检查	248	22.0
	血液检查	197	17.4
评估工具(多选)	儿童自闭症评定量表或 孤独症行为量表	247	21.9
	韦克斯勒智力量表	93	8.2
	丹佛发育筛查测验	53	4.7
	盖塞尔发育量表	37	3.3
初评单位的 建议类型(多选)	教育或康复等服务的机构信息	701	62.1
	干预或教育发展的书面资料	262	23.2
	口头的家庭干预策略	442	39.1
	其他	48	4.3

及早发现儿童可疑症状,并尽早进行相关的评估,有利于残疾儿童尽早接受早期干预,获得较好的干预结果。即其家庭发现延缓时间(家庭发现延缓时间=发现儿童可疑症状的时间-儿童出生时间)和评估延缓时间(评估延缓时间=初次接受评估的年月-发现儿童可疑症状的年月)应尽可能地被缩短。由独立样本 T 检验结果可知,定时进行筛查的家庭能够更早地发现儿童的异常情况和疑似症状($p=0.023$);但是否进行定期筛查与发现儿童异常情况和疑似症状的早晚(T$=-1.106$, $p=0.296$)以及评估延缓时间无显著相关关系(T$=-.0.877$, $p=0.381$)。当前,30.9%户籍地为农村地区

的家庭和 31.3% 现居地为农村地区的家庭都表示,其残疾子女未曾参加定期筛查。此外,户籍地或现居地为农村地区的残疾儿童家庭,相较于户籍地或现居地为大城市的家庭,明显较少让其子女参加定期筛查($p<0.000$)。这说明无论是户籍地或现居地位于农村地区的家庭,都应提高其早期筛查、定期复查的意识;相关政府部门和机构也应提供相应的资源与机会,使农村地区家庭的儿童能享受定期筛查的益处。

而在残疾儿童定期接受筛查的家庭中,过半数户籍地(67.7%)或现居地(67.4%)为农村地区的家庭在定期筛查时能够发现儿童的障碍。与此同时,12.7% 的残疾儿童家长却表示,筛查单位并未明确告知筛查结果,13.5% 的家长更认为筛查单位未给予明确的干预建议。只有部分家长在接受初筛时得到相关建议,而单位往往提供干预或教育发展的书面资料(26.4%)或口头的家庭干预策略(29.4%)。因此,筛查单位应更明确自身职责和定位,积极与残疾儿童家庭沟通交流、互换信息,清晰报告儿童筛查结果的同时给予家庭有针对性的意见和建议。鉴于仍有 15.4% 的家长报告其子女在接受筛查后,并未被转介到评估单位进行评估,各筛查、评估、诊断单位更应紧密联结,提供更为高效、完善的转介服务。

(三) 残疾儿童的早期发现现状

儿童可疑症状的发现主要依靠父母观察(69.3%),其次是医院医生或护理人员(25.2%)、教师(10.3%)、亲友(18.6%)或其他残疾儿童家长(2.3%)的提醒。户籍地在农村地区的家庭,父母观察发现儿童可疑症状的约占 73.0%,而现居地在农村地区的家庭则占 74.2%。大部分父母(72.3%)能在儿童 3 岁之前发现其可疑症状,其中,24.1% 的残疾儿童家长更是在其 1 岁及以前就察觉到孩子的异常情况。户籍地为农村地区的残疾儿童家庭,其发现延缓时间平均为 24.26 个月,评估延缓时间则平均为 8.75 个月;而现居地为农村地区的残疾儿童家庭中,其发现延缓时间平均为 25.66 个月,评估延缓时间则平均为 8.70 个月。

从独立样本 T 检验可知,发现女生有可疑症状的时间($M = 24.52, SD = 29.86$)要明显早于男生($M = 32.02, SD = 23.00$)($p = 0.004$);鉴于男性在自闭症、注意力缺陷/多动症等方面的发病率要远高于女性,提示男性新生儿应得到家庭成员同等的、充足的关注,尽早发现其可疑表现并进行介入。而根据独立样本 T 检验得知,独生子女的评估延缓时间($M = 6.54, SD = 13.38$)明显短于非独生子女家庭的延缓时间($M = 9.75$,

$SD=21.34$)($T=1.82$, $p=0.070$)。可能是由于在农村的多子女家庭中,家长面临的养育压力较重,时间和精力不足所致;即使家长在早期察觉到孩子的异常症状,也可能疲于照顾多个孩子而延迟残疾儿童接受进一步的评估和诊断的时间。

进行斯皮尔曼相关分析可知,现居地与发现延缓时间有显著的负相关关系($r=-0.083$, $p=0.010$);现居地位于农村地区的家庭($M=8.70$, $SD=19.17$),其评估延缓时间明显比中小型城市($M=8.02$, $SD=14.83$)的家庭长。此外,评估延缓时间与家庭年均收入($r=-0.109$, $p=0.001$)表现出显著的负相关关系,推测残疾儿童的年均家庭收入影响了残疾儿童的评估延缓时间。而发展延缓时间和评估延缓时间呈极其显著的负相关关系($r=-0.124$, $p<0.000$),推测是越晚发现子女异常症状的家庭,其子女接受评估的时间更容易被提前,一定程度上反映了家长希望及早获得评估与干预的心情。

由表4-3可知,特殊儿童接受初次评估时,往往需要接受常规医学检查(35.5%)、量表评定(30.8%)、心理-教育评估(17.6%)和康复医学评估(23.6%)。其中,医学检查主要为核磁共振(24.4%)、视力(12.5%)、听力(22.0%)和血液检查(17.4%)等。而最常用的量表工具则包括儿童自闭症评定量表或孤独症儿童行为量表(21.9%)、韦克斯勒智力量表(8.2%)、丹佛发育筛查测验(4.7%)和盖塞尔发育量表(3.3%)。结束评估后,76.4%的评估单位会给予家长相关建议,包括教育或康复等服务的机构信息(62.1%)、口头的家庭干预策略建议(23.2%)和干预或教育发展的书面资料(23.2%)等。

(四) 残疾儿童的异地问诊现象

大部分户籍地为农村地区(73.7%)和现居地为农村地区的家庭(61.8%)需要跨区、跨市甚至跨省以求医就诊,详见表4-4。这说明农村地区的本地医院和保健院的数量或质量未能满足残疾儿童家庭的需求,导致农村地区异地问诊的现象较普遍。同时,农村地区的残疾儿童家庭往返异地问诊所耗费时间、精力及金钱往往要比在当地获得诊断或评估结果时更多,即其迫切需要相应的专业和财政支持。

表4-4　农村地区残疾儿童家庭问诊信息统计表

		频数(f)	百分比(%)
户籍地为农村地区	跨市问诊	393	62.1
	跨省问诊	80	11.6

续　表

		频数（f）	百分比（%）
现居地为农村地区	跨市问诊	54	11.0
	跨省问诊	250	50.8

二　我国农村地区 0—6 岁儿童早期干预现状

早期干预是为有特殊需要的儿童及其家庭提供系统的、持续的、个别化和多样化的服务，最终目的是促进残疾儿童的发展，提升家庭的综合养育能力。而早期干预联结系统则包含了早期发现、早期评估、目标决策、教育干预及效果评价等服务环节，需要不同主体之间的共同支持和协作才能有效运作。因此，政府、民办或公办幼儿园、特殊学校、康复机构和福利机构等应形成多部门联动的运转机制，推动 0—6 岁残疾儿童的早期筛查、报告、转衔、康复教育，甚至是专业师资培养和家长培训的发展。

（一）早期干预中政府主导作用

在农村地区，政府对早期干预的主导责任不明显，尤其是对残疾儿童家长的信息支持、情感支持和经济支持都稍显不足。残疾儿童的家长主要依据诊断单位的介绍（34.7%）、亲友告知（35.1%）、其他家长介绍（34.7%）或媒体宣传（16.9%）为残疾儿童寻找合适的康复机构，通过政府宣传途径进行寻觅的家庭则最少（15.7%）。且通过政府宣传获知残疾儿童入学途径的家庭也仅占 21.5%，远少于亲友告知（35.8%）、其他家长推荐（32.6%）、评估诊断单位推荐（29.3%）和媒体宣传（15.9%）的比例。因此，地方政府部门应加大宣传康复及教育机构信息的力度，切实保障公众获取相应信息的便利性、可靠性及有效性。

（二）农村地区早期干预中家庭的经济压力大，支持相对不足

绝大部分户籍地为农村地区（87.1%）或现居地为农村地区（91.3%）的残疾儿童家庭年均收入在 8 万以下；其中，35.7% 户籍地为农村地区的家庭和 41.6% 现居地为农村地区的家庭，其年均收入更是少于 2 万。而 53.1% 位于中小型城市及 70.2% 位于

大型城市的家庭,其年均收入都在 4 万以上,显现出较大的经济差距。无论是户籍地或现居地为农村地区的家庭,其年均收入均明显少于中小型($p<0.000$)或大型城市($p<0.000$)中的家庭。同时,户籍地或现居地为农村地区的家庭相较于位于大城市的残疾儿童家庭,其教育干预支出明显更少($p<0.000$),可能是由于农村地区的残疾儿童家庭收入较低,无法承担过高的教育干预支出。

表4-5 早期干预信息统计表

		频数(f)	百分比(%)
早期干预费用占家庭年均收入百分比	0—25%	249	22.1
	25—50%	409	36.2
	50—75%	316	28.0
	75—100%	117	10.4
	缺失	38	3.4
户籍地为农村的残疾儿童目前或之前就读的机构(多选)	普通幼儿园普通班	167	24.2
	普通幼儿园特教班	15	2.2
	特殊幼儿园	119	17.2
	特殊学校学前班	210	30.4
	其他	171	24.8
现居地为农村的残疾儿童目前或之前就读的机构(多选)	普通幼儿园普通班	114	23.2
	普通幼儿园特教班	12	2.4
	特殊幼儿园	85	17.3
	特殊学校学前班	157	31.9
	其他	119	24.2
户籍地为农村地区的特殊儿童的就读意愿(多选)	特殊学校	333	48.3
	普通小学普通班	240	34.8
	普通小学特教班	96	13.9
	其他	15	2.2

		频数(*f*)	百分比(%)
现居地为农村地区的 特殊儿童的就读意愿(多选)	特殊学校	234	47.6
	普通小学普通班	170	34.6
	普通小学特教班	72	14.6
	其他	12	2.4
户籍为农村地区的 儿童干预地点(多选)	儿童医院的儿保或康复科	87	12.6
	政府下设的儿童康复中心	351	50.9
	民办康复机构	151	21.9
	普通早教机构	31	4.5
	幼儿园/学校	127	18.4
	社区儿童服务中心	14	2.0
	高校特殊教育研究中心	77	11.2
	其他	66	9.6
现居地为农村地区的 儿童干预地点(多选)	儿童医院的儿保或康复科	60	12.2
	政府下设的儿童康复中心	269	54.7
	民办康复机构	98	19.9
	普通早教机构	19	3.9
	幼儿园/学校	81	16.5
	社区儿童服务中心	11	2.2
	高校特殊教育研究中心	55	11.2
	其他	52	10.6

据残疾儿童家长报告,其每年投入到早期教育与干预的支出费用平均为 3.74±
3.754 万(范围为 0—40 万),而纳入医保报销的平均支出则仅有 0.67±1.037 万(范围
为 0—7 万)。且 39.4% 的家长表示,每年投入到早期干预康复的费用占据其家庭年均
收入的 50%—100%,详见表 4-5。其中,40.5% 户籍地为农村地区的家庭和 42.9% 现

居地为农村地区的家庭,其早期干预费用投入都占据其年均收入的50%—100%,具有较重的经济负担。12.9%的家庭中父亲因照顾孩子的需要而辞职,70.2%的家庭中母亲因照顾孩子的需要而辞职,残疾儿童家庭平均年收入则因此减少0—50万,每年平均损失约4.9万元。据统计,约70.2%的残疾儿童母亲为全职母亲,而12.9%的残疾儿童父亲则是全职父亲;即农村地区的残疾儿童家庭面临着收入不高,补贴较少而教育干预支出较大的压力。

在经济支持方面,政府补贴主要由残疾儿童的家庭户籍所在地的政府提供(41.5%),只有个别是居住地政府资助(7.0%)和户籍所在地政府和居住地政府共同提供(4.2%),数额为平均每月1 207.57元(范围是2—30 000元)。获得地方政府补助的主要条件是残疾儿童持有残疾证(48.1%)或者医院或妇幼保健院的证明(24.1%),部分地区甚至需要同时呈现这两种证明文件。而阳光宝宝卡、残联认可的训练机构发票或户籍证明等在部分地区也可作为发放补助的凭据。目前,73.0%户籍地为农村地区的残疾儿童持有残疾人证,且74.6%现居地为农村地区的残疾儿童也领取了残疾人证。但只有52.3%的残疾儿童家庭表示已获得政府提供的康复补贴,其余残疾儿童家庭则需要自行负担残疾儿童早期干预和康复训练所需费用;其中,小部分家庭(2.7%)还需要接受慈善基金会或社会爱心人士的资助。

(三)农村地区大部分残疾儿童学前阶段入学,但同时跨部门进行干预训练

目前,户籍地为农村地区的残疾儿童主要在特殊学校学前班(30.4%)、普通幼儿园普通班(24.2%)、特殊幼儿园(17.2%)等学前机构就读,并于政府下设儿童康复中心(50.9%)、民办康复机构(21.9%)、幼儿园/学校(18.4%)和儿童医院的儿保和康复科(12.6%)等机构或单位进行康复训练。而现居地为农村地区的残疾儿童也主要在特殊学校学前班(31.9%)、普通幼儿园普通班(23.2%)、特殊幼儿园(17.3%)等学前机构就读,并于政府下设儿童康复中心(54.7%)、民办康复机构(19.9%)、幼儿园/学校(16.5%)和儿童医院的儿保和康复科(12.2%)等机构或单位进行康复训练。

户籍地为农村地区的家庭反映,希望残疾儿童未来能就读于特殊学校(34.8%)、普通小学普通班(34.8%)或普通小学特教班(13.9%);而现居地为农村地区的家庭也希望残疾儿童未来能就读于特殊学校(47.6%)、普通小学普通班(34.6%)或普通小学特教班(14.6%)。同时,32.1%家长表示,正在就读的学校未曾向残疾儿童提供个别化教育计划。

第三节 小 结 与 分 析

一 早期筛查情况: 足月生产或出生健康也可能筛查出异常发展症状，户籍地或现居地为农村地区的残疾儿童家庭定期筛查少

80.2%的残疾儿童是足月生产的,即母亲孕周为 37 周以上,不满 28 周出生的残疾儿童更是只占 1.6%;这提示我们,即使儿童为足月生产,也需要家长时刻注意其发展状况,切不可掉以轻心。另外,大多数残疾儿童接受出生检查时仍显示为正常,仅13.5%的特殊儿童检验出异常状态,说明即使出生检查时达到生理健康指标的婴幼儿,在发育成长中也需要定期进行筛查和评估活动,以免影响异常症状的发现时间。

女生有可疑症状的时间要明显早于男生,鉴于男性在自闭症、注意力缺陷/多动症等方面的发病率要远高于女性,提示男性新生儿应得到家庭成员同等的、充足的关注,尽早发现其可疑表现并进行介入。

户籍地或现居地为农村地区的残疾儿童家庭,相较于户籍地或现居地为大城市的家庭,明显较少让其子女参加定期筛查。这说明无论是户籍地或现居地位于农村地区的家庭,都应提高其早期筛查、定期复查的意识;相关政府部门和机构也应提供相应的资源与机会,使农村地区家庭的儿童能享受定期筛查的益处。

二 早期诊断情况: 非独生子女家庭评估延缓时间更长,家庭年收入越低评估延缓时间越长

及早发现儿童可疑症状,并尽早进行相关的评估,有利于残疾儿童尽早接受早期干预,获得较好的干预结果。即其家庭发现延缓时间(家庭发现延缓时间=发现儿童可疑症状的时间-儿童出生时间)和评估延缓时间(评估延缓时间=初次接受评估的年月-发现儿童可疑症状的年月)应尽可能地被缩短。

独生子女的评估延缓时间明显短于非独生子女家庭的延缓时间。可能是由于在农村的多子女家庭中，家长面临的养育压力较重，时间和精力不足；即使家长在早期察觉到孩子的异常症状，也可能疲于照顾多个孩子而延迟残疾儿童接受进一步的评估和诊断的时间。

评估延缓时间与家庭年均收入表现出显著的负相关关系，推测残疾儿童的年均家庭收入影响了残疾儿童的评估延缓时间。发展延缓时间和评估延缓时间呈极其显著的负相关关系，推测是越晚发现子女异常症状的家庭，其子女接受评估的时间更容易被提前，一定程度上反映了家长希望及早获得评估与干预的心情。

三　异地问诊现象普遍，家庭经济投入高，政府早期干预主导责任不明显

早期干预是为有特殊需要的儿童及其家庭提供系统的、持续的、个别化和多样化的服务，最终目的是促进残疾儿童的发展，提升家庭的综合养育能力。而早期干预联结系统则包含了早期发现、早期评估、目标决策、教育干预及效果评价等服务环节，需要不同主体之间的共同支持和协作才能有效运作。因此，政府、民办或公办幼儿园、特殊学校、康复机构和福利机构等应形成多部门联动的运转机制，推动0—6岁残疾儿童的早期筛查、报告、转衔、康复教育，甚至是专业师资培养和家长培训的发展。

大部分户籍地为农村地区（73.7%）和现居地为农村地区的家庭（61.8%）需要跨市甚至跨省以求医就诊。这说明农村地区的本地医院和保健院的数量或质量未能满足残疾儿童家庭的需求，或者本地医院和保健院相关资源的信息没能成功传达到残疾儿童家长手中，导致农村地区异地问诊的现象较普遍。同时，农村地区的残疾儿童家庭往返异地问诊所耗费时间、精力及金钱往往要比在当地获得诊断或评估结果时更多，即其迫切需要相应的专业和财政支持。

在农村地区，政府对早期干预的主导责任不明显，尤其是对残疾儿童家长的信息支持、情感支持和经济支持都稍显不足，残疾儿童家长通过政府宣传途径寻找合适的康复机构占比最少，少于其他所有途径。

户籍地或现居地为农村地区的家庭相较于位于大城市的残疾儿童家庭，其教育干

预支出明显更少,可能是由于农村地区的残疾儿童家庭收入较低,无法承担过高的教育干预支出。

近一半的家庭年均收入的50%—100%投入到儿童的早期干预康复中,具有较重的经济负担,且父母一方需要辞职照顾孩子的情况非常普遍,家庭收入进一步减少。农村地区的残疾儿童家庭面临着收入不高,补贴较少而教育干预支出较大的压力。

第五章

我国农村地区 0—6 岁残疾儿童及家庭早期干预需求与服务质量评价

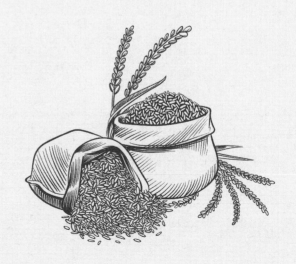

家庭与残疾儿童直接接触,对残疾儿童影响最大,给予残疾儿童提供生命最初生活环境及大部分生活服务,满足了残疾儿童生存发展的基本需求,是寻求早期干预服务的核心力量,因此家庭在残疾儿童早期干预方面起着重要作用,也是早期干预中儿童最重要的发展生态系统。因此必须将更多的特殊教育服务送进家庭,特殊儿童在家庭中越早接受干预,越能够帮助减少伤残率,减轻伤残程度,帮助提升家庭生活质量,这不仅对特殊儿童康复极为重要,而且对特殊教育事业发展也具有积极的意义①。

我国以家庭为中心的早期干预服务模式仍处于探索阶段,而建立以家庭为中心的早期干预服务模式是一个复杂、系统的工程,涉及家长、儿童、专业人员以及社会资源等,其内容涵盖范围较为宽广。建立以家庭为中心的早期干预服务体系的前提是清楚、确切地了解残疾儿童及家庭的早期干预服务需求,确保在实际教育教学与现实生活中为残疾儿童家庭提供有针对性、专业性和有效性的帮助,使残疾儿童获得最大程度的发展,并以此为基础建立综合性的以家庭为中心的早期干预服务体系。

贝利(Bailey)与布拉斯科(Blasco)曾将家庭需求定义为:家庭表达出期待早期介入服务能提供的服务项目或未来可达成的效果。这些期待可能包括:对残疾子女的了解、财力的支援、有关障碍子女教育或福利等社会资源的了解与运用、子女照顾问题的解决、维持家庭功能等项目②。本研究关注的是特殊儿童家庭在早期干预中的家庭需求,如早期信息支持、情感支持、专业服务支持、经济支持需求等。

当前研究发现,残疾儿童家庭的社会支持不足③④:如儿童接受学前专业机构教育人数少,专业人员资源不足⑤⑥等问题;家庭在早期面临着各方面的压力与困难,如难以支付高昂的康复费用,在康复过程中产生的交通费用、误工费用、家庭劳动力能力

①　王雁. 早期干预的理论依据探析[J]. 中国特殊教育,2000(04):3-5+38.
②　Bailey D. B., Blasco P. Parents. Perspectives on a written survery of family needs[J]. Journal of Early Intervention, 1990, 14:1-9.
③　王玮. 自闭谱系障碍儿童家长心理健康、需求与社会支持的调查研究[D]. 上海:华东师范大学,2011.
④　韩冬. 北京市0—6岁智力残疾儿童康复转介服务模式研究[D]. 山西:山西医科大学,2013.
⑤　张毅,陈亚秋,何文辉,等. 北京市特殊儿童学前家庭教育状况调查报告[J]. 中国特殊教育,2004(11):75-79.
⑥　吕丛超,张欣,李爱月. 孤独症儿童家长对早期干预机构评价及需求[J]. 中国公共卫生,2010(9):1184-1185.

受限使得家庭经济收入遭受部分损失①②③；家长承受着来自各方面的养育压力④⑤⑥⑦等问题。残疾儿童及家庭需求研究相对广泛，主要集中在经济支持需求、专业信息需求、心理疏导需求、发展性支持需求和社会服务网络需求等五个维度⑧⑨⑩⑪。从已有研究来看，主要关注残疾儿童0—18岁期间的相关需求，如家庭对外部或社会的相关需求⑫⑬⑭⑮⑯、家庭教育需求⑰⑱⑲如亲职教育需求⑳㉑、家长学习

① 韩冬. 北京市0—6岁智力残疾儿童康复转介服务模式研究[D]. 山西：山西医科大学，2013.
② 傅克礼，吴春容. 脑瘫儿童康复现状与对策[J]. 中国全科医学，2003,6(8)：672－673.
③ 张毅，陈亚秋，何文辉，等. 北京市特殊儿童学前家庭教育状况调查报告[J]. 中国特殊教育，2004(11)：75－79.
④ 陶嵘，梁焕萍，李丹，等. 湖北省孤独症儿童及家长的现状调研[J]. 教育研究与实验，2011(2)：93－96.
⑤ 倪赤丹，苏敏. 自闭症儿童家庭支持网的"理想模型"及其构建——对深圳120个自闭症儿童家庭的实证分析[J]. 社会工作，2012(9)：44－48.
⑥ 章程，董才生. 家庭需求视角下中国残疾儿童社会保障研究[J]. 河北学刊，2015(03)：199－203.
⑦ 林云强，秦旻，张福娟. 重庆市康复机构中自闭症儿童家长需求的研究[J]. 中国特殊教育，2007(12)：51－57+96.
⑧ 陈姣姣，陈雪梅. 特殊儿童家庭需求研究综述[J]. 绥化学院学报，2016,36(7)：153－157.
⑨ 郭德华，邓学易，赵琦，等. 孤独症家长需求分析与对策建议[J]. 残疾人研究，2014(2)：43－48.
⑩ 冯善伟，李坤，李耘，等. 残疾儿童基本福利服务现状和需求调查研究[J]. 残疾人研究，2015(3)：33－39.
⑪ 胡晓毅，岳孝龙，贾睿. 我国视障与听障儿童家庭需求和家庭生活质量现状及关系研究[J]. 残疾人研究，2016(3)：23－27.
⑫ 黄辛隐，张锐，邢延清. 71例自闭症儿童的家庭需求及发展支持调查[J]. 中国特殊教育，2009(11)：43－47.
⑬ 王玮. 自闭谱系障碍儿童家长心理健康、需求与社会支持的调查研究[D]. 上海：华东师范大学，2011.
⑭ 陶嵘，梁焕萍，李丹，等. 湖北省孤独症儿童及家长的现状调研[J]. 教育研究与实验，2011(2)：93－96.
⑮ 苏雪云，严淑琼，罗玉清. 自闭谱系障碍儿童家庭需求调查[J]. 幼儿教育·教育科学，2014(4)：45－48.
⑯ 苏雪云，吴择效，方俊明. 家长对于自闭谱系障碍儿童融合教育的态度和需求调查[J]. 中国特殊教育，2014(03)：36－41.
⑰ 刘莎. 辽宁省孤独症儿童家庭养育困难与需求的调查研究[D]. 大连：辽宁师范大学，2009.
⑱ 高雪. 育儿过程中自闭症儿童家长需求的个案研究[J]. 学理论，2010(2)：177－178.
⑲ 林云强，秦旻，张福娟. 重庆市康复机构中自闭症儿童家长需求的研究[J]. 中国特殊教育，2007(12)：51－57+96.
⑳ 吕晓彤，高桥智. 自闭症儿童母亲在养育儿童过程中的需求调查[J]. 中国特殊教育，2005(7)：47－53.
㉑ 谌小猛，李敏. 特殊儿童家庭亲职教育需求的调查研究[J]. 中国特殊教育，2011(1)：4－11+17.

需求①,家庭康复②、咨询需求③或送教上门需求④等。综上发现,集中在残疾儿童及家庭 0—6 岁早期干预服务的需求相关研究较为薄弱,这些研究对象对来自城市、中部地区与欠发达地区样本量较少,因此,本研究重点关注"农村地区",**关注家庭的视角**,补充城乡之间残疾儿童及家庭的早期干预服务需求相关研究,了解当前农村地区 0—6 岁残疾儿童及家庭早期干预服务质量现况和服务需求,了解**微观层面,对于残疾儿童最为重要的家庭系统的需求**和对于现有服务质量的评价。

第一节　早期干预需求与服务质量评价的研究方法

一　研究对象

研究采用问卷调查法,以全国残疾儿童家庭作为调查对象,第一批通过问卷的电子链接给到农村地区的残联下属的康复机构或者残疾儿童家长组织以及妇幼保健系统的医生,请代为转发给残疾儿童家长,我们按照随机抽样原则,全国各个省市和自治区都进行了发放,由于问卷长度较长,残疾儿童家庭照料压力大,很多时候是隔代照料,家长填写率不高,而且在收集问卷数据的过程中,协助发放的负责人反映很多农村地区的家长可能无法阅读文本或者阅读能力有限,因此第二轮,本研究采用方便取样法,补充了纸质版给机构和家长组织的负责人,或者安排研究者前往相关地区,组织残疾儿童家长,阅读问卷题项给残疾儿童家长(确保仅阅读题项,不协助做选择),来协助家长填写。

最终回收 528 份问卷,有效问卷 450 份,有效率为 85.28%,其中农村户籍为 197

① 张海丛,刘琳. 轻度智力落后儿童父母的学习需求及其影响因素的研究[J]. 中国特殊教育,2006(3):3-8.
② 陈耀红. 残障儿童家庭康复需求的调查报告[J]. 中国特殊教育,2007(9):15-18+48.
③ 刘爱民. 残疾儿童家庭咨询需要的实证研究[D]. 武汉:华中师范大学,2009.
④ 田艳萍. 上海市送教上门家庭现状与服务需求研究——以崇明县为例[D]. 上海:华东师范大学,2014.

份(申请书计划农村地区取样 150—200 人)。研究对象及其地域分布情况如表 5‑1 所示。

表5‑1 研究对象地域分布表

地　　区	现居住地/n(%)	户籍所在地/n(%)
东　北	4(0.9)	7(1.7)
华　东	120(26.9)	113(26.8)
华　北	50(11.2)	38(9.0)
华　中	17(3.8)	26(6.2)
华　南	235(52.7)	218(51.7)
西　南	17(3.8)	14(3.3)
西　北	3(0.7)	6(1.4)
24 个省份	447(99.1)	423(93.9)

本次调查四分之三以上的填写者是母亲,且男性残疾儿童占总量的 72.2%,男童数量远多于女童。同时,残疾儿童平均年龄为 6.9±3.85 岁,范围为 0 至 27 岁,其中超过一半的残疾儿童当前年龄为 0—6 岁,这些儿童中 37.7%被诊断为自闭症、孤独症或自闭谱系障碍,其次是多重残疾儿童,听力残疾儿童和视力残疾儿童。超过八成的儿童在出生检查时为正常;残疾儿童的障碍程度多为中度和重度,超过六成儿童领取了残疾人证,且超过半数的儿童是独生子女。大约有 38.0%的残疾儿童双亲的文化水平是大学学历,其次约有四分之一的双亲是初中及以下文化水平。此外,有 43.8%的家庭户籍所在地在农村/乡镇地区,37.8%的家庭现则居住在大型城市。23.7%的家庭报告年均收入在 2—4 万,而 22.4%的家庭的年均收入为 2 万以下。接近 70.0%的家庭人口数在 4—6 人之间,详见表 5‑2。

表5‑2 研究对象的人口学变量统计表

填表人与儿童关系		n	百分比(%)
父亲	父子	62	13.8
	父女	27	6.0

续　表

填表人与儿童关系		n	百分比（%）
母亲	母子	252	56.0
	母女	91	20.2
其他	父母	3	0.7
	其他	10	2.2
儿童基本信息		n	百分比（%）
性别	男	325	72.2
	女	123	27.3
年龄	0—6 岁	242	53.7
M = 6.9	7—13 岁	181	40.3
SD = 3.85	13 岁以上	23	5.0
障碍类型	视力残疾	46	10.38
	听力残疾	54	12.19
	言语残疾	2	0.45
	肢体残疾	4	0.90
	智力残疾	43	9.71
	精神残疾	6	1.35
	多重残疾	67	15.12
	自闭症/孤独症/自闭谱系障碍	167	37.70
	发展迟缓	37	8.35
	其他	17	3.84
障碍程度	轻度	100	22.2
	中度	171	38.0
	重度	162	36.0

儿童基本信息		n	百分比(%)
出生检查	正常	365	81.1
	异常	63	14.0
残疾人证	有残疾人证	281	62.4
	无残疾人证	148	32.9
是否独生子女	独生子女	232	51.6
	非独生子女	216	48.0

双亲文化水平	母　亲		父　亲	
	n	百分比(%)	n	百分比(%)
初中及以下	128	28.4	114	25.3
高中	101	22.4	108	24.0
大学	174	38.7	175	38.9
研究生及以上	40	8.9	44	9.8

家庭基本情况		n	百分比(%)
户籍所在地	农村/乡镇	197	43.8
	中小型城市	103	22.9

填表人与儿童关系		n	百分比(%)
现居住地	大型城市	134	29.8
	农村/乡镇	144	32.0
	中小型城市	119	26.4
	大型城市	170	37.8
家庭年均收入	2万以下	101	22.4
	2万—4万	106	23.6
	4万—8万	82	18.2

续　表

填表人与儿童关系		n	百分比(%)
家庭年均收入	8 万—12 万	59	13.1
	12 万以上	90	20.0
家庭人口数	1—3 口	113	25.2
	4—6 口	311	69.3
	7—10 口	25	5.6

二　研究工具

选取课题组自编问卷《特殊儿童早期干预现状与需求调查》的第一部分和第三部分《特殊儿童早期干预需求和服务质量评价调查问卷》。问卷整体编写过程详见第一章第 3 节研究方法和研究工具部分。

第一部分为残疾儿童及家庭基本信息,参照苏雪云等[1]编写的问卷进行改编,内容为填表人与儿童关系;儿童基本信息如性别、出生年月、残疾类型和残疾程度等;家庭基本信息如双亲文化水平、家庭户籍所在地和现居住地、年均收入和人口数等。

第二部分为《特殊儿童早期干预需求与服务质量评价调查问卷》。该部分问卷采用王天苗编修的《家庭需求调查表》作为依据,结合以往研究[2][3][4][5][6][7],编制该问卷,将问卷分为四个维度:信息支持需求、情感支持需求、专业服务需求和经济支持需求,

---

[1] 苏雪云,严淑琼,罗玉清. 自闭谱系障碍儿童家庭需求调查[J]. 幼儿教育·教育科学,2014(4):45-48.

[2] 陈耀红. 残障儿童家庭康复需求的调查报告[J]. 中国特殊教育,2007(9):15-18+48.

[3] 林云强,秦旻,张福娟. 重庆市康复机构中自闭症儿童家长需求的研究[J]. 中国特殊教育,2007(12):51-57+96.

[4] 黄辛隐,张锐,邢延清. 71 例自闭症儿童的家庭需求及发展支持调查[J]. 中国特殊教育,2009(11):43-47.

[5] 刘爱民. 残疾儿童家庭咨询需要的实证研究[D]. 武汉:华中师范大学,2009.

[6] 徐晓翠. 中国儿童孤独症病症发展、治疗现状和教育需求的家庭调查研究[D]. 苏州:苏州大学,2009.

[7] 华晓慧,杨广学. 自闭症儿童家长知晓度调查[J]. 学术探索,2013(5):150-153.

采用李克特五点计分方式,分别为"非常需要"(5分)、"比较需要"(4分)、"需要"(3分)、"比较不需要"(2分)和"完全不需要"(1分);由填表人依据残疾儿童的早期干预情况,回忆以往或者结合当下需求,进行选择,平均分为3分,得分越高说明家庭在儿童早期干预期间对政府及其相关部门提供的服务需求程度越高,低于3分则表示需求较低。

同时参照郑雅莉[1]和韩央迪等[2]的研究,残疾儿童早期干预服务需求内容与早期干预服务质量评价的内容一致,4个维度命名为信息支持现状、情感支持现状、专业服务现状和经济支持现状,计分方式为"质量非常高"(5分)、"质量比较高"(4分)、"质量一般"(3分)、"质量比较低"(2分)、"质量非常低"(1分),并加入"无该服务"的选项,记为0分。同样由填表人根据残疾儿童早期干预情况,回忆以往或结合当下所拥有的早期干预服务的质量进行评价。

第三部分问卷共计26个题项,如表5-3所示。

表5-3 《特殊儿童早期干预需求与服务质量评价调查问卷》内容

维度	维度所包含的信息	题数
信息支持	早期干预相关的政策法律、权利信息、干预及康复机构信息、儿童早期发展信息、与儿童障碍相关的医学发展信息、早期干预经济补助及福利信息、儿童早期干预/康复知识	6
情感支持	配偶/家人的理解支持、其他或同类障碍儿童家长支持、儿童得到关注照料、家长团体互助开导等	5
专业服务支持	早期评别、早期鉴别、评估、诊断说明,有早期治疗或康复医院或机构,早期干预咨询指导、个别化早期干预计划、专业人员协作提高早期干预质量以及早期干预亲职教育	8
经济支持	免费的早期筛查、鉴别,提供早期干预医疗保障、康复辅助器具、早期托育费用补助、家庭基本生活保障补助、早期健康保险费用补助	7

问卷还加入开放性题目:家庭选取早期干预过程中需求最强烈的五项,进行排序;说明家庭在早期干预服务过程中遇到的困难和亟待支持的需求。

① 郑雅莉. 特殊婴幼儿家庭支持与需求之调查研究[J]. 高雄师大学报,2011(31):1-25.
② 韩央迪,黄晓华,周晶. 助残服务的充足性与家庭生活质量——基于对上海地区残障儿童的家庭照料者研究[J]. 社会建设,2016(1):39-51+59.

（一）问卷效度

1. 内容效度

本问卷经过3名专家2轮审阅,24名家长试填并审阅共计11次修改最终编制而成,3名专家与家长审阅后基本认为问卷能够反映残疾儿童家庭早期干预服务现况和需求,问卷内容效度良好。

2. 因素分析

450份残疾儿童早期干预服务需求有效问卷的KMO值为0.962,Bartlett值为10 422.303,达到非常显著水平,因素分析的结果可以很好地解释变量间的关系,适合因素分析。

采用最大方差旋转,得到因素负荷矩阵,根据因素的分析结果得到四个因素,结果如表5-4所示。

表5-4　因素分析结果统计表

	专业服务支持	信息支持	经济支持	情感支持
需求A1	0.182	**0.719**	0.217	0.213
需求A2	0.267	**0.806**	0.198	0.181
需求A3	0.236	**0.783**	0.247	0.212
需求A4	0.282	**0.754**	0.174	0.231
需求A5	0.248	**0.611**	0.364	0.237
需求A6	0.365	**0.716**	0.241	0.299
需求B7	0.307	0.268	0.194	**0.538**
需求B8	0.423	**0.491**	0.256	0.489
需求B9	0.270	0.351	0.219	**0.720**
需求B10	0.395	0.262	0.316	**0.606**
需求B11	0.293	0.273	0.208	**0.69**
需求C12	**0.661**	0.294	0.341	0.364
需求C13	**0.658**	0.323	0.343	0.303

续　表

	专业服务支持	信息支持	经济支持	情感支持
需求 C14	**0.657**	0.362	0.285	0.184
需求 C15	**0.751**	0.287	0.290	0.272
需求 C16	**0.625**	0.309	0.315	0.244
需求 C17	**0.747**	0.221	0.282	0.256
需求 C18	**0.748**	0.223	0.355	0.270
需求 C19	**0.776**	0.256	0.320	0.246
需求 D20	0.461	0.269	**0.545**	0.147
需求 D21	0.396	0.228	**0.688**	0.168
需求 D22	0.145	0.349	**0.407**	0.184
需求 D23	0.288	0.223	**0.804**	0.172
需求 D24	0.261	0.207	**0.821**	0.194
需求 D25	0.309	0.208	**0.779**	0.225
需求 D26	0.310	0.274	**0.729**	0.207
特征值	15.169	1.934	1.511	1.062
累计贡献率	22.039	41.024	59.735	71.454

如表 5-4 所示,4 个因子共解释了总方差贡献率 71.454%。根据初始问卷的维度划分,发现项目"需求 B8"在因子 2"信息支持"的负荷量(0.491)高于在因子 4"情感支持"的负荷量(0.489),但两者几乎相差不大,结合"需求 B8"题项的内容和设计考量,故而保留该题项,并将其归入"情感支持"这一因子中。因此最终获得四个早期干预服务需求维度共计 26 个题目。

3. 结构效度

本研究以各维度之间,以及各维度与需求总问卷之间的相关系数,进行内容效度检验,表 5-5 显示:各维度间达到高等相关(0.623—0.915),总问卷与各维度之间都显著相关,且高于各维度之间的相关,说明各维度基本上有一定的独立性,又相互关系,因此本问卷的结构效果良好。

表 5-5　各维度及需求问卷间的相关

维　度	信息支持	情感支持	专业服务	经济支持	需求问卷
信息支持	1				
情感支持	0.684**	1			
专业服务	0.680**	0.745**	1		
经济支持	0.623**	0.630**	0.727**	1	
需求问卷	0.851**	0.854**	0.915**	0.865**	1

注：** $p<0.01$

（二）问卷信度

450 份问卷以同质性信度 α 系数为检验指标，从表 5-6 可以看到，总体需求问卷的 α 系数为 0.969，各维度的系数在 0.898—0.958 之间，表明需求问卷具有良好的内部一致性。

表 5-6　残疾儿童家庭早期干预服务家庭需求的 α 系数

	需求问卷	信息支持	情感支持	专业服务	经济支持
α 系数	0.969	0.939	0.898	0.958	0.918

综上检验所示，《特殊儿童早期干预需求调查问卷》中的残疾儿童家庭早期干预服务家庭需求问卷符合心理学的要求，信效度良好，可以在研究中使用。

三　资料收集与分析

1. 资料收集过程

本研究自 2016 年 12 月伊始，至 2017 年 2 月，经由文献梳理形成问卷内容，并经由家长等参与试填、访谈和特殊教育博士审核，确定正式问卷。2017 年 2 月至 3 月，采用问卷星网络版问卷和纸质版问卷相结合的形式收集资料，通过农村地区的残联下属的康复机构或者残疾儿童家长组织以及妇幼保健系统的医生发放到残疾儿童微信群、QQ群或者线下组织残疾儿童家长，集体阅读题项后由家长填写等，问卷填写后给予家长一份价值在30元以内的礼物或者随机红包。共计回收528份问卷。

2. 数据分析

通过问卷的填答完整率、填答时间等指标，最终筛选出450份有效问卷。采用SPSS23.0进行统计分析，统计方法如因素分析、相关分析、可靠性分析、描述性分析、独立样本t检验和单因素方差分析。

第二节　早期干预需求与服务质量
评价的研究结果

一　农村地区残疾儿童早期干预服务质量的总体概况

如表5-7所示，从户籍所在地来看，残疾儿童早期干预的经济支持现况在城乡之间存在显著差异（$F = 3.766, p = 0.024$），其中农村地区残疾儿童家庭报告的经济支持现况质量高于大型城市（$p = 0.019$）。

表5-7　城乡间残疾儿童早期干预服务质量评价

		农村/乡镇 n=197 $M \pm SD$	中小型城市 n=103 $M \pm SD$	大型城市 n=134 $M \pm SD$	F	p
户籍地	信息支持现状	8.34±7.88	8.66±7.63	8.00±7.02	0.223	0.800
	情感支持现状	11.43±5.87	12.39±5.09	12.11±5.32	1.205	0.301
	专业服务现状	11.03±11.17	10.05±10.27	9.53±10.56	0.812	0.444
	经济支持现状	7.34±7.58	6.53±7.39	5.12±6.53	3.766	**0.024**
	服务质量现状	38.13±28.46	37.63±25.38	34.76±25.54	0.668	0.513

续 表

		农村/乡镇 n=144 M±SD	中小型城市 n=119 M±SD	大型城市 n=170 M±SD	F	p
现居地	信息支持现状	9.19±8.02	8.34±7.74	7.40±6.82	2.246	0.107
	情感支持现状	11.46±6.07	11.93±5.35	12.03±5.15	0.452	0.637
	专业服务现状	12.68±11.49	9.26±10.07	9.08±10.20	5.308	**0.005**
	经济支持现状	8.68±7.82	5.93±7.08	4.92±6.38	11.451	**0.000**
	服务质量现状	42.01±29.31	35.46±25.51	33.43±24.53	4.321	**0.014**

从现居住地来看,残疾儿童早期干预的专业服务现状($F=5.308,p=0.005$)、经济支持现状($F=11.451,p<0.001$)和整体服务质量现况($F=4.321,p=0.014$)在城乡之间存在显著差异,其中,农村地区残疾儿童家庭报告的早期干预专业服务现况和经济支持现况质量的评分显著高于中小型城市和大型城市($p<0.05$),整体服务质量现况的评分上,农村地区得分显著高于大型城市得分($p=0.013$)。

在早期干预服务现状方面,将近60%的残疾儿童家庭报告,政府及其相关部门并没有为其提供以下服务:如早期干预过程中产生的交通费用补助或交通服务、儿童早期健康保险费用补助、免费的早期筛查和鉴别、提供康复辅助器具和早期托育等费用补助等。其中户籍所在地为农村地区的残疾儿童家庭选择政府及其相关部门未提供早期干预具体的服务情况的人数多于城市,但现居住地中为大型城市的残疾儿童家庭认为没有接受到早期干预服务的人数明显多于农村地区。

表5-8 无提供早期干预服务现况

	户籍所在地				现居住地				无服务占比
	农村/乡镇	中小城市	大型城市	总计	农村/乡镇	中小城市	大型城市	总计	
交通费用补助或交通服务	128	77	118	323	85	91	146	322	78%
早期健康保险费用补助	125	66	106	297	82	81	133	296	71%

	户籍所在地				现居住地				无服务占比
	农村/乡镇	中小城市	大型城市	总计	农村/乡镇	中小城市	大型城市	总计	
免费的早期筛查、鉴别	106	65	94	265	62	81	121	264	64%
康复辅助器具	99	60	95	254	61	71	121	253	62%
早期托育(学前特殊教育)费用补助	100	57	88	245	63	69	112	244	59%
个别化的早期干预计划	97	57	83	237	59	70	107	236	58%
专业人员相互协作提供高质量的早期干预服务	97	56	80	233	60	71	102	233	57%
持续、有效、科学的早期干预咨询指导	91	62	79	232	58	71	102	231	56%
基本生活保障补助金	98	60	75	233	58	69	105	232	56%
亲职(家长)教育	96	54	80	230	58	66	104	228	56%
专业人员与我沟通孩子早期干预的相关问题	98	48	79	225	64	56	104	224	55%
儿童障碍相关最新的医学发展信息	93	51	77	221	59	62	99	220	53%
个别化、针对性、系统的评估	86	47	74	207	50	60	96	206	50%

二　农村地区残疾儿童早期干预服务需求的总体概况

从户籍所在地来看,早期干预的总体需求、信息支持、经济支持需求在城乡之间存在显著差异($p=0.009$,$p=0.010$,$p<0.000$),其中在信息支持和经济支持需求上,农村地区残疾儿童的早期干预服务需求显著高于大型城市($p<0.000$,$p<0.008$);从整体来

看,农村地区比大型城市的残疾儿童更需要早期干预服务($p<0.008$)。

从现居住地来看,早期干预的总体需求、信息支持、情感支持和经济支持在城乡之间存在显著差异($p=0.001,p<0.000,p=0.018,p=0.006$),其中农村地区残疾儿童对早期干预服务的信息支持需求、情感支持需求、经济支持需求以及总体需求比大型城市的残疾儿童要高($p<0.000,p<0.014,p<0.009,p<0.001$),农村残疾儿童对早期干预的信息支持需求比中小型城市的残疾儿童更大($p<0.044$),如表 5-9 所示。

表 5-9 城乡间残疾儿童早期干预服务需求

		农村/乡镇 n=197 $M\pm SD$	中小型城市 n=103 $M\pm SD$	大型城市 n=134 $M\pm SD$	F	p
户籍地	信息支持需求	26.69±4.74	25.53±5.25	24.46±5.21	7.967	**0.000**
	情感支持需求	21.86±3.75	21.53±4.26	21.08±3.79	1.571	0.209
	专业服务需求	36.24±5.77	35.03±6.56	35.04±6.40	2.043	0.131
	经济支持需求	31.38±4.97	30.38±5.99	29.51±5.79	4.693	**0.010**
	总体需求	116.16±16.51	112.47±19.21	110.10±18.70	4.766	**0.009**
		农村/乡镇 n=144 $M\pm SD$	中小型城市 n=119 $M\pm SD$	大型城市 n=170 $M\pm SD$	F	p
现居地	信息支持需求	27.15±4.48	25.64±5.01	24.42±5.38	11.708	**0.000**
	情感支持需求	22.15±3.68	21.55±3.98	20.91±3.96	4.058	**0.018**
	专业服务需求	36.54±5.64	35.12±6.44	34.98±6.43	2.849	0.059
	经济支持需求	31.32±5.07	30.99±5.60	29.46±5.80	5.142	**0.006**
	总体需求	117.17±16.12	113.30±18.11	109.76±19.10	6.699	**0.001**

根据家庭报告(表 5-10),城市和农村地区的残疾儿童及家庭最需要的早期干预服务同为基本生活保障补助金,以支持家庭为儿童早期干预提供更多资金和早期干预医疗保障(如医疗救助资金、提高早期干预、康复的报销比例等)。除此之外,农村地区和中小城市家庭还都需要早期托育费用补助和早期干预专业服务支持;中小城市和大型城市家庭共同需要的还有政府及其相关专业人员相互协作为儿童及家庭提供高

质量的早期干预服务。农村地区和大型城市家庭需要为儿童提供早期托育费用补助。大型城市家庭更注重专业人员之间的协作为儿童提供高质量的早期干预服务计划。

表5－10　城乡残疾儿童早期干预服务家庭需求对比

农村/乡镇		中小城市		大型城市	
服务需求	频次	服务需求	频次	服务需求	频次
生活保障补助金	25	生活保障补助金	22	早期干预医疗保障	27
早期托育费用补助	20	早期托育费用补助	17	生活保障补助金	27
早期干预医疗保障	19	早期干预专业服务	14	专业人员团结协作	22
早期健康保险补助	16	早期干预医疗保障	14	个别化干预计划	20
早期干预专业服务	15	专业人员团结协作	13	早期健康保险补助	14

三　我国农村地区 0—6 岁残疾儿童及家庭早期干预需求差异分析

（一）城乡之间不同人口学变量的差异分析

1. 城乡之间，出生时不同检查状况的残疾儿童的服务需求差异

户籍为大型城市的残疾儿童，在出生时检查为异常时，这类儿童对早期干预服务的信息支持（$t=5.386, p<0.001$）、情感支持（$t=3.093, p=0.006$）、专业支持（$t=3.138, p=0.005$）和总体服务需求（$t=3.783, p=0.001$）均显著大于出生检查时为正常的残疾儿童。但现居住在城市或农村地区的残疾儿童，不论出生检查是正常还是异常，对早期干预服务需求的强度均无显著差异。

2. 城乡之间，有无兄弟姐妹的残疾儿童的服务需求差异

户籍在大型城市中独生子女残疾儿童及家庭，对早期干预服务的情感支持需求显著大于有兄弟姐妹的残疾儿童及家庭（$t=3.081, p=0.002$）。比起现居住在农村的有兄弟姐妹的残疾儿童，现居住在农村的独生子女残疾儿童则对经济支持需求更大（$t=2.139, p=0.034$）。

3. 城乡之间，不同障碍程度的残疾儿童的服务需求差异

从户籍所在地来看，中小型城市的不同障碍程度的残疾儿童，对经济支持需求存

在显著差异（$F=3.149, p=0.047$），其中中度障碍残疾儿童比轻度障碍儿童的经济支持需求更大（$p=0.025$）。但在现居住地上，城乡间不同障碍程度的残疾儿童的早期干预服务需求不存在显著差异。

4. 城乡之间，不同双亲文化水平的残疾儿童的服务需求差异

在户籍所在地上，大型城市的残疾儿童，当其父亲有着不同文化水平，残疾儿童及家庭在早期干预服务的情感支持（$F=2.872, p=0.039$）和经济支持需求（$F=2.901$, $p=0.037$）上存在显著差异。具体来看，残疾儿童父亲的文化水平在初中及以下时，其情感支持和经济支持需求显著低于父亲是大学本科（$p<0.05$）和研究生及其以上（$p<0.05$）文化水平的残疾儿童及家庭。

至于现居住在大型城市的母亲，她们的文化水平在残疾儿童的早期干预情感支持需求表现上也存在显著差异（$F=2.901, p=0.037$）；当母亲为大学本科文化水平时，母亲在残疾儿童早期情感支持方面的需求显著高于仅具有初中及以下文化水平的残疾儿童母亲的需求（$p=0.048$）。

5. 城乡之间，不同家庭年均收入的残疾儿童的服务需求差异

不管是户籍所在地或现居住在农村地区的残疾儿童及家庭，在残疾儿童的早期干预经济支持需求均存在显著差异（$F_{户籍所在地}=2.651, p=0.035; F_{现居住地}=3.107, p=0.018$），具体来说，家庭年均收入为 2—4 万的残疾儿童家庭对经济支持需求的强度显著高于年均收入为 4—8 万的残疾儿童家庭（$p<0.05$）。

现居住地在农村地区的残疾儿童家庭，不同的家庭年收入在专业支持需求（$F=4.220, p=0.003$）和总体需求（$F=2.880, p=0.025$）上均存在显著差异，其中，农村地区年收入在 2 万以下（$p=0.007$）和 2—4 万（$p=0.003$）的家庭对专业支持需求得分显著高于年收入为 4—8 万的残疾儿童家庭；而从总体来看，农村地区年收入在 2 万以下和 2—4 万的家庭，对早期干预服务总体需求强度显著高于 4 万及以上家庭（$p<0.05$）。

（二）人口学变量在城乡之间的差异分析

1. 不同残疾儿童性别的早期服务需求在城乡间的差异

残疾女童的早期干预服务需求在户籍所在地上的城市和农村之间不存在显著差异；在现居住地上，残疾女童及家庭的早期干预信息支持需求在城乡间存在显著差异（$F=4.706, p=0.011$），农村地区残疾女童的信息支持需求比大型城市的残疾儿童高

（$p=0.008$）。但残疾男童及家庭在早期干预的信息支持（$F_{户籍所在地}=5.434, p=0.005$；$F_{现居住地}=6.806, p=0.001$）、经济支持（$F_{户籍所在地}=4.357, p=0.014$；$F_{现居住地}=3.107, p=0.046$）和总体需求（$F_{户籍所在地}=3.751, p=0.025$；$F_{现居住地}=4.005, p=0.019$）上，在不同的户籍所在地和现居住地上呈现出显著差异，具体而言，农村地区的残疾男童及家庭的需求显著高于大型城市的残疾男童及家庭（$p<0.05$）。

2. 有无领取残疾人证的儿童的服务需求在城乡间的差异

没有领取残疾人证的儿童群体的早期干预信息支持（$F=4.883, p=0.005$）、总体需求（$F=3.166, p=0.045$）均在户籍所在地上存在显著差异，在现居住地上则不存在显著差异。没有领取残疾人证的儿童家庭中，位于农村地区的残疾儿童家庭相较于位于大型城市的家庭，具有明显更高的信息需求（$p=0.008$），而且农村地区残疾儿童家庭的总体需求显著高于中小型城市（$p=0.038$）和大型城市中的家庭（$p=0.026$）。

此外，具有领取残疾人证的儿童群体，其早期干预信息支持（$F=6.527, p=0.002$）、经济支持（$F=3.097, p=0.047$）和总体服务需求（$F=3.306, p=0.038$）在不同现居住地上存在显著差异，其中农村地区的信息支持和总体服务需求均显著高于大型城市（$p<0.05$），特别的是，中小型城市的经济支持需求显著大于大型城市（$p=0.048$）。

3. 有无兄弟姐妹的残疾儿童的服务需求在城乡间的差异

有兄弟姐妹的残疾儿童的早期干预信息支持（$F_{户籍所在地}=5.633, p=0.004$；$F_{现居住地}=6.574, p=0.002$）、情感支持（$F_{户籍所在地}=3.554, p=0.030$；$F_{现居住地}=5.126, p=0.007$）和总体服务需求（$F_{户籍所在地}=4.160, p=0.017$；$F_{现居住地}=3.820, p=0.024$）在城乡之间存在显著差异；多子女家庭中，位于农村地区的残疾儿童家庭相较于位于大型城市残疾儿童家庭，在信息支持、情感支持和总体服务需求方面有明显更高的需求（$p<0.05$）。

当残疾儿童为独生子女时，他们的早期干预信息支持（$F=5.861, p=0.003$）、经济支持（$F=5.422, p=0.005$）和总体服务需求（$F=4.599, p=0.011$）仅在不同现居住地上存在显著差异，且均为农村地区显著高于大型城市（$p<0.05$）。

4. 不同出生地检查状况的残疾儿童的服务需求在城乡间的差异

出生检查为异常的残疾儿童的服务需求在城乡间不存在显著差异，而出生检查为正常的残疾儿童的信息支持（$F_{户籍所在地}=9.402, p<0.001$；$F_{现居住地}=10.191, p<0.001$）、

经济支持（$F_{户籍所在地}=4.182,p=0.016;F_{现居住地}=4.060,p=0.018$）和总体需求（$F_{户籍所在地}=5.434,p=0.005;F_{现居住地}=5.411,p=0.005$）在户籍所在地和现居住地上的城乡间均存在显著差异，其中农村地区的信息支持和总体需求均显著高于大型城市（$p<0.05$），户籍为农村地区的经济支持需求显著高于大型城市（$p<0.05$）。

5. 不同障碍程度的残疾儿童的服务需求在城乡间的差异

不同障碍程度的残疾儿童的服务需求在户籍所在地上的城乡间不存在显著差异；但中度和重度残疾儿童的早期干预信息支持需求在现居住地上存在显著差异（$F=4.547,p=0.012;F=3.617,p=0.029$），其中农村中度和重度障碍的残疾儿童的需求大于大型城市的中度障碍残疾儿童（$p=0.010,p=0.037$）。

6. 双亲不同文化水平的残疾儿童及家庭的服务需求在城乡间的差异

当双亲为初中文化水平时，残疾儿童及家庭的早期干预各类服务需求和总体服务需求在户籍所在地上的城乡间存在显著差异（$p<0.05$），具体而言，双亲为初中文化水平的残疾儿童及家庭的早期干预各类服务和总体服务需求，农村地区显著高于城市地区（$p<0.05$）。

7. 不同家庭年收入的残疾儿童及家庭的服务需求在城乡间的差异

当家庭年收入为2—4万时，残疾儿童价家庭的早期干预专业支持（$F=4.409,p=0.015$）、经济支持（$F=4.981,p=0.009$）和总体需求（$F=4.676,p=0.001$）在户籍所在地上的城乡间存在显著差异，其中农村地区的需求均显著高于大型城市（$p<0.05$）。

第三节　小结与分析

一　居住地为农村地区残疾儿童及家庭对早期干预服务整体评价得分高于城市家庭

从已有早期干预服务质量的评价来看，居住地在农村的残疾儿童及家庭对现有早期干预服务的评价得分较高，其中经济支持和专业服务现况的得分更是显著高于居住地在城市的家庭。但从服务质量评价得分来看，无论是农村地区还是城市地区，残疾家长对服务质量的评价整体处于低质量水平。出现这一现象的原因,一是农村残疾儿童及家庭得到了户籍所在地政府的相关资金补贴,居住地在城市的残疾儿童家庭相应的经济支出较大,调查中我们发现超过一半家庭的母亲因残疾儿童需要陪护而辞职,以及大量的"异地就诊"现象,均加剧经济压力,可能导致评分差异;二是居住地在城市的家长相应的信息获得渠道较多,对早期干预服务的要求整体较高,也易于出现打分过低的情况;三是在本次调研发现存在大量户籍所在地上的农村/乡镇的残疾儿童及家长搬迁至中小城市或大型城市进行康复训练等的现象(详见第四章),胡晓毅等研究也发现,自闭症儿童家庭的生存状态是游击式的,使连续性、完整性的家庭教育遭到破坏①。这些跨省、跨市、跨区接受康复训练等专业服务的群体接受到的专业服务,比户籍所在地接受到的专业服务相对较好,易于对所接受的服务质量给予较高评价。

二　农村地区残疾儿童及家庭的早期干预服务整体较为匮乏

从早期干预服务的满足程度来看,大量户籍为农村的残疾儿童及家庭报告,仍有很多类型的早期干预相关服务未出现。本次调研发现,户籍所在地为农村地区的残疾儿童从发现可疑症状到初次筛查到确诊、评估,这些时间间隔存在延缓,农村地区残疾儿童普遍在 6 岁前较少接受早期干预相关服务(详见第四章),因而户籍所在地为农村的残疾儿童及家庭相较于城市中的家庭,更可能没有接受过早期干预相关服务。而现居住地为大型城市的残疾儿童及家庭则可能比农村地区的家庭更少接受早期干预服务。出现这一原因,同样可能是大量户籍为农村地区的残疾儿童及家庭跨省、跨市到城市所导致(详见第四章)。

农村地区残疾儿童家庭报告称,早期干预服务最匮乏的是政府及其相关部门提供的专业服务和经济支持,这与韩央迪等人研究②相似,该研究针对上海市听力障碍、发展性障碍及其他障碍类型的残疾人进行调研,研究发现除了教育费用补助或减免服务

① 胡晓毅,郑群山,徐胜. 我国孤独症儿童家庭教育的困境与对策[J]. 现代特殊教育,2015(22):18-24.
② 韩央迪,黄晓华,周晶. 助残服务的充足性与家庭生活质量——基于对上海地区残障儿童的家庭照料者研究[J]. 社会建设,2016(1):39-51+59.

比较充足外,其他大部分服务呈现无或不足的状况,这说明政府及其相关部门为家庭提供的服务缺失状况比较普遍,即便是在上海这样的大城市情况也是如此。值得一提的是,本研究发现早期干预服务的移动接送服务几乎是一个盲点,近78%的家庭认为没有获得该服务。一项研究表明,日本的残疾儿童家庭同样面临接送服务缺乏的状况①,而英国已经能为住址较远的儿童提供上下学交通服务②,以往的研究中未发现残疾儿童家庭对接送服务有较高需求。

三 农村地区残疾儿童及家庭对早期干预服务需求强度高

无论是户籍所在地还是现居住地的农村残疾儿童及家庭,对早期干预的总体需求均显著高于城市的残疾儿童及家庭。其中,农村残疾儿童及家庭对信息支持和经济支持的需求均高于城市的残疾儿童及家庭,现居住地为农村的残疾儿童及家庭对情感支持需求则高于大型城市的残疾儿童及家庭。田艳萍访谈③发现,农村家庭超过一半的家长心理压力大,但普遍反映不愿意倾诉和排解压力,也没有任何一个家长表示需要心理疏导和解压,但是本研究发现,农村地区的家长仍表现出心理建设的渴求,对心理咨询与辅导提及频次不多,但对家庭内部成员情感支持、社会人员的关怀接纳、学校及教师接纳的态度有一定的需求。

更为具体地来分析,以下因素对于农村地区残疾儿童及家庭的早期干预服务需求有影响:

第一,**残疾儿童的性别**对家庭早期干预服务需求有影响,在本次调研中,绝大部分残疾儿童为男性,研究发现农村地区的残疾男童及家庭,对早期干预服务的整体需求明显高于大型城市的残疾男童及家庭,尤其是需要信息和经济方面的支持;而现居住在农村的残疾女童及家庭,仅对信息支持需求较高。

第二,**是否领取残疾人证**对需求也有影响,调研中绝大部分残疾儿童均领取了残

①　门田光司.日本残疾儿童家庭支持现状及建议[J].残疾人研究,2016(2):69－72.
②　杨希洁.英国自闭症儿童的教育现状、挑战及启示[J].中国特殊教育,2014(10):78－79.
③　田艳萍.上海市送教上门家庭现状与服务需求研究——以崇明县为例[D].上海:华东师范大学,2014.

疾人证,在领取了残疾人证的儿童群体中,现居住在农村地区的这些残疾儿童及家庭对早期干预服务的总体需求明显高于大型城市,以信息支持、经济支持需求最为明显。而在没有领取残疾人证的儿童群体中,户籍在农村的残疾儿童及家庭对早期干预服务的总体需求明显高于城市,尤其是需要信息支持。

第三,**出生筛查结果**对服务需求存在影响,户籍为大型城市的残疾儿童及家庭,一旦儿童出现检查为异常,家长对早期干预服务的信息、情感、专业服务等各方面服务的需求极为明显。绝大部分残疾儿童在出生检查时为正常,出生检查为正常的农村地区残疾儿童及家庭,比起城市残疾儿童及家庭而言,对早期干预服务的总体需求更高,尤其对信息支持、经济支持需求更为明显。

第四,**家庭中子女数量**对早期干预服务需求存在影响,本次调研中,残疾儿童多为独生子女,户籍为大型城市的独生子女残疾儿童及家庭,对情感支持需求大于家有兄弟姐妹的残疾儿童及家庭;苏雪云的研究同样发现,特殊儿童是否独生对家庭内部需求有影响,其中独生子女家长更倾向需要得到其他家长对自己的支持①。而现居住在农村的独生子女残疾儿童及家庭比多子女的残疾儿童家庭,对经济支持需求更大,现居住在农村的独生子女残疾儿童及家庭,他们对早期干预服务总体需求高于大型城市独生子女残疾儿童及家庭,最需要信息支持和经济支持;而有兄弟姐妹的农村残疾儿童及家庭,他们则在总体服务需求上高于大型城市家庭,最需要信息和情感的支持。可能是农村的独生子女残疾儿童的家长对儿童的诊断、评估、养育、康复等更加重视,这些对家庭经济状况具有一定的挑战,同样在农村也存在信息渠道不畅的情况,故而更加需要信息支持;而农村多子女的残疾儿童家庭,残疾儿童在家排行老大或老二,多子女养育分散家庭成员注意力,家庭往往难以接受儿童的残障事实,故对情感支持需求较高。

第五,**残疾儿童的障碍程度**对早期干预服务需求存在影响,中小城市的**中度障碍**残疾儿童及家庭比轻度障碍残疾儿童,对经济支持的需求更大,在本次调研中,中度障碍残疾儿童的数量最多,且多为独生子女,中小城市家长整体文化水平较高,家庭年收入集中在 2—8 万之间,超过一半的母亲因残疾儿童需要陪护而辞职,对儿童的康复训练等各方面投入相对较多,康复训练的费用占据了年收入的 25—50%,故而中小城市

① 苏雪云,严淑琼,罗玉清.自闭谱系障碍儿童家庭需求调查[J].幼儿教育·教育科学,2014(4):45-48.

中度残疾儿童家长认为在经济上承担着较大的压力。现在居住在农村地区的中度和重度残疾儿童及家庭,比起大型城市的中、重度残疾儿童及家庭,对早期干预信息支持需求更加强烈。

第六,**家长的受教育水平**也影响服务需求,在大型城市中,当双亲均为大学本科文化水平时,比起双亲是初中及以下文化水平的残疾儿童及家庭,这类双亲对情感支持需求表现最大。当双亲均为初中文化水平时,户籍所在地为农村的这类残疾儿童家长,对早期干预总体服务需求比城市地区残疾儿童家长更加强烈,表现为对早期干预各类服务均有强烈的需求。

第七,**家庭的经济水平**影响服务需求,农村地区的残疾儿童及家庭中,家庭年收入越低,对早期干预经济支持需求越大;而现居住在农村地区的残疾儿童及家庭,家庭年收入为 4 万以下的家庭,对早期干预服务总体需求明显高于年收入 4 万及以上家庭,尤其对专业需求最强烈。在农村地区,残疾儿童家长报告,医护条件、专业服务水平较低,存在一部分的家长跨市、跨区、跨省为残疾儿童寻求更好的专业和医疗服务(详见第四章)。当家庭年收入为 2—4 万时,户籍所在地为农村的残疾儿童及家庭比大型城市而言,对早期干预服务的总体需求较高,特别在专业支持和经济支持上均有高需求。

综合上述,本研究发现,农村、乡镇地区在专业服务支持、经济支持以及信息支持等各个方面的需求强度极高,与农村、乡镇地区家庭的自我报告相符。总之,农村、乡镇地区的残疾儿童家庭在早期干预资源的享受情况上处于极其弱势地位,与何侃研究[1]结果一致。

四　农村残疾儿童及家庭对早期干预服务需求多样化

农村地区残疾儿童及家庭对早期干预服务呈现高需求,例如对家庭生活保障补助金、早期托育费用补助、医疗保障、早期健康保险补助和早期干预专业服务,其中农村地区和大型城市家庭需要为儿童提供早期托育费用补助。农村地区的家庭需要托育让家庭成员有时间外出挣钱,大型城市家庭需要托育是为了家庭喘息。除此之外,农

---

[1]　何侃. 残疾儿童教育现状与展望[J]. 残疾人研究,2012(2):17-22.

村地区残疾儿童及家庭对早期干预的服务还表现为更多样化,与以往研究①②一致。

第一,在信息支持服务方面,仍需要政府及其相关部门为同疾病患儿家庭建立网络沟通体系,为类似的残障儿童家庭建立信息共享平台;为残疾儿童家庭提供早期筛查、儿童早期发育、二胎优生优育、早期干预知识等信息支持;政府及其相关部门出台有关残疾儿童的优惠政策时,应及时使用特殊方式告知该地区所有家庭;加强政府对特殊疾病医治研究的投入及其相关信息推广。

第二,在情感支持服务方面,仍有心理咨询与辅导需求,如家庭与儿童定期(月度、季度)的心理咨询与辅导,注重保护家庭及其成员心理健康,注重心理建设,鼓励家庭成员保持积极心态接受儿童残障事实;家庭喘息服务。

第三,在专业服务方面,需要残疾儿童暂住服务或暂时性托养服务,移动车辆(专车)优先接送残疾儿童服务。

第四,在经济支持服务方面,扩大可报销机构范围,给予正规的民办康复机构报销支持;资讯公开透明化,可供报销的机构名单公开化;提供异地(跨省、跨区等)医疗、康复费用报销或补助,由家庭提供相关发票,提高报销额度;规范公办、民办康复机构收费标准等。

第五,在融合环境支持方面,希望加强媒体等宣导,使社会及学校对残疾儿童及家庭接纳、理解、认同、包容,也需要加强向祖辈等宣导,积极引导祖辈接受儿童残障事实,增强信心。

---

① 郭德华,邓学易,赵琦,等. 孤独症家长需求分析与对策建议[J]. 残疾人研究,2014(2): 43-48.
② 谷长芬,陈耀红,曹雁. 北京市0~6岁残疾儿童家长教育需求研究[J]. 中国特殊教育,2012 (4): 14-20+43.

第六章

我国农村地区 0—6 岁残疾儿童早期干预的本土化经验

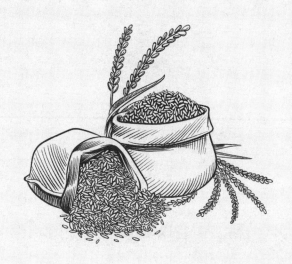

早期干预指的是以预防缺陷或者改善身心功能为目标,结合医疗、教育与社会福利等专业团队,针对0—6岁经确认或疑似有身心障碍的儿童及其家庭所做持续的、系统化的服务,早期干预包含学龄前的特殊教育①。

近年来,随着残疾人事业的发展,残疾儿童的早期干预受到了国家与社会的持续关注,我国也相继出台了一系列相关政策来促进残疾儿童早期干预的发展,梳理我国早期干预相关政策可以发现,按我国早期干预相关政策内容主要涉及两方面,一部分主要是针对儿童进行普惠性学前特殊教育,另一部分则是针对0—6岁残疾儿童的早期筛查以及进行抢救性康复。国家层面缺乏比较有操作性的具体实施细则,而在问卷调研中,我们又发现残疾儿童早期筛查、早期发现和获得教育干预的过程中,还是存在诸多障碍,在经济支持、信息支持、专业支持和情感支持方面都有极大的需求。

与国家层面残疾儿童早期干预相关政策相似,地方层面的残疾儿童早期干预相关政策也主要涉及普惠性学前特殊教育和0—6岁残疾儿童的早期筛查以及进行抢救性康复这两部分。地方性法规指的是法定的地方国家权力机关依照法定的权限,在与宪法、法律和行政法规不相抵触的前提下,制定和颁布的在本行政区域范围内实施的规范性文件②。地方性法规的特性之一是具有地方性,也就是说其内容规章是根据地方实际情况而制定的,其效力限于本行政区。同时,宪法、法律以及国家层面的政策法规是地方性法规的上位法,因此地方性法规的第二个重要特点是不能与宪法、法律以及行政法规相抵触③。

在东部地区,经济相对发达,即便是农村地区的早期干预系统也相对完善,通过对东部地区两个试验区的调研,了解目前农村地区早期干预的实践中有益的本土化的经验,同时进一步探索各个主体的需求和未来的发展方向。**对中国农村地区的残疾儿童**

---

① 张金明,赵悌尊. 我国残疾儿童康复的思考[J]. 中国康复理论与实践,2012,18(2): 193 - 196.

② 张金明,赵悌尊. 我国残疾儿童康复的思考[J]. 中国康复理论与实践,2012,18(2): 193 - 196.

③ 张金明,赵悌尊. 我国残疾儿童康复的思考[J]. 中国康复理论与实践,2012,18(2): 193 - 196.

的微观系统中,比较关键的各个不同的系统主体,主要包括残联、卫生、教育以及家庭等,对于现有早期干预的评价、各自的需求等,也为后续的个案研究奠定基础。

第一节　调研设想和方法

一　试验区简介

本次研究主要根据项目申请时的团队成员的基层资源,也考虑到个案研究需要尝试联结不同部门之间的协作,限于资源和研究的便利开展,选择了浙江省嘉兴市的农村地区与山东省淄博市博山区的农村特殊儿童家庭作为调研对象,以东部地区为例来研究探讨我国农村地区0—6岁残疾儿童早期干预的政策与实践相关情况,这两个试验区原本也有相对比较好的特殊教育和早期干预基础。

一个试验区为山东省淄博市博山区,2014开始开展残疾人0—6岁早期筛查干预的工作;一个试验区为浙江省嘉兴市农村地区试验区,2007年建设全国孤独症早期干预基地,2015年,成为国家特殊教育试验区。

二　调研方法

第一,通过文献检索和访谈法,了解两个地区残疾儿童早期干预的相关政策和实施情况;

第二,通过访谈和实地入户观察,对嘉兴及博山地区的居住和户籍地为农村地区的14户家庭(嘉兴7户,博山7户)进行了走访调研,通过访谈、问卷等方式对农村地区残疾儿童家庭的早期干预内容、早期干预方式、获得的相关支持等方面进行了深入研究。

第三,分别在嘉兴和博山召开了焦点组访谈。参与焦点访谈的对象包括:卫生系统相关负责人、妇幼保健院医生、教委主管特殊教育/学前教育的负责人、残联早期干预相关工作负责人、学前特殊教育机构负责人和教师、当地高校早期干预研究者、特殊儿童家长等。每次焦点组访谈约三个半到四个小时,对文字进行转录后进行整理分析。

访谈提纲如下:

1. 请各位专家和负责领导简要介绍一下本部门在残疾婴幼儿(0—6 岁)早期发现、早期筛查、早期评估和早期教育干预中的工作发展和现状。

∨ 什么时间开始、主要由谁(行政管理)来负责,人力投入情况;

∨ 相关的政策和经费保障情况;

∨ 主要服务的残疾儿童类型和年龄段、服务的地域范围、每年大概服务的人次、具体服务的内容有哪些?

∨ 是否有与其他部门的一些协作,具体的协作方式和工作内容是什么?

2. 请家长谈谈自己的孩子从发现到教育干预的过程。

∨ 什么时间发现的,是否有定期的筛查?

∨ 评估和教育干预在哪里、具体内容、是否有衔接等?

∨ 是否获得补助? 家庭的经济投入?

3. 请各位专家和负责领导/家长谈谈残疾儿童早期干预工作开展过程中遇到的困难和挑战,目前的应对策略是什么?

4. 请问各位专家和负责领导/家长,目前自己部门要发展最主要的需求是什么?

5. 对于不同部门的协作有什么样的看法和建议?

6. 小结并请需要补充观点的专家和负责领导/家长补充。

第四,访谈过程中进行了录音,录音进行文字转录后由参与者确认后进行分析。

三　调研和访谈对象

(一) 残疾儿童家庭调研

参与本次调研的家庭也是后续参加个案追踪研究的家庭,儿童家庭信息中,家庭户口所在地全部为农村地区,其中 3 户为外地农村地区户籍。具体信息见表 6-1。

表6-1 参与调研的残疾儿童及家庭基本情况

儿童编号	儿童姓名	性别	出生年月日	障碍类型	障碍程度	家庭户籍所在地	试验区	调研对象	调研方式
1	ZZF	男	2014.10.02	自闭症	中度	本地	博山	母亲/奶奶	问卷/访谈
2	FHY	男	2014.01.29	自闭症	中度	本地	博山	外公外婆	问卷/访谈
3	SRS	男	2013.04.10	自闭症	中度	本地	博山	母亲	问卷/访谈
4	SQY	男	2013.06.22	发育迟缓	轻度	本地	博山	母亲	问卷/访谈
5	LTQ	男	2013.01.01	自闭症	中度	本地	博山	母亲	问卷/访谈
6	ZCK	男	2012.07.08	自闭症	中度	本地	博山	母亲	问卷/访谈
7	小蒙	男	2013.09.24	唐氏综合征	中度	本地	博山	母亲/父亲	问卷/访谈
8	小凯	男	2011.10.12	自闭症	轻-中	本地	嘉兴	母亲	入户/问卷/访谈
9	WSY	男	2016.05.11	心面皮肤综合征	重度	本地	嘉兴	爷爷奶奶	入户/问卷/访谈
10	WYN	女	2014.05.12	唐氏综合征	轻度	本地	嘉兴	母亲/外婆	入户/问卷/访谈
11	XXL	男	2014.04.10	听力残疾	重度	本地	嘉兴	母亲/父亲	入户/问卷/访谈
12	YZF	男	2015.07.18	语言发育迟缓	中度	外地	嘉兴	母亲	入户/问卷/访谈
13	小睿	男	2016.05.17	发育迟缓+听力残疾	重度	外地	嘉兴	母亲/外婆	入户/问卷/访谈
14	LAY	女	2013.04.05	发育迟缓	重度	外地	嘉兴	母亲/奶奶	入户/问卷/访谈

（二）多部门多主体焦点组访谈

嘉兴试验区的焦点组访谈对象包括与残疾婴幼儿早期筛查、诊断和教育干预有关的各个部门的负责人和实际工作人员（医疗、残联和教育等），特殊教育教师以及特殊儿童家长，共 11 人（具体信息详见表 6-2），进行了接近 4 个小时的访谈。访谈地点在当地的自闭症早期康复中心，所有访谈对象都预先知晓访谈提纲，并签署知情同意书，访谈过程中进行了录音。

表 6-2 嘉兴试验区焦点组访谈名单

序号	姓名代码	单 位	编 码
1	LY	嘉兴教育学院（负责特教）	教育特教管理 A
2	LX	嘉兴教育学院	市教育管理 B
3	CJH	南湖区教育局管理者	区教育管理 C
4	XL	阳光乐园特教教师	特教教师 D
5	CXJ	阳光乐园管理者	特教机构管理 E
6	HYF	市残联管理者	残联管理 F
7	ZY	市残联管理者	残联管理 G
8	LJ	市级妇幼保健院管理者	卫生管理 H
9	SGM	嘉兴妇幼保健院医生	卫生 I
10	XYB	残疾儿童家长	家庭 J
11	SLH	残疾儿童家长	家庭 K

注：阳光乐园为当地唯一一所残联主管但具备教育资质的招收特殊幼儿的幼儿园，开设特教班和融合班。

博山试验区的焦点组访谈对象包括与残疾婴幼儿早期筛查、诊断和教育干预有关的各个部门的负责人和实际工作人员（医疗、残联和教育等），高校从事早期干预相关研究的专家、特殊教育教师和特殊儿童家长，共 10 人（具体信息详见表 6-3），进行了接近 4 个小时的访谈。访谈地点在当地的博山阳光乐园（康复中心和幼儿园），所有访谈对象都预先知晓访谈提纲，并签署知情同意书，访谈过程中进行了录音。

表6-3 博山试验区焦点组访谈名单

序号	姓名代码	单　位	编　码
1	YDX	淄博市妇幼保健院管理者	卫生 A
2	CYY	淄博市市妇幼保健院儿保科	卫生 B
3	XYQ	博山区教体局	区教育管理 C
4	GCB	淄博市残联	残联管理 D
5	WHQ	博山自闭疗育中心管理和教师	特殊教育 E
6	ZDL	山东体育学院(早期干预专业)	特殊教育专家 F
7	WSR	潍坊学院特殊教育系	特殊教育专家 G
8	YLC	山东博山特校	特殊教育管理 H
9	DH	自闭症儿童家长	家庭 I
10	ZJ	发展障碍儿童家长	家庭 J

第二节　嘉兴农村地区的残疾儿童早期
干预政策与本土化实践

一　嘉兴地区 0—6 岁残疾儿童早期干预相关政策

　　嘉兴位于浙江省北部,其残疾儿童早期干预相关政策除国家层面相关政策以外,主要是以浙江省以及嘉兴市的相关地方性政策为准,具体见表6-4。嘉兴市相关的政策在0—6 岁残疾儿童早期筛查和康复和普惠性学前特殊教育两个方面的规定都相对具体,有比较高的可操作性。政策层面也体现了部门之间,特别是残联和卫生部门的协作。

表 6-4　嘉兴地区残疾儿童早期干预相关政策

序号	名称(年份)	主要内容	
		普惠性学前特殊教育	0—6 岁儿童早期筛查与康复
1	嘉兴市扶助残疾人的若干规定(2004)①	各类幼儿园必须招收能适应其学习生活的残疾儿童入园。对接受学前教育的,减收或免收代管费、保育费、管理费、学费及住宿费等费用。聋哑儿童经语言训练取得康复证书后,要求进入普通幼儿园随班就读,普通幼儿园不得拒收,并应为他们提供适当的教育环境。	
2	嘉兴市残疾人保障实施办法(2010)②	残疾儿童在公办幼儿园接受教育的,给予减免保育费;残疾儿童经康复训练后,符合随班就读条件的,普通幼儿园、普通小学不得拒收,并应为他们提供适宜的教育环境。	建立健全残疾儿童康复救助制度,免费为孤残和贫困家庭残疾儿童提供抢救性康复治疗。对于需要康复训练的聋儿、脑瘫儿、智障儿、视障儿和孤独症儿,免收保育费,贫困家庭的残疾儿童免收基本康复训练(治疗)费,其他家庭酌情减免。相关经费由当地政府给予补助。
3	嘉兴市人民政府关于加快推进残疾人全面小康进程的实施办法(2016)③	对承担特殊幼儿教育机构的财政生均定额补助按公益性幼儿园生均定额补助的 4 倍标准执行。积极实施特殊教育向两头延伸,逐步完善残疾儿童学前教育布局,做好残疾幼儿接受普惠型学前教育工作。	对低保、低保边缘家庭中的未成年重度残疾人和未成年三、四级精神、智力残疾人,参照社会散居孤儿的养育标准发放基本生活补贴,对低保家庭和特殊困难家庭的残疾幼儿按人均 8 000 元标准减免教育康复训练费。实施残疾儿童基本康复服务与补贴制度,对 0—6 周岁视力、听力、言语、智力、精神(孤独症)、肢体残疾儿童免费实施手术、配置辅助器具和康复训练等基本服务。

---

① 嘉兴市人民政府,嘉兴市扶助残疾人的若干规定[EB/OL]. http://www.jiaxing.gov.cn/art/2004/1/7/art_1229426365_1874273.html

② 嘉兴市人民政府,嘉兴市残疾人保障实施办法[EB/OL]. http://www.law-lib.com/law/law_view.asp?id=343963

③ 嘉兴市人民政府,关于加快推进残疾人全面小康进程的实施办法[EB/OL]. https://wenku.baidu.com/view/5a5ec32bc67da26925c52cc58bd63186bdeb927f.html

序号	名称(年份)	主要内容	
		普惠性学前特殊教育	0—6岁儿童早期筛查与康复
3			将残疾人(重点是0—14周岁残疾少年儿童、精神残疾人和"三瘫一截"等成年重度残疾人)纳入基层责任医生签约服务范围,服务费个人承担部分予以全额补助。 完善0—6岁儿童残疾筛查工作机制,实现卫生计生、教育、残联等部门信息共享。建立医疗机构和康复机构间的合作机制,实现机构间转诊转介有效对接。加强社区康复服务,加大社区康复在基层医疗卫生工作中的考核和奖励力度。提高儿童福利机构的康复服务能力,引导社会力量兴办残疾儿童服务机构。
4	嘉兴市残疾人事业发展"十三五"规划(2016)①	使残疾儿童能够就近在公益普惠性的幼儿园接受学前教育,并且该规划指出要加大对自闭症等残疾儿童学前康复教育机构扶持力度,从而扩大残疾儿童招收规模。	
5	浙江省残疾人事业发展"十三五"规划(2016)②	学前教育普及残疾幼儿学前入园率达到90%以上。 鼓励儿童福利机构和康复机构开展学前教育,加大孤独症等残疾儿童学前康复教育机构扶持力度,扩大残疾儿童招收规模。 推进残疾儿童学前康复教育机构依法取得学前教育机构资质,规范管理和收费。	残疾儿童基本康复服务与补贴0—6周岁残疾儿童基本康复服务与补贴比例达到100%,惠及残疾儿童1.2万人(次)。 推进残疾儿童基本康复救助工作。全面实施残疾儿童基本康复服务与补贴制度,实现有康复需求和适应指征的0—6周岁视力、听力、言语、智力、肢体残疾儿童和孤独症儿童全面得到手术、辅助器具适配和康复训练等基本康复服务与补贴。

---

① 嘉兴市人民政务,嘉兴市残疾人事业发展"十三五"规划[EB/OL]. http://www.jiaxing.gov.cn/art/2020/12/4/art_1229426383_4285632.html
② 嘉兴市人民政务,嘉兴市残疾人事业发展"十三五"规划[EB/OL]. http://www.jiaxing.gov.cn/art/2020/12/4/art_1229426383_4285632.html

续　表

序号	名称(年份)	主要内容	
		普惠性学前特殊教育	0—6 岁儿童早期筛查与康复
6	嘉兴市人民政府办公室关于进一步加强残疾人康复和托养服务体系建设的意见(2017)①		按照康复以市为主、托养以县镇(街道)为主、庇护以镇(街道)和社区(村)为主的思路,加大残疾人综合服务、康复、托养、庇护照料等机构建设力度。 　市及人口在 50 万以上的县(市)的残疾人专业康复机构应具备医疗康复、职业康复、残疾儿童教育康复、辅助器具适配、康复咨询、培训指导和功能评定等综合服务功能;其他县(市、区)残疾人专业康复机构应具备残疾鉴定评估、康复咨询、辅助器具配置以及社区和家庭康复技术培训指导等基本服务功能。
7	浙江省第二期特殊教育提升计划(2017)②	基本普及残疾儿童少年十五年基础教育,以持证残疾儿童少年计,学前三年入园率达到 90% 　大力发展学前特殊教育。幼儿园应当接收具有接受普通教育能力的残疾学龄前儿童入园,不得歧视或者拒绝其入园。支持特殊教育学校开展学前教育,大力鼓励和扶持儿童福利机构和残疾儿童康复机构开办学前部或附设幼儿园,鼓励社会力量举办残疾儿童学前三年教育,并将残疾儿童纳入学籍管理。申请批设特殊幼儿园的,参照普通幼儿园的设立条件,可适当降低准入门槛。鼓励各地整合资源,为残疾儿童提供半日制、小时制、亲子同训等多种形式的早期康复教育服务。为学前教育机构中符合条件的残疾儿童提供功能评估、训练、康复辅助器具等基本康复服务。	

① 嘉兴市人民政府,关于进一步加强残疾人康复和托养服务体系建设的意见[EB/OL]. http://www.jxdpf.org.cn/news/show.php? itemid=11234

② 浙江省教育厅,浙江省第二期特殊教育提升计划[EB/OL]. https://baike.baidu.com/item/%E6%B5%99%E6%B1%9F%E7%9C%81%E7%AC%AC%E4%BA%8C%E6%9C%9F%E7%89%B9%E6%AE%8A%E6%95%99%E8%82%B2%E6%8F%90%E5%8D%87%E8%AE%A1%E5%88%92%EF%BC%882017%E2%80%942020%E5%B9%B4%EF%BC%89/23214828? fr=aladdin

序号	名称(年份)	主要内容	
		普惠性学前特殊教育	0—6岁儿童早期筛查与康复
8	嘉兴市残疾人精准康复服务行动实施方案（2017）①		市教育局共同制定本市残疾人精准康复服务行动实施方案、建立市级残疾儿童精准康复服务专家技术指导组、确定残疾儿童康复评估机构和康复服务机构；结合健康嘉兴建设，对贫困残疾儿童实施教育救助，提供教育康复服务；加强特教专业技术人员的康复技术培训。 　　针对智力、视力、听力、肢体、言语、精神残疾儿童以及疑似或高危新生儿等提供的服务项目、服务内容及标准、补贴标准等作了较为详细的说明，每名0—6岁儿童每年基本康复训练最高补贴2.4万元，辅助器具和矫治手术根据不同类型有不同的经费补贴标准。
9	浙江省人民政府关于加快推进残疾人全面小康进程的实施意见（2017）②	完善残疾儿童学前教育布局，特殊教育学校普遍开展学前教育，对家庭经济困难残疾儿童的学前教育训练和生活费给予补贴。	推动各地将脑瘫、智障残疾儿童医疗康复项目纳入规定病种支付范围；将残疾儿童纳入基层责任医生签约服务范围，服务费个人承担部分由当地财政给予80%补助。 　　健全残疾儿童康复救助制度，对0—6周岁视力、听力、言语、智力（孤独症）、肢体残疾儿童免费实施手术、配置辅助器具和康复训练等基本服务。
10	嘉兴市关于组织开展第二次全国残疾预防日宣传教育活动的通知（2018）③		加强婚前、孕前健康检查，做好产前筛查、诊断，有效减少残疾的发生；要建立残疾"早发现—早干预—早康复"的一体化服务及管理模式，对残疾儿童实施早期干预、提供全面康复教育，创建良好的随班就读环境，推进融合教育；进一步完善残疾儿童康复救助制度工作，改善残疾儿童康复状况、促进残疾儿童全面发展、减轻残疾儿童家庭负担，完善社会保障体系。

———————

① 　嘉兴市人民政府,嘉兴市残疾人精准康复服务行动实施方案[EB/OL]. http://www. jxdpf. org. cn/news/show. php？ itemid＝12347
② 　浙江省人民政府,关于加快推进残疾人全面小康进程的实施意见[EB/OL]. http://cl. jiande. gov. cn/art/2016/1/13/art_1291734_6204794. html
③ 　嘉兴市人民政府,关于组织开展第二次全国残疾预防日宣传教育活动的通知[EB/OL]. http://www. jiaxing. gov. cn/art/2018/8/20/art_1229330576_1774820. html

续　表

序号	名称(年份)	主要内容	
		普惠性学前特殊教育	0—6 岁儿童早期筛查与康复
11	浙江省人民政府关于完善残疾儿童康复服务制度的实施意见(2018)①		对残疾儿童和孤独症儿童接受与残疾类型和医学诊断相对应的康复训练费用的自付部分给予补贴,每人每月最高 2 400 元,每年最高 24 000 元。对残疾儿童配置与残疾类型相符合的基本 辅助器具费用给予补贴。 对具有适应指征的听力残疾儿童,每人免费配置基本型人工耳蜗 1 台,并给予 12 000 元的手术等费用补贴。对未享受免费配置基本型人工耳蜗和基本医疗保险支付,自行接受人工耳蜗植入的残疾儿童购置人工耳蜗,给予一次性补贴 30 000 元。对已安装人工耳蜗 8 年以上低保、低保边缘家庭的残疾儿童升级体外处理机,给予一次性补贴 30 000 元。 对具有肢体矫治手术适应指征的肢体、多重残疾儿童,每人给予最高 12 000 元和 6 000 元的补贴,分别用于手术(含术前必需检查)和术后院内康复训练。每人累计享受不超过 2 次。 困难家庭残疾儿童康复生活补贴。对低保、低保边缘家庭 的残疾儿童给予每人每月 600 元、每年最高 6 000 元的补贴,用于接受康复期间产生的额外生活支出。

二　嘉兴试验区农村地区残疾儿童早期干预实践

通过对嘉兴市 9 户残疾儿童家庭的问卷、入户访谈等方式对在早期干预的机构、早期干预方式、早期干预内容等方面其进行了调研。并结合焦点组访谈了解了嘉兴试

---

① 浙江省人民政府,关于完善残疾儿童康复服务制度的实施意见[EB/OL]. http://www. zj. gov. cn/art/2018/10/11/art_1229017138_64694. html

验区农村地区的残疾儿童早期干预实践。

我们对不同主体的访谈进行了分析,同时结合嘉兴市相关的政策,从以下几个方面进行讨论:

1. 早期干预相对起步早,国内发展领先——服务对象广,服务资质有突破

1997 年嘉兴市残联从听力障碍的早期康复开始(残联管理 F),而妇幼保健系统一直关注早期发现筛查和早期康复工作(卫生 H),2002 年开始,卫生系统和残联系统开始合作,协力做听力障碍儿童的筛查(卫生)和语训工作(残联),在 2003—2005 年期间,市残联也开始介入"智力残疾儿童的康复工作"。(残联管理 G)

2007 年开始,卫生部门与残联系统开始一起合作开展项目,参与全国的儿童孤独症的早期干预基地建设(残联管理 G),"这个基地是全国 31 个省会城市各有一个,另外包括两个地级市,就是嘉兴跟东莞"。(残联管理 F)

2016 年后出台了多项相关政策,确保残疾儿童早期干预的权益。

嘉兴市早期干预的对象的服务资质的认定上有质的突破,一方面,嘉兴市目前的政策和实践中早期干预服务的对象基本上做到了全覆盖,"聋儿、脑瘫儿、智障儿、视障儿和孤独症儿",为"视力、听力、肢体、言语、精神残疾儿童以及疑似或高危新生儿等"提供服务。特别是将服务对象从狭义的残疾儿童,扩展到"疑似或高危新生儿",包括诊断为"发展迟缓"的婴幼儿。(卫生 H,残联管理 F)

另一方面,突破户籍要求限制,外地户籍居住在嘉兴,也可以享受康复教育补贴,获得早期干预服务资质。"不是嘉兴户籍的孩子在阳光乐园一年享受到补助也要将近 1 万多,最少一万两千五百。不需要残疾证、不需要嘉兴市五县两区的户口。"(特教机构管理 E)

"我们的保健服务也是一样的,只要你居住在这里,我们就会把你纳入我们的系统保健,所以我们其实是有很多外地人。"(卫生 H)

2. 早期干预经费充足,管理机制灵活人性化——异地干预户籍地报销制度

一方面,省级、市级早期干预经费充足,残联系统、教育系统以及各类公益性津贴整合,0—8 岁的特殊儿童,包括发育障碍、发育迟缓、智力落后等,只要为浙江省户籍,有三级甲等以上医院的诊断证明,就可以享受政府的康复训练的各类补贴,最低人均 36 500 元,最高 39 500 元。同时也为特殊教育教师提高福利待遇,提升师资队伍稳定性,也有利于早期干预和学前特殊教育的质量和稳定。

在访谈中,不同的主体也表达了现有的经费是依靠各个部门不断争取,也依靠各级政策的不断突破和支持才实现的:

"我们这些孩子呢,除了省里面常规的这些补助以外,家庭经济负担还是偏重……当时跟财政协商了好多次。协商下来,当时的费用是两万左右,省财政是一万二,剩下的八千是市财政的。财政……对于低保或者低保边缘户是比较倾斜的,还有(原来)对户籍控制很严格原则上谁的孩子谁管,按道理说市本级的市财政管,嘉善、平湖、海宁、桐乡是当地管,不是我们管的。因为他们的财政收入不在我们这里……我们把这两点给克服了,就是不受地区限制、不受家庭贫困限制。"(残联管理 F)

"这里的补助还包括教育系统的。只要孩子是残疾的,保育费先交后退。这一块也蛮重要的,有四千左右。"(区教育管理 C)

"我们现在是浙江省二级幼儿园 450 块一个月,一年十个月,共 4 500 元。到第二年的时候都作为补助的形式补下来。嘉兴财政另外出了一个困难家庭的补助政策,八千元。再加教育系统的 450 元,一年 4 500 元的保育费。还有融合部和亲子部把福彩项目包掉了,一个项目,连续三年了。福彩基金的公益项目,3 000 元一人。"(特教机构管理 E)

只要有三级甲等以上诊断证明,无需办理残疾证:"一人年均三万六千五百元。如果再加上三千元的福彩项目的话,共三万九千五百元。至少这连续三年的话,我们这些孩子都能享受这些。所以我们基本实现康复训练费的零负担。而且是不需要残疾证,只要三甲以上医院的诊断证明。这对很多小龄的家长来说很重要的,家长真的不大愿意三岁、两岁去领一个残疾证。0—6 周岁,延长至八岁。"(特教机构管理 E)

管理制度人性化,允许**异地干预户籍地报销**:"到后来把小孩子的康复写入政策,是从 2008 年的小康工程开始。2009 年给我们十个名额,可以补一点经费。再到 2010 年,真正地针对智障、孤独症开始出台不同的政策。原来政策中贫困的是一万二,贫困家庭给百分之一百,一般家庭给百分之五十,条件好的家庭给百分之二十五,就是分家庭贫困不贫困。到了 2016 年,省里也进行了梳理,政策层面,制度不断完善,金额提高,门槛拉低。"(残联管理 G)

另一方面:针对残疾儿童家庭异地就诊普遍的现象,财政管理上也彰显了机制的灵活和人性化,除了户籍地不在本地的外地居民的残疾子女可以享受一定的康复、医疗和教育补贴之外,本地户籍在外地进行康复训练的家庭,本省内的外地康复机构,无论是省级定点康复机构还是市级定点康复机构,都可以享受异地干预户籍地报销,另外离开本省,到外省进行康复干预的家庭,则要求机构须是省级定点康复机构(残联管理 F)。

3. 卫生部门和残联和教育部门协作,建构早期筛查-评估诊断-教育干预体系

2002 年起,针对听力残疾儿童,卫生部门和残联系统就开展了早期筛查、评估诊断到康复训练的联动和协作,2007 年对于自闭症儿童,也加强了部门之间的协作,早期筛查到诊断,到后续的教育康复的联结。近年来也加强了医教的联动。**妇幼保健系统、残联以及公办的学前特殊教育和康复的幼儿园、教育系统之间有不少的信息共享和人员交流。**

"我们跟残联和残疾康复部门的联系也更多了。经费保障的话,因为妇幼保健院是一个公共卫生事业单位,政府每年有相当一部分的资助。我记得十年前好像是 200 万,但是我们还有其他的门诊业务。所以专门做残疾儿童这方面的经费好像是没有的,但是在跟残联合作的时候,是给过我们一些资助的。"(卫生 I)

"合作部门的话,主要是自己医疗卫生机构有自己的机构模式框架,社会横向的话,残疾儿童一块主要是跟嘉兴市残联康复部,也经常跟阳光乐园的园长有联系。"(卫生 I)

早期筛查后医疗资源努力提供一些早期康复训练,也与残联和教育专家协作:"从门诊筛查以后,若在筛查过程中,我们确定这个孩子是有问题,或者是发育迟滞,或者是自闭或者是其他的问题,那我们是转介康复机构,但是如果在早期筛查的过程中,孩子出现了迟缓,就是发育延迟,语言、认知等迟缓在沟通上互动能力差,但不符合诊断标准的,或者是年龄比较小,就在我们科室下属的一个儿童潜能发展中心进行服务。我们的儿童潜能发展中心的服务对象是出生以后婴幼儿的早期干预指导,另外对运动发育落后,我们有康复师做一些早期的运动康复,我们以 3 岁内为主。对于语言,我们正在开展语言的早期干预。重点的门诊还是临床上诊断的儿童行为问题、注意缺陷、多动,这些就是直接在我们这里进行干预治疗。但是我们也会邀请康复部门、教育界相关的专家来帮助我们一起指导,我们也请陈园长给家长讲过课,现身说法。我们也正打算在这个暑期开展一些活动。"(卫生 I)

另外**残联康复中心下属的"阳光乐园",由残联和教育局共同管理,下设"融合部、**

康教部、门诊部三大部门",既是幼儿园,为残疾幼儿提供学前融合教育的环境和学习经验,也可以为残疾幼儿提供一对一、一对小组的康复训练,同时也尝试为3岁以下的残疾儿童家庭提供家庭培训。

"门诊部是近两年学前特殊幼儿人数增加最多、课程类型最丰富的一个部门,模式类似医院的门诊,目前主要的康复对象为3岁以上的幼儿家庭,还有一小部分为15个月到3岁之间的幼儿家庭,康复对象越来越低龄化,这对家庭的康复指导性就越来越突出,门诊部需要有更多具有家庭生活养育经验的教师,这对家庭指导起到了很大的作用。"(特教教师D)

4. 部门联动突破人员资质评定,促进专业人员发展和储备

早期干预的质量保障中最重要的一环是"早期干预相关工作人员的专业化发展",早期干预是一个需要多学科协作的领域,目前的专业资质评定制度中,医疗卫生、残联和教育部门各有相应的制度和规定,但在实际开展相应的早期干预工作的过程中,非常需要跨学科的专业人才,比如卫生部门想招聘特殊教育背景的专业人员,残联需要医疗背景或者教育背景的专业人员,幼儿园和学前特殊教育机构也需要医疗和康复专业人员。**嘉兴创新地通过部门联动,康复中心行政管理属于残联,业务主管单位归区教育局,但同时也得到教育局的资质认定,遵照教师系列的标准**。这点极大地保障了专业人员的发展和稳定性。

"十年前浙江嘉兴理顺了残联康复中心老师职称事宜,残联系统的机构教师还顺利通过教育局评审的高级职称。目前所有老师按照教育局的教师管理要求参加继续教育学习、参加教研活动、参加职称评审。其中有编制的老师评聘分离,即中级职称老师是否能聘为中级,还得看康复中心的职数。所有一切的前提条件是:我们康复的业务主管单位是区教育局,另外挂牌——特殊教育指导中心学前分中心,这样和教育的联系非常紧密,通俗地讲,康复中心举办的活动,取得的成绩既是残联的,也是教育局的。具体业务上有教研中心的两个教研员指导:特殊教育教研员和学前教育教研员。"(特教机构管理E)

"教育系统这两年给我们的支持真的非常重要。浙江省公益性调研,有了公益性调研就有公益性津贴,生均补助。这个目的就是给每一个不在编的、自己聘用的老师,提高他们的福利待遇。我记得2009年刚办的时候,老师公积金也没有交,医保是交了最低的,没钱,没办法呀,财政不给钱。我们到财政去,他说你不是财政管的,不关我

事。我们没办法，生均补贴有了之后，就给老师提高福利待遇。"(特教机构管理 E,特教教师 D)

5. 实践环节存在的困难和后续发展需求

第一、具体实践环节存在的困难

(1) 卫生和残联康复部门都表达了服务需求很大,有时候很难满足,服务内容多样,专业人员缺乏的状况。

我们是从新生儿早期筛查开始的,儿童保健门诊实行出生后一个月开始,一直到七岁,但是我们的儿童心理门诊和儿童的保健门诊的服务对象是到十八岁。我们分基层社区,到县区级、到市级、逐级转诊,但是如果是高危儿童,我们现在和临床儿科开展了一个早产儿的联合门诊,现在随着现代医学的发展,早产儿的存活率更高,但是出现了一些问题,就是早产儿的发育问题,专业人员不够。(卫生管理 H)

在运营的过程中,我们发现了很多问题,最大的是人员流动性的问题,这是一直困扰我们的最大的问题。师资的培训问题、经费的问题,还有儿童的政策补助的问题。(特教机构管理 E)

(2) 农村地区的早期干预服务资源相对匮乏,信息支持和专业支持都非常缺乏,信息不对称,政策的福利无法享受,农村地区"残疾"观落后,家长需要心理支持。

残疾儿童家长表示: 农村没有康复机构,到市区进行康复干预,需要租房等经济压力很大;心理压力很大,主要是来自家人和周围人的不理解等;

"我是桐乡的,不是嘉兴本市的,然后我们到这边来上学的话,我们要租房子。就租房子、生活开销这方面也要几万块钱。我们也是合租,一个人租的话费用太大了。"(家长 J)

"从三周岁半训练开始,我就不工作了。两年没上班了,我们家还有个大的小孩,只有他爸爸一个人上班,四个人生活。在外面租房子,还要面对各种的心理压力。"(家长 K)

"至于补助,当我知道国家每年一万二的补助的时候,我孩子已经 6 岁了,后来我跟杭州市康复部部长咨询,他说:'你反正之前没领过嘛,你去区里领好了。'然后,我跑到余杭区的残联,余杭区的残联说区里面的政策和市里的政策不一样,区里是困难家庭才能领到,最后我就领了 6 000 元。后来当我孩子八岁的时候,又一个消息来了,改成 0—8 岁,而且两万四了。当时残联还给我打电话:'说你孩子八岁了,你要不要领

啦?'我说:'小学还能领吗?''那不行了。'那就算了,不领了。"(家长K)

"比如说在乡下,没有办法去跟别人说我们怎么样怎么样。他们没有那种概念。农村家长的压力要比城市家长的压力大一点。这边训练的话,有人会问你:'你们家在哪里上学?',好像是脱离了群体。"(家长J)

"我一开始,因为那个时候信息不像现在那么多嘛,大概三四年前,那个时候,我也去听讲座的,说实话讲座其实没什么用。当时听的怎么回事,回家面对孩子又不行了。那时候我主要做的就是找那些大龄自闭症的家长,我和他们了解情况,我可能不知道怎么做是对的,但错的做法我基本上知道了,知道什么不能做。"(家长K)

(3) 经费支持很多是直接给到儿童进行康复干预的,而为家长提供咨询和培训的项目很难获得经费支持;家长的信息和咨询的支持还需要加强;异地的康复训练普遍如人工耳蜗术后的语训,家庭经济负担重(报销了儿童的康复费用,但家庭租房费用,辞职没有经济收入等);家长对于残疾的态度会阻碍早期干预的及时进行等。

"我们碰到了很多无奈,我们有方法,比方说,可以提供辅具,助听器配起来,关键后期的康复训练怎么跟上。作为我们来说,我觉得政策这一块还是要支撑牢的。政策支撑牢了,就做得起来了。现在往往就是我们在做项目时,家长培训往往不被认同,往往不被通过。"(残联管理F)

"我们现在给家长做的培训什么的,是没有任何资金支持的。其实,说句难听点的,是可以不做的。因为我们所有应该服务的内容是定位给孩子的,对家长的培训在政策上是没有保障的,资金上也是没有保障的。报预算,你没有提供任何政策依据的支撑。"(特教机构管理E)

"财政是这样的,我们康复中心每年都是年底造下一年的预算,我以项目的形式造预算,基本上都不通过。他们不可能同意的,没有先例,没有依据的东西不可能通过的。省里也没有,比方说你必须要完成多少任务,补贴经费多少,那么有依据,我才可以造上去。第二个,我申请了民政的慈善总会,其实是项目经费,申请了几年,也都没通过,自始至终没通过。"(教育特教管理A)

(4) 0—3岁儿童的康复干预需要和家庭支持结合,也需要与特殊教育结合,目前这个环节还缺乏人力和资源。

"但是从家长的角度来想,我觉得还是有问题。基本上在医生这边筛查出孩子的问题,很多孩子是先到我们这里,像听力的话生下来三天就确诊了,基本上是抱着过来的,三四个月的小孩,家长很着急。现在干预的手段是很多的,比方说听力有问题的,可以装人工耳蜗,可以先申请,也可以免费配助听器,让你去康复训练。虽然我们是这么说的,但是这么小的小孩,家长的心理负担还是很重的;这么小的孩子,给他干预其实是很困难的。比如说让他去阳光乐园,也收不了。这么小的小孩子怎么收。我只能跟他们说,你们家长先去学一点,家长学了,然后给孩子适当早期干预一下,然后等孩子大一点到阳光乐园来。"(卫生管理 H)

"涉及家长培训的问题,我建议以后家长培训的这一块,彻底是0—3岁的,培训也要给予政策的支撑。先让家长去学,再去教孩子,现在家长来学我们是没有政策的。这一块应该是我们康复部门、残联的导向,反正我觉得他们其实需要的,因为我碰到了很多家长,小年龄的都这样,大年龄的进班也可以,陪读也可以。小的还在哺乳期怎么弄啊。"(残联管理 G)

第二,后续发展的主要需求

(1) 疑似和高危边缘的儿童的政策和保障

嘉兴市的残疾儿童服务资质的认定已经相对非常广义,包括了发展障碍、发展迟缓等在内,但随着新生儿早期筛查工作的深入推进,以及母婴保健技术的进步,新生儿死亡率极大减低,早产、低体重以及家庭环境不利的高危边缘儿童的早期介入也成为下一步要关注的问题。

正如下面医生表达的那样,医生工作量很大,而这些高危或者疑似存在发展风险的婴幼儿的家长需要时间和资源给他们提供心理支持和专业支持。残联管理者认为"发育障碍、发育迟缓、智力落后"的诊断对于残疾儿童家庭更容易接受,但其实高危和疑似发展风险的婴幼儿更需要的是家庭指导和家庭养育环境的丰富,而且这个群体早期干预的关键期在0—3岁,甚至是0—1岁,我们目前并没有机构可以为这个年龄段的孩子提供相应训练和康复服务。

"可能还是那些疑似的、高危的,我们政策上还是比较空白,因为都要确诊了以后才有经费、保障……在门诊的医生真的要做很多解释,门诊工作量大,他们往往心情也不好,因为家长有一个长时间的痛苦煎熬,所以心情不好,导致医患的关系也很紧张,所以我们常常说从理解的角度出发,在临界的这部分孩子是不是也有政策。"(卫生 I)

"就是现在我们政策里面发育障碍、发育迟缓、智力落后,以前政策是疑似孤独症是可以的,但是2016年的政策把前面三个放进去了,发育障碍、发育迟缓、智力落后,这样医生是肯写下去的。我知道医生技术高明,还有医德也是很重要的,不能乱写。所以出政策的时候把前面三个放进去,对小孩子和家长来说,心理承受的压力要小很多。既然医生开了证明,来机构训练了,我们都认可。"(残联管理F)

(2) 家长教育需要经费和保障,为家庭提供信息支持和专业支持

存在的困难部分,不同部门包括卫生保健系统、残联和学前特殊教育系统都表达了家长教育和家长培训方面的经费申请的困难,因为目前全国范围内早期干预相关的治疗和康复以及教育费用都是针对残疾儿童的,没有专项的经费给到各个部门,为残疾儿童家长提供相应的培训和支持,特别是0—3岁这个阶段,残疾儿童也很少能找到适合的康复机构尽早开始介入,家长又缺乏相应的专业支持,则尤为困难。

农村地区的境遇更差,由于地域限制,基本上定点的康复机构都在市内,有家庭表示,如果不租房异地干预,每次路途遥远,来回需要5—6个小时;另外信息不对称,很多农村家庭不了解相关的政策和福利。

另外比较突出的是,农村地区对于"残疾"的观念依旧比较陈旧,诊断让家中老人感到"羞耻",甚至质疑父母的早期干预努力,家长得不到家庭这个重要的生态系统的支持。

"比如说在乡下,没有办法去跟别人说我们怎么样怎么样。他们没有那种概念。农村家长的压力要比城市家长的压力大一点。这边训练的话,有人会问你:'你们家在哪里上学?'好像是脱离了群体。"(家长K)

"我碰到很多案例是爷爷奶奶、外公外婆觉得好好的,你们要弄死孩子,你们为什么要这样子。那天接的一个案例就是,一家子在我办公室就开始吵架,外婆就觉得你们在弄什么,孩子不是很好吗。话也会说一点,就是调皮一点而已。"(特教机构管理E)

"家庭和家庭之间不同的成员结构、文化背景、经济能力、社区环境等都会影响一个孩子的康复训练。目前就我园而言,一般城市的家长比农村家长更能参与康复训练,坚持康复训练,在家长培训课中城市的家长更有能力理解知识,也能有生活康复的能力和环境。家庭内部,不同的成员之间的康复能力也存在较大的差异,一般参与孩子早期康复训练的是母亲或者奶奶、外婆,女性的参与度较高,直接干预的情况多,全职母亲参与早期干预一般比祖辈参与的效果明显。"(特教教师D)

（3）康复机构的资质和规范、专业人员的发展和适用于残疾儿童的专业课程等。

以自闭症早期干预的机构来说，嘉兴市的财政和相关人员发展的政策很好，但家长反映，嘉兴市具备"报销"资质的机构数量仅有一所（研究进行时的情况），能服务的儿童人数有限，报名后排队时间很长。家长时常在诊断后会非常着急，大部分家长会选择前去杭州、上海等地，但全国范围内，没有行业标准，残联下属的康复机构之外，还有很多民非性质的机构，康复机构资质的界定和行业的规范化一直是一个需要解决的难题。

"我们现在对家长要求要选择有资质的康复机构，我们指的康复机构一块是教育康复机构，一块是医疗康复机构，其他的机构像辅具机构，也比较少了。主要还是在医疗、教育的机构里面，残疾儿童的机构康复，残联、教育、卫生三家意见比较统一的，一定要叫家长到有资质的机构，否则到没有资质的机构就变成有害的。有资质怎么来衡量呢，我们就需要有行业许可，教育要有办学许可证，医院要有卫生的医疗许可证。"（市教育管理 B，残联管理 F）

专业人员的发展也是在困难部分大家都提及的，以特殊教育教师职前培养来谈，也面临很多挑战，刘春玲指出，我国特殊教育师资培养面临的主要挑战体现在："特殊教育教师数量严重不足；特殊教育师资培养类型单一；高层次特殊教育师资匮乏；融合教育教师培养缺位。"她也进一步指出，"农村贫困地区特殊教育教师的补充历来就是一个较为棘手的问题。"[①]我国康复人才比起特教教师来，空白更大，未来需要多元的人才培养制度，也需要多元的人员资格审定和人才发展制度。职后的培训也缺乏深入和系统化的设计，很少聚焦残疾儿童的早期干预和学前特殊教育。

"当下的特殊教育在往两头延伸，这是非常好的趋势，但是目前，公办学校教学研讨的主题主要都是围绕义务教育阶段的课程进行研讨，例如生活语文，生活数学等，民办的一般都是以营利为目的教学或家长培训，真正以提升学前康复教学质量为目标的教学研讨极少。在此背景下，我们做的较多的是园内的校本培训和研讨，外派老师参与学前教育的普通教育的研讨，以及特殊学习的义务阶段的研讨活动。尽管教学的方式方法是相通的，但是如果能有更为对口的研讨活动，相信更能促使教师自我成长。"（特教机构管理 E，特教教师 D）

---

① 刘春玲.新时代特殊教育师资培养的反思与建议[J].教育学报，2021（2）：74-82.

另外,早期干预中多学科协作非常重要,需要为残疾儿童建构一个基于家庭为中心的发展生态系统,需要医教康的结合,最初医疗介入是最直接的,但残疾儿童的发展,特别是认知、语言、社会性以及生活自理等领域是需要教育参与的,不仅是儿童的教育干预,还需要对家庭和家长提供多维的支持和指导,才能让早期干预的效果发挥到最大程度。但我们学前特殊教育起步晚,**特别是0—3岁的学前早期教育的发展基本还是空白,缺乏适合残疾婴幼儿及其家庭的专业课程**。后续相应的课程本位的评估工具的开发,特别是**亟需能联结教育评估—目标选定—个别化方案制定—发展验效的科学工具**。

"首先,教学教参需科学指导。普通教育有建构式教参,义务制特教学校有义务教育用书,但是作为学前特殊教育教学一线的教师没有直接可以使用的教学参考用书和教案,教师可以参考和借鉴的教学内容特别的广泛,可以从普通教育、义务教育、网络百度、婴幼儿亲子教育等书籍中搜集合适的内容,这对于经验性教师来说可能更为灵活,能根据班级孩子的生活经验和学习能力去调整内容,但是对于新教师来说这是一件非常具有挑战的事。此外,即便是经验型教师虽然对于上什么更加有想法,但是其内容选择、安排的科学性依然有必要接受专家型或科研型人员的指导和介入,为早期干预活动的设计提供科学的保障。"(特教机构管理E,特教教师D)

三 嘉兴试验区农村地区残疾儿童早期干预的本土化经验小结

第一,外层系统上,政策细化,财政保障跟上,**异地干预户籍地报销**制度,以及在嘉兴本地居住的外地户籍的残疾儿童及其家庭也能获得相应的财政补贴,整合多方力量,加大经济支持力度;

第二,中间系统上,医疗、教育和残联的协作,医疗早期筛查后转介给残联和教育部门下属的早期教育和康复部门,嘉兴市最大的创举是,**将一般隶属于残联的康复机构,与教育部门协同管理,"阳光乐园"整合了学前融合教育、家庭教育、儿童康复等早期干预的服务内容,同时也解决了康复师职业发展的通道问题。**但早期干预相关的部门之间的协作也需要建立常态化的工作机制,获得持续的经费支持;

第三,微观系统上,虽然嘉兴相对的早期干预政策和经济支持在全国已经非常领先,但是农村地区,由于地缘和信息屏障,仍存在残疾儿童家长获得相关信息的渠道缺乏、农村基层缺乏康复的资源、异地就诊康复加重负担等问题;**残疾儿童的家长指导的重要性凸显,特别是0—3岁残疾儿童,包括高危和边缘的发展风险儿童的家长和家庭指导和培训需求突出**,也需要专门的经费和人力支持。

第三节　博山农村地区的残疾儿童早期干预政策与实践

一　博山地区0—6岁残疾儿童早期干预相关政策

博山位于山东省淄博市,其残疾儿童早期干预相关政策除国家层面相关政策以外,主要是以山东省以及淄博市、博山区的相关地方性政策为准,具体见表6-5。博山区的很多早期干预政策是在2016年后陆续出台的,有区级的落实相关上级的"残疾人精准康复服务行动"的实施方案,也为特殊教育的提升制定了相应的政策,2021年,《关于开展"十四五"残疾儿童早期干预试点工作的通知》专门就0—3岁早期干预工作提上日程,并给予一年的资助。学前特殊教育部分的学费基本由政府支出。

表6-5　博山地区残疾儿童早期干预相关政策

序号	名称(年份)	主要内容	
		普惠性学前特殊教育	0—6岁儿童早期筛查与康复
1	山东省残疾人精准康复服务行动实施方案(2016—2020年)(2016)①	加强学龄前残疾儿童特殊教育师资技术培训,在特殊教育机构、随班就读学校和随园保教幼儿园普遍开展残疾康复服务。	对康复服务的入户、评估、申请服务卡、实施康复服务、费用结算、信息报送与管理等方面作了具体规定,要求为智力、视力、听力、肢体、精神残疾儿童提供手术、康复训练以及支持性服务。对于

---

① 山东省明政局,残疾人精准康复服务行动实施方案(2016—2020)[EB/OL]. http://www.sd.gov.cn/art/2018/12/18/art_2259_29292.html

序号	名称(年份)	主要内容	
		普惠性学前特殊教育	0—6岁儿童早期筛查与康复
1			0—6岁不同类型的儿童经济补助标准不一,低视力儿童一次性补助0.1万元;听力残疾儿童人工耳蜗项目,补助手术费1.5万元,补助一学年的康复训练费用1.4万元,其他项目每人年训练费1.2万元、助听器购置0.48万元、验配0.12万元;肢体残疾儿童肢残矫治手术每人补助1.72万元,其中手术费1万元、术后康复训练费0.6万元、辅助器具装配费0.12万元;脑瘫儿童每人年补助训练费1.32万元,其中0.12万元用于辅助器具装配;智力残疾儿童每人年补助训练费1.2万元;孤独症儿童每人年补助训练费1.2万元;另外每名符合要求的儿童可享受每年0.25万元的交通补助。
2	山东省特殊教育学校教职工编制标准(2016)①	学前特教班,学生与教职工比例为2∶1,保育员配备按略高于普通幼儿园标准配备,开展残疾学生随班就读的普通中小学(幼儿园)学生与教职工比例为5∶1。学前特教班,班级与教职工比例为每班配备3名专任教师,保育员配备按略高于普通幼儿园标准配备,普通中小学附设特教班,班级与教职工比例为1∶2。	
3	博山区残疾人精准康复服务行动实施方案(2017—2020年)(2017)②	加强学龄前和义务教育阶段残疾儿童特殊教育师资的技能培训;在特殊教育机构、随班就读学校和随园保教幼儿园普遍开展残疾人康复服务。	0—6岁听力残疾、肢体残疾、智力残疾以及精神残疾儿童的康复服务内容、形式、时间等作了具体规定。

---

① 山东省机构编制委员会办公室,山东省特殊教育学校教职工编制标准[EB/OL]. https://www.sohu.com/a/148263851_744795
② 博山区残疾人精准康复服务行动实施方案.

序号	名称(年份)	主要内容	
		普惠性学前特殊教育	0—6岁儿童早期筛查与康复
4	关于集中开展残疾人康复机构自查自纠工作的通知(2017)①		切实抓好精准康复服务行动与政府民生实事残疾预防和残疾儿童抢救性康复项目。
5	山东省《第二期特殊教育提升计划（2018—2020年)②(2018)	到2020年,普及十五年特殊教育,学前三年入园和接受康复教育训练率达到90%以上。 大力发展残疾儿童学前教育。全部特殊教育学校和有条件的儿童福利机构(未成年人救助保护机构)、残疾儿童康复机构增设学前部或附设幼儿园。有条件的地区可举办专门招收残疾儿童的幼儿园。制定幼儿园资源教室建设标准,大力推进残疾儿童随园保教试点工作并逐步推开。鼓励各地整合资源,为残疾儿童提供半日制、小时制、亲子同训等多种形式的早期康复教育服务。 到2019年学前阶段的生均经费参照义务教育阶段每人每年8 000元的标准执行,随园保教的儿童免除其伙食费和保教费。	
6	山东省人民政府关于建立残疾儿童康复救助制度的通知(2018)③		对需要长期康复训练的残疾儿童,根据不同类型采取机构内集中康复训练和"机构+社区+家庭"康复训练救助模式。 定点机构集中康复训练救助每年不少于10个月,每人年补助训练费15 000元;"机构+社区+家庭"康复训练救助每年累计不少于3个月,每人年补助训练费

---

① 山东省残疾人联合会. 关于集中开展残疾人康复机构自查自纠工作的通知.

② 山东省教育厅,山东省第二期特殊教育提升计划(2018—2020年)[EB/OL]. http://www. licheng. gov. cn/art/2018/12/17/art_20540_2766291. html

③ 山东省人民政府,关于建立残疾儿童康复救助制度的通知[EB/OL]. http://www. shandong. gov. cn/art/2018/9/30/art_2259_28657. html

续　表

序号	名称(年份)	主要内容	
		普惠性学前特殊教育	0—6 岁儿童早期筛查与康复
6			5 000 元。对需辅助器具救助的儿童,配发基本型辅助器具。康复救助标准根据经济社会发展状况和残疾儿童康复需求等因素适时进行调整。对经评估符合条件的重度听力残疾儿童,免费实施人工耳蜗救助手术;对经评估需矫治手术的肢残儿童,免费实施肢残矫治救助手术。
7	山东省残疾儿童康复救助实施办法(2020)①		残疾儿童康复救助基本服务项目和内容包括为符合条件的听力残疾儿童实施人工耳蜗植入救助手术;为符合条件的肢体残疾儿童实施矫治救助手术;为有辅助器具需求的残疾儿童适配基本型辅助器具;为有康复需求的残疾儿童提供康复训练等服务。
8	关于开展"十四五"残疾儿童早期干预试点工作的通知(2021)②		为符合残疾儿童康复救助条件的 0—3 岁听力、言语、肢体、智力等残疾儿童和孤独症儿童提供如下服务:家长培训、亲子培训、家庭环境评估与康复指导。补贴标准为 2.4 万元/人/年。每名残疾儿童及家庭原则上接受为期 1 年的早期干预服务。

二　博山试验区农村地区残疾儿童早期干预实践

通过对博山 7 户残疾儿童家庭进行问卷、个别访谈,对在早期干预的机构、早期干预方式、早期干预内容等方面其进行了调研。并结合焦点组访谈了解了博山试验区农村地区的残疾儿童早期干预实践。

---

① 山东省残疾人联合会,山东省残疾儿童康复救助实施办法[EB/OL]. http://www.sddpf.org.cn/attach/0/0d1fb01ebdba43a2824f198ff6a107b7.pdf
② 山东省残疾人联合会,关于开展"十四五"残疾儿童早期干预试点工作的通知[EB/OL]. http://www.sddpf.org.cn/attach/0/4a58861b3e264f7897e90db4b0d535c5.pdf

我们对不同主体的访谈进行了分析,同时结合博山相关的政策,从以下几个方面进行讨论:

1. 淄博市级早期干预政策重救助托底,并适量延展到残疾儿童家庭

符合政策规定的残疾儿童基本上在定点的康复机构可以免费康复。"十一五"开始,淄博市按照国家和山东省委政府的残疾康复救助工作要求,相对比起同省其他城市覆盖面要广。学前特殊教育省级补贴人均 3 千元,基本上残疾儿童入学可以全免费;残联还给予每个残疾儿童一年 2500 元的生活补助,给到残疾儿童家庭。进入定点的学前特教或者康复机构,自闭症和智力障碍儿童均有一年一万二的补贴,给到学校/机构。

2014 年之前,从"十五"开始国家着手启动康复救助工作,但面比较窄,到"十一五",整个国家从面上加大投入,扩大了范围。我们淄博市从 2013 年市政府为了进一步贯彻党中央国务院和咱们山东省委省政府关于进一步推进残疾事业发展,其中有一条就是残疾康复救助工作推进。"

"针对淄博市 0—6 岁脑瘫、弱智、孤独症及视力还有 0—14 岁的需要神经手术的⋯⋯从 2013 年凡是符合年龄的 0—6 岁的,经过三甲医院评估有疑似或者确诊获得残疾证的全部纳入救助范围,从 2013 年到现在每年救助孩子在六七百名左右,投入资金一年一千多万吧。咱不说在山东省靠前,最起码淄博市在面上工作可以说是扩展的,相比济南啊,包括其他地区可能面上都要宽一点,这是救助工作。"(残联管理 D)

拥有残疾人证且户籍为博山的残疾儿童获得经济支持目前是一个月 1200 元,一年 12000 元,这部分可直接抵消公立特殊教育学前机构学费,除此之外每年 2000 元或 2500 元的交通生活补助(最新规定为 2500 元),二级残疾人证另有每月 80 元的补助。在残疾儿童早期干预方面,除了经济支持以外,博山地区残疾儿童家长还通过每月一次的家长培训获得一定的专业支持与培训支持。

2. 省级政策保障,确保医疗残联的早期通报渠道,依靠妇幼保健三级网络,建立技术指导中心

"十二五"期间,参与"残疾儿童筛查项目",作为四十个实验市,残联牵头,依托市级原有的妇幼保健三级网络,建立以市妇幼保健为龙头,以区县妇幼保健院为枢纽,以乡镇卫生院包括我们的社区康复机构为基础的筛查申报网络。并开展培训,确立完善早期筛查技术规范和规章制度,最完善的是听力筛查系统。

"开展残疾人 0—6 岁早期筛查干预的工作,主要通过早发现、早转介、早康复进一步畅通渠道为残疾儿童提供最好的服务,咱们 2014 年主要是和卫计委,这是省命令的工作,开展实验工作。"(残联管理 D)

"我们依托县里卫生院和区县妇保院,特别是咱们依托市妇幼保健院,做一个龙头,做一个技术指导中心,我们充分地利用了三级网络,建立和畅通了渠道,目的是通过渠道发现一例,转介一例,康复一例,干预一例,实现发现和康复无缝衔接。这工作虽然前期作了一些工作,但是我们系统到目前来看不是很完善很健全。"(残联管理 D)

"现在最完善的系统就是听力筛查,新生儿的普遍筛查几乎达到百分之百。马上启动新生儿耳聋基因筛查,这样好一些,马上咱们市政府下文件,如果启动新生儿耳聋基因筛查,对耳聋基因异常的孩子做一个早期干预可能会避免一些后发性耳聋。"(卫生 A)

"我们要求儿科医生进产科对新生儿进行正常的新生儿保健,在这个保健过程当中我们要筛查的残疾儿童,包括我们的听筛、新生儿疾病筛查、视力筛查这一些就是我们卫生主导做的工作。另外就是我们正常的常规的儿童保健门诊,像我们妇幼保健院跟儿童保健门诊,这个也得孩子来看病,我们也做一些筛查,筛查出来也及时解决转介。"(卫生 A)

3. 医疗模式:部门整合医教康,医院开展多种形式的康复和教育训练

0—6 岁残疾婴幼儿的早期筛查和诊断以及后续的康复和教育干预,基本形成筛查、诊断、康复体系,孤独症、弱智、低视力、听障还有脑瘫这五大类残疾儿童的康复也形成了独立的康复体系。医疗部门整合医教康资源,医院开展多种形式的康复和教育训练,包括家长培训、全日制康复训练、住院干预等方式的康复服务。也在医院开展发展领域为内容的集体课等。会对**家长**、**托幼机构的保健医生进行培训**,宣导基本的早期筛查知识。

"早期筛查这一块还是比较全面的,问卷、调查这些都有关于家长的。早期评估这一块,潜能评估在这一块来说我们门诊做的也比较好……通过这些筛查然后对孩子进行一些五大领域的全面评估,评估出来以后根据孩子的情况进行个别化的制定、针对性的训练……早期教育干预这一块我们是 0 到 1 岁期间有一块干预,是专门针对大运动落后或者是情绪、动作不好的孩子……我们专门有一个干预团队,这一块现在孩子

还不算少,每天大约有30个孩子来做训练。再大一点,像智障、孤独症这一块,就是两岁以后,3到7岁之间的还是比较多……有些家长到处去看,北京、上海到处去看,有些他不相信自己孩子是这种情况,等可能是各个专家统一意见了之后他们就觉得要开始训练,一般都是3岁左右才开始训练,在我们这边训练,一般就是根据孩子各个领域发展的顺序和快慢给他做一些针对性的训练,例如我们开展的主要是个别化的训练,还有一些集体课,比如音乐、感统、精细、认知课,都分得非常细,区分各个能区的发展能力,因为每个孤独症孩子都不一样,每个人的表现各个方面都是不一样的。"(卫生A)

"家长培训教育这一块我觉得下一步还是应该比较重视的,我们的家长培训是坚持到门诊来以后,定期地给家长做一些培训,在我们这边训练的孩子也是,每个月保证几次家长培训,让他们起码去意识到这些现状,去配合这些康复治疗。早期筛查现在我们儿保系统这一块还是比较全面的,像在哪个年龄段有哪些量表哪些软件都有。"(卫生B)

"我们每一次培训(托幼机构培训),我们对五大康复都安排有课程,给我们托幼机构的保健医师教给他们一些筛查的知识,一些观察的知识,发现这样的孩子我们也及时转到我们妇幼保健机构,来及时地进行复审,做一个早期发现、早期干预、早期转介。"(卫生A)

"一整天,就是全日制我们都有课程的,我们脑瘫病房这一块是常年的,不包括门诊,一百多个病人基本上常年的,如果加上门诊的话也接近一百好几十个也在这里,我们低视力现在因为场地受限虽然没有形成这种康复的场地,也在做这项工作,没有开展系统的康复,但是也在做这项工作。所以说通过这项工作,也带动了咱们淄博的这些残疾儿童。"(卫生A)

4. 教育模式:特殊学校设立学前特殊教育中心,残联和教育系统给予经费支持,社会力量协助促进残疾儿童社会融合

博山区特殊教育学校向两头延伸,有学前部,也专门为自闭症儿童开设了康复中心,残联和教育系统均给予支持,残联提供给早期干预机构的经费支持、教育系统给予专业支持等;学校也持续地与团委以及其他的社会组织开展合作,通过组织一些社区和社会融合的活动,建构一个社会融合的环境。

"协助我们的部门有很多,除了我们直管的上级残联对我们一个是业务的减缓,再

一个是费用的减缓,包括我们的项目基金,我们的孩子是全免费的,全部都是通过我们国家,每个孩子孤独症和智障是一样的,每人一年一万二的资金支持,同时我们所有的业务还有我们项目经费管理,残联经常来指导……第二个协助部门就是教育系统的,因为我们走的是教育模式,和医疗模式略微区别。教育部门对我们减缓,同时我们注册的还是教育局的民办培训学校,同时他们的一些教育理念还有一些管理机制我们也融入进来了,融入进来之后对我们教师的专业成长确实支持力度非常大。"(特殊教育管理 H)

"我们还有和团委、团区委、团市委包括团省委的一些志愿者服务活动,一方面支持教师,有些活动我们需要志愿者的资助、帮助,再一个达到了社会宣传的作用,因为我们智障孩子还好一点,我们自闭症孩子家长很难带着到社会上去,因为自闭症的问题行为太多了,任何人都不能碰,可能遇到孩子的问题行为大家对他的关注点就是家长素质太低没有把孩子教育好,家长受不了面子上的问题,所以家长最大的困扰就是不敢独自带着孩子外出。我们通过这些志愿者团队的活动,然后带着我们的孩子集体外出,这是一种方式。同时志愿者言传身教再影响他身边周围的那些人,我们的孩子一旦出去以后可能会受到包容和尊重,最起码不会被用歧视的眼神了,或者用语言来攻击我们的家长,这个社会环境比较好一点。"(特殊教育管理 H)

5. 实践环节存在的困难和后续发展需求

第一,具体实践环节存在的困难

(1) 农村地区残疾观落后,社会接纳度不高,家长和社会对于残疾的观念如何改变、如何通过宣传,让大家了解和理解各类残疾是个重点;家长心理压力很大(部分家长表达了对于残疾儿童成年照料的担忧),另外需要专业支持,尤其是应对儿童的特殊问题行为的挑战。

早期筛查后,家长很难接受筛查结果,无法接受孩子的障碍,妇幼保健医生很难说服家长尽早进行早期干预,很多家长也会抱着"等等看"的态度,同时又缺乏相应的家庭支持,承受极大的思想压力。

家长无法接受诊断:"残疾婴幼儿主要是0到6岁这一阶段早期发现,我感觉早期发现这一块可能对家长来说是比较难以接受的一个过程,有些孩子的家长觉得我这孩子看上去也挺好,不会去和别的正常的孩子比较,都说自己家的孩子好,都是这种心态,可以理解。家长来医院了,大夫跟家长说你这孩子哪一方面落后,比如说一岁以内大运动各方面精神、动作这一些大能区方面落后的，他也接受不了，他觉得树大自然直，长长就好了，也有这种观点。但是，你想想，有些孩子在一岁以内表现的一些预警征他根本不去在意。"（卫生B）

"孩子从出生就怀疑唐氏综合征，今年三岁半了，因为在怀孕的时候我们做过唐氏筛查，从一出生大夫就说了一看特殊面容就怀疑是唐氏综合征，才出生的时候，因为知识层面有限，对病症的了解不够深入，妈妈想孩子逐步成长，从正常孩子表现就看到了，家长就带着上医院做DNA鉴定，确诊病例，家长思想压力挺大。"（家庭J）

对残疾和早期筛查知识的普及工作缺乏："目前从筛查、转介、康复这块来看，政策可以说都有了，困难的地方就是知识普及，特别是边缘的农村山区，对什么是孤独症、什么是弱智、什么是脑瘫，家长不是很了解。这些主要是咱们的社区工作开展得不是很深入，这些东西普及深度和广度也不够，如果家长对一些最基本的东西了解了、掌握了，因为家长对孩子都有一份责任心，最起码他会去这种机构评估，早期干预，所以目前知识普及是块短板，这方面工作是全国性的，不只是咱淄博、咱山东，是全国性的工作。"（特殊教育E）

家长很难接纳孩子的残疾，不愿"公开求助"："咱们残联也组织一些活动，还有一些社会团体也想着对这些孩子进行一些救助，但家长不愿意去上，特别是孤独症和弱智这些孩子，从外表上看不出来孩子有问题，有时候看和正常孩子一个样，所以说你让他们拿出来做一个宣传和记者采访什么的，可能都不愿意，特别是孤独症、脑瘫这些，耳聋还好一些。所以对这种孩子的过度保护，有些家庭宁愿没有钱，宁愿在选择康复的项目上少选择些，宁愿少给孩子什么，在一定程度上他不愿来争取社会上的一些支持，所以我们在工作中也遇到一些这样的困难。"（卫生A）

也有一些家长表达了随着自己年纪增长，不知道后续孩子成年后的照料和生活怎么办，充满担忧。

"我们现在比较担心就是我们老了怎么办，现在考虑挺多的就是这一块。其实对于早期干预，从老师这方面来说我们都比较有信心，但是挺难受的就是我们老了之后怎么办这一块。我们也想让他融入社会，但是他这个症状从基因里面带出来的，不可能完全康复，只能向好的方面发展，所以我们尽量给他康复。"（家长J）

不少家长也表达了由于社会观念对于"自闭症""唐氏"的不了解和不接纳，加上儿童因为障碍存在一些**挑战性行为**，很难融入社区和社会生活，带来极大的心理压力。

"一岁多的时候在康复学校学习,这孩子后来在这就长大了,因为家长文化水平有限,对智障还是自闭症了解程度有限,以为小孩不说话,不认为是自闭症,还骂小孩。还有生活环境,因为我小孩是残疾,所以别人的眼光对家长产生的压力非常大。上公共场合,孩子有些特殊行为,全部人的目光都能关注你,家长压力就很大。孩子的压力也越来越大,特殊行为就越来越表现,家长没有应对的措施。"(家长 I)

"我觉得社会上多关注这些特殊家庭,多帮助帮助,把小孩尽量在社会上进行融合,不考虑以后大了咋回事。既然他能来社会上,也是能作为一个人,尽可能融入社会。还有宣传上,就是让家长多了解了解,因为没有文化或者光工作,没有接触自闭症或者脑瘫,不上医院看,根本不知道孩子落后,我觉得还是需要宣传。"(家长 J)

(2) 农村地区有康复支持政策,但家长表达经济压力还是很大

一方面是因为农村地区当地缺乏康复机构,需要到市区的机构或者医院进行相应的干预服务,有食宿等开销,还有经常要一个家长陪护,也失去一部分经济收入;另一方面,农村残疾儿童家庭,如果也是二胎家庭,则经济压力更大。

不少二胎家长表达了政府资助的重要性,养育的经济压力很大。

"市残联的救助,这一块能给我们省很大一块,因为我是两个孩子,对于家庭来说一个孩子就已经很难承受了。"(家长 I)

"农村的孩子家长素质有的确实不太高,理解能力偏差,在这个孩子学习专业知识这一块有点弱,再一个更重要的是经济条件达不到,虽然我们条件现在很好了,可以免费来康复,但是如果是农村的孩子要来的话,他们还要负责住宿还有吃饭,还得有一个人陪同,既没有经济收入的来源,也没有经济支柱,这是很大的一个问题;再一个目前生二胎的概率比较多,家长要顾大的也要顾小的,所以说就有一点心有余而力不足。我们的能力有限,因为好多东西我们做不到我们也帮不到,很着急但是不知道如何来兼顾。"(特殊教育管理 H)

(3) 虽然多部门有联合行为,但协同不足,没有联结成系统

多部门有联合,但还是谁牵头谁主管谁主要实施,缺乏部门之间的协同合作,缺乏实质性的"互通有无"。

"早期干预开展过程当中遇到的挑战和困难,一块我觉得是协同不足,虽然咱现在都是多部门联合行为,但是基本就是谁牵头谁来做这个事情,其他协作部门基本是不懂的。我觉得现在残联出文件,残联牵头,其他部门只不过签个字写个文就完事了,后期工作基本不做,教育上也是,如果教育牵头,其他部门签个字支持一下就完事了,这种现象确实很明显,更谈不上互通了,数据互通、资源共享等等这些东西就很难说了。(特殊教育管理 H,残联管理 D)

(4)康复和早期干预缺乏专业规范,专业人才也缺乏

一方面,现有的早期干预康复缺乏专业规范,盲目推崇某些干预模式,缺乏本土化的创新和特色,要建立"一校一策,一省一策"模式。

"再一个问题就是专业欠规范,相对来说脑瘫康复比较规范了,因为它是医学模式为主,现在自闭症和智障干预当中应该说专业规范非常乱,应该说这也是一个通病,也不是光淄博这边,应该说全国都这样,这是一个现实问题。专业应对这一块,要有人、有资源、有政策,我觉得这样才能形成一个长效的模式,才能真正解决现在孩子一些"本"的问题。"(特殊教育管理 H)

"要建立这种一校一策的观念,就是大而全的千篇一律的干预模式是不对的,各个中心、各个学校、各个机构都要有自己的特色,你想把一个机构建设成大的,有各方面的问题:人才问题、环境问题、经济问题。但是一个学校要有一个特色,我觉得这是很容易形成的。再一个就是一省一策,要真正的落实到个别化,落实到一省一策,我觉得这是个点,我们这几年就围绕着这几个培养人,建立具有博山特色教育康复体系,这是一校一策的推动。再一个就是我们是全员一省一策,个别化的全员推动,这从 2009 年开始就完全规范了,目前毕业生我们都有三年跟踪案例,包括咱这次这个课题也可以调用我们前期的一些学生档案。我们从 2004 年开始,这些档案都有,这些孩子档案都在一起。现在我们也开发了一套评估系统,这套评估系统项目所有数据都在这个评估系统上,我们全国协作单位都用这套评估系统来评估,是配合着刚才我说的这三个学段评估工具来的,这是我觉得应对策略这一块的问题。"(特殊教育管理 H)

另一方面,专业力量薄弱,机构师资质量无保障,医疗-教育-残联的职称评定标准不同,个别专业人员发展受限,缺乏本土化的课程和干预模式,"盲目崇外",同时也不一定真正理解国外模式的精髓。

"困难就是我们的师资比还是达不到,师资力量比较薄弱,没有专门的时间来做教研,包括一些学具的制作,我们这一块都依靠家长或者老师利用晚上加班,甚至利用周末的时间来进行。"(特殊教育 E)

"我们潍坊那边特教毕业的学生去评职称,在医院,按医院走,医院有医生的职称,没有教育的,可是我的学生学的就是教育专业,他没有医生的资质他根本就没法评职称,所以这个事就很尴尬,职称上不去。"(特殊教育专家 G)

另外也由于**编制限制,教师流动性大**,私立机构限于成本预算,招聘没有资质的人员对儿童进行没有科学依据的康复训练。

"我们机构里面的老师都是没有编制的,大家都知道没有编制是个什么情况,学校也好,机构也好,老师流动性特别大。我们好不容易培养一个好老师,他走了或者自己去开机构了,其实他并不具备这种能力,所以我觉得现在学前的这一段教育比较混乱……我们好的机构招不到老师,他就招家庭妇女,就是没有工作的,在家里,不在乎工资多少,也没有什么文化去工作,因为私立机构的经费紧张,我们学校的学生工资付不起,他招来的家庭妇女一个月 600 块。很可笑的是他们的训练就是让孩子写字、算题,还有就是这些老师部分是没有经过师范教育,也没有什么学历……"(特殊教育专家 G)

也有早期干预专家,提出我们目前**没有本土化的早期干预课程**,特别是自闭症领域,基本上都是美国的干预模式。

"我们现在有些人觉得'外来的和尚好念经',觉得高大上的才是好的,他们找的都是外国人来讲课,都有翻译,可是我们一线的老师大部分都不会英语,我也不会英语,我在听有一个教授的举止和表情我就觉得这个教授肯定是很幽默,肯定讲得很好,可是让这个翻译一翻译出来就非常的晦涩难懂。他们这个培训班一开始点名的时候是二百多人,然后休息一会儿,听课的就剩五六十个了……请了一个外国专家的培训费就够我们办一期培训班的培训费,老师根本学不到东西,因为老师听不懂,但这样的事很多。"(特殊教育专家 F)

也有教师提出经费大量用在购买康复仪器上,用于**教师专业化发展的经费很少**。

"我不知道你们的康复仪器用的几率有多少,我们每一个特殊学校、康复机构都买了康复仪器,那些仪器都是高大上的,一些都好几十万,可是我到他们学校去的时候,校长就带着我们逛逛他学校,逛的时候我就摸了他的康复器材,康复器材上的灰都很厚。"(特殊教育专家 G)

也有特教专家指出我们目前的康复训练是随意性很大,**没有科学的评估和分析**,应需要综合评估,确定干预目标,从"定性到定量"。

"现在好多机构随意做康复训练,随意性比较大,我经常跟他们机构说:'什么时候你们能把康复训练从定性转做定量,通过评估能确定一套比较科学的办法,跟感冒一样,达到什么程度孩子吃什么药,多长时间能好,就需要有这方面的目标。'但是目前全国性的康复都存在定性到定量的转变问题。"(特殊教育专家 F)

第二,残疾儿童早期干预,各个主体最主要的需求

(1) 专业支持和职后培训的专业化

"最主要的需求还是专业支持,专业支持不足,包括现在我们想送老师出去学习,到哪里去学,学啥基本上就是没数的,再一个就是现在好多活动我们去参加,不管是国际会议、国家会议,总感觉很空,大家都在谈,谈问题很多,看构想很美好,但是回来基本上是没有用的,这也是现在培训找不到适合的地方去培训,这应该称为一个需求。"(特殊教育管理 H)

(2) 落实家庭培训、家庭指导,促进家庭参与

"现在也在把家庭的康复理念引进来,要求他们转介到社区去。再一个,指导家长做一些家庭方面的康复,我们也把家庭指导的理念融入进去。我们注重早期干预,从我们卫生部和教育规定下去的一千个个案来看,学龄前这一块是咱们教育来做的,所以我们儿童趋向于小龄,早期干预还是比较多的。"(卫生 A)

"再一个家长的主体地位也很重要,我们现在就是因为招生能力有限,我们是60 个孩子的规模,所以我们与家长都有一个协议,如果家长不参与我们整个全程的配合训练我们就不接受,这样首先保证有配合意愿的主体参与进来,我觉得效果非常好。因为好多训练内容需要带到家里去用,才能真正实现生态化。全方位课程训练,训练完了家庭接着就有效,就有用,有用的放到他那块去实践了才是真的有用,不是光在课堂上训练完了,在这会了回家不会了,这是核心点。"(特殊教育管理 H)

(3) 不同部门的协作机制的建立,资源共享,提升内涵

"残联出政策加强沟通就行了,依法执行就行了。咱教育和卫生部门是干预主体,三岁前孩子干预主体在医疗,三岁后孩子医疗和教育共同来干预。在三岁前孩子,我们基本推荐去残联,我们就感觉他们在这个环境下可能更有利,然后三岁后的孩子教育模式可能更有利,所以我们这种协作的模式已经基本形成了。"(特殊教育管理 H)

三　博山试验区农村地区残疾儿童早期干预的本土化经验小结

第一,外层系统上,残疾儿童的早期干预有一定的财政保障,而且有部分生活补贴可以给到残疾儿童家庭,有助于提升家庭生活质量,但后续财政保障力度仍需加大,对于农村地区残疾儿童的财政补贴需要加强,也需要落实在每个需要的家庭上。同时,博山区残联、卫生系统和教育系统都非常关注家庭教育和家庭指导。

第二,中间系统,即医疗、教育和残联有意识开展协作,**确保医疗残联的早期通报渠道,依靠妇幼保健三级网络,建立技术指导中心**,但可惜的是这个系统在后续操作中缺乏细则和政策保障信息共享,后续政府主导提升多部门协同工作的内涵,开展实质合作,有利于提升早期筛查到早期教育干预的质量。

第三,**微观系统上**,医疗和教育早期干预双模式,0—3岁医疗模式,医院尝试开展多种形式的康复训练,也有教育教学的方式在内;3—6岁教育模式,残联下属的机构与学前特殊教育资源整合,有力地促进残疾儿童的发展,后续思考医教模式如何协作互补,形成多学科到跨学科的力量整合。博山区也在思考本土化的早期干预模式创新。

第四,**微观系统中最重要的家庭系统中**,残疾儿童家长仍需要各方面的支持,特别是专业支持和心理支持,教师的专业发展也是一个共性问题。

第七章

两个试验区的个案研究：
以东部地区为例

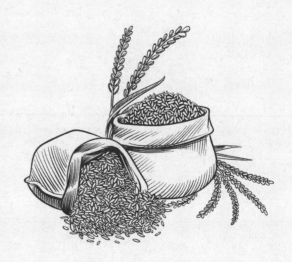

第一节　基于发展生态学的早期干预联结系统的模型

一　基于发展生态学的早期干预联结系统的模型

基于前期的国际和国内相关早期干预政策和农村/偏远地区的残疾儿童早期干预研究的梳理,以及对于我国农村地区残疾儿童早期干预的现状和家庭需求的调研,我们发现农村地区早期干预系统内,对于0—3岁儿童的早期干预最缺乏、最为迫切的是来自微系统,特别是对家庭的支持,以及中间系统,家庭与医疗卫生的合作,家庭和学校的合作,以及不同的服务部门之间的协作,同时也是限于课题组的资源,我们最终初步建构了在两个试验区开展个案研究的基于发展生态学的早期干预系统的模型,见图7-1。

通过前面章节研究结果的分析,我们发现:

第一,目前现有整体政策上和实践过程中,政府与早期干预相关的各个部门都意识到协作的重要性,也作了大量有益的尝试,但对于残疾儿童个体和家庭来说,服务体验并不好,残疾儿童的早期干预服务的难点在于个体差异大,残疾儿童的障碍类型、障碍程度、其所在家庭的资源、家长的残疾观等均不相同,需要个别化的家庭支持和服务,近年来,家庭中心实践已经逐渐成为早期干预领域的核心原则①。与专业人员引领的模式相比,家庭中心实践模式重视家长-专业人员的合作与共同决策。

家庭本位早期干预是家庭本位实践模型在早期干预中的运用,其内涵包括:在早期干预的基本原则和价值中包含对家庭尊严的认同和尊重,重视家庭参与合作,将家庭成员视为合作伙伴,关注家庭的优势和需要等。

---

① Ziviani J., Darlington Y., Feeney R., Rodger S., Watter P. Service delivery complexities: Early intervention for children with physical disabilities[J]. Infants and Young Children, 2013, 26(2): 147-163.

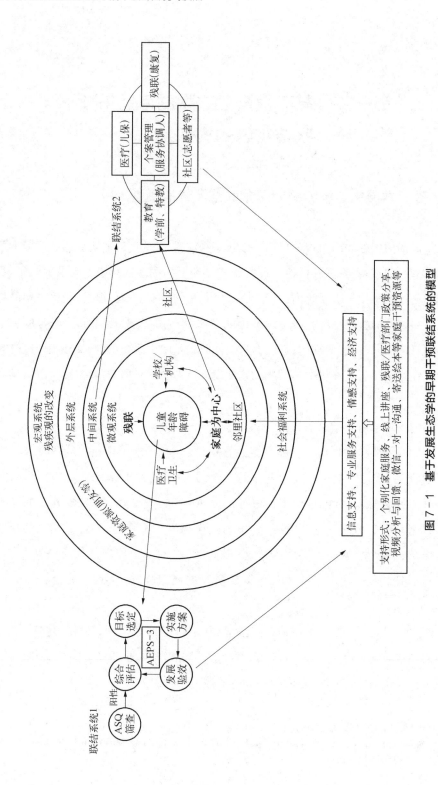

图 7-1 基于发展生态学的早期干预联结系统的模型

因此,模型中最核心的要素之一是:家庭中心/本位的早期干预服务,为农村地区的残疾儿童个案及其家庭提供信息支持、专业服务支持、情感支持。同时借助所在区域的其他微观系统,获得相应的补助,提供相应的经济支持;借助个别化家庭服务计划,根据评估结果,协助家长思考和拓展家庭外部的环境,思考如何让残疾儿童融入社区生活,通过融合经验、家长自身心理调整,借以改变周围其他人的残疾观念,进而为残疾儿童及其家庭创造一个更为接纳的外层系统。

第二,试验区在残疾婴幼儿早期筛查、转介、诊断到康复的过程中,初步建立了几个重要的微观系统在中间系统层面的协作,包括医疗卫生、残联和教育系统之间的协作。本研究聚焦于个案层面如何更好地联合各部门各学科的资源,更关注能否为个案儿童和家庭提供所需的服务。同时我们认为,早期干预中,早期筛查和诊断是重要一环,但高质量的早期干预,需要基于综合全面系统的评估,不仅评估残疾婴幼儿的发展状况,也评估儿童所在的重要的发展生态系统——家庭,包括家庭的资源、家庭中可以为儿童提供发展和学习的机会、家长优先考虑的实现、家长的担忧,以及邻里社区中的学习和发展机会等。评估需要关注儿童的优势、关注家庭的需求、也要关注儿童在自然环境中的表现,这与医疗模式的诊断存在差异。

基于科学的评估工具,基于联结系统取向,将干预理念、目标、评估、干预和评价过程直接联系起来,联结系统中每一个成分和下一成分,并且全部相互作用[1]。我们选取了 AEPS-3 的中文版[2],这是一套在国外被经常采用在联结系统中的活动本位的评估工具,评估、目标设定、早期干预和效果评价(发展验效)是相互作用的。模型中的一个早期干预联结系统就是借助科学评估工具建构残疾儿童及其家庭的服务联结系统,即筛查、评估、计划制订到干预、再评价的联结系统。

第三,英美等早期干预比较系统化的国家,通常都会为每个项目甚至每个个案(儿童及其家庭)指定一位早期干预方案负责人/协调人,为儿童和家庭需要的服务进行计划、组织和监管,协助家庭获得相应的信息支持、经济支持和专业支持,而一对一的个案管理模式也有助于与残疾儿童家庭建立良好的关系。基于前期的调研,农村地区的

---

① Losardo A., Notari-Syverson, A. Alternative approaches to assessing young children [M]. Baltimore, MD: Brookes, 2001.

② Bricker, D. Assessment, evaluation, and programming system for infants and children, Vol. 3: Curriculum for birth to three years (2nd ed.) [M]. Baltimore, MD: Brookes, 2002.

残疾儿童家庭在早期干预体系里由于信息屏障,也由于资源有限,加上医疗部门的服务是需要"快速准确的",很少有能力来回应家长诊断初期的各种需求,我们在个案研究中,尝试以个案管理(个案服务协调人)为入手整合医疗(儿保)、残联(康复)以及教育(学前特殊教育)与社区(社工、志愿者和民间组织)的资源,建构一个联结系统,为0—6岁各类残疾儿童的早期干预的开展提供更良性的发展生态系统的保障。同时也考察这一模式的投入-产出比,验证是否具有可行性。

第四,农村地区人口呈散落居住,经济状况相对落后,地缘上也相对比较偏远,嘉兴地区距离上海较近,但在入户评估和访谈过程中,发现入户面对面的指导成本很高(时间成本、人力成本等),而国际农村地区的早期干预研究发现,早期干预从业人员开始尝试提供远程服务,即使用远程沟通科技来实现专业人员和家庭实时、双向的沟通①,这能够使儿童尽早接受及时的、整合的、一致的干预服务②。

在个案研究开展过程中,发现借助我国普及率和使用率非常高的微信,进行远程实时沟通,发送亲子互动视频,给予及时反馈等,非常便捷。远程早期干预是农村地区早期干预服务分布不均的一个潜在解决方法。越来越多的实证研究显示远程早期干预可以为家庭和儿童带来更多的积极结果③。因此我们的服务提供模式,不是传统的针对儿童的康复训练,而是通过指导家庭,为家长提供信息和专业支持,借助微信等平台,为家长的教育干预提供指导和及时反馈。

 ## 二　　个案情况:　残疾儿童及其家庭

本研究中的个案研究包括两个层面的个案,一是参与一年的以家庭为中心的个别

① McCarthy M. , Leigh G. , Arthur-Kelly M. Comparison of Caregiver Engagement in Teleprictice and In-Person Family-Centered Early Intervention [J]. Journal of Deaf Studies and Deaf Education, 2020, 25(1): 33 - 42.
② Russ S. , Hanna D. , DesGeorges J. , Forsman I. Improving follow-up to newborn hearing screening: A learning-collaborative experience[J]. Pediatrics, 2010, 226(1): 59 - 69.
③ Behl D. D. , Blaiser K. , Cook G. , Barrett T. , Callow-Heusser C. , Brooks B. M. , et al. A multisite study evaluating the benefits of early[J]. Intervention via telepractice: Infants & Young Children, 2017, 30(2): 147 - 161.

化服务指导的 14 位残疾儿童及其家庭;二是东部地区的两个试验区个案,山东省博山试验区和浙江嘉兴试验区。第二层面上的个案研究主要在第六章进行了呈现,下面主要就第一层面的残疾儿童及其家庭的个案情况进行说明。

(一) 研究对象招募

项目在初始阶段(2017 年 6 月)招募志愿家庭,要求孩子为特殊儿童,年龄小于 6 周岁,户籍为农村地区,家庭条件相对困难。由妇保院医生推荐早期筛查过程中存在问题的儿童,家庭以自愿为原则,加入我们的免费服务计划,项目初期共招募了 16 组家庭。儿童均有医院诊断证明,或已使用《中文版年龄与发育进程问卷系统》进行筛查。同时以家庭为单位填写家长同意书、项目研究与服务协议,各一式两份,一份由项目组保管,一份由家长自行保管。

在研究正式开始前(2017 年 8 月),1 组嘉兴家庭(不愿透露具体原因)及 1 组博山家庭(父母生育二胎,认为无法兼顾)主动退出研究,补充招募了 2 组博山家庭,即本研究阶段共 9 组嘉兴家庭和 7 组博山家庭。在研究的中间阶段(2017 年 10—11 月),2 组嘉兴家庭因为主观原因(父母工作忙、祖父母为主要照料人,无法支持研究资料收集、不认同家庭参与干预研究的理念)主动退出研究。研究共有 14 组家庭完整参与整个项目,分别为 7 组嘉兴家庭与 7 组博山家庭。

(二) 研究对象具体信息

研究招募 14 组儿童及其家庭(其中编号 1—7 为博山地区家庭,编号 8—14 为嘉兴地区家庭,下面起以编号代表儿童及其家庭)。参与项目的儿童中性别以男生居多,其中 12 名男生,2 名女生。以接案日期(2017 年 8 月)计算,0—3 岁儿童 4 名,3—6 岁儿童 10 名。儿童障碍类型较为复杂,以自闭症及发育迟缓居多,障碍程度以中度、重度居多,嘉兴地区儿童障碍程度为重度的儿童明显多于博山地区。儿童家庭信息中,家庭户口所在地全部为农村地区,其中 3 户为外地农村地区户籍。主要照料人大多为母亲及祖辈,主要照料人的文化程度偏低,以高中及以下文化程度居多。家庭平均年收入普遍为 8 万及以下居多,经济较为困难。具体情况详见表7－1。

表 7－1　残疾儿童及家庭基本情况

儿童编号	儿童姓名	性别	出生年月日	障碍类型	障碍程度	家庭户籍所在地	主要照料人	主要照料人文化水平	家庭平均年收入
1	ZZF	男	2014.10.02	自闭症	中度	本地	母亲/奶奶	大学/初中及以下	4万—8万
2	FHY	男	2014.01.29	自闭症	中度	本地	外公外婆	初中及以下	2万—4万
3	SRS	男	2013.04.10	自闭症	中度	本地	母亲	大学	4万—8万
4	SQY	男	2013.06.22	发育迟缓	轻度	本地	母亲	大学	8万—12万
5	LTQ	男	2013.01.01	自闭症	中度	本地	母亲	大学	2万以下
6	ZCK	男	2012.07.08	自闭症	中度	本地	母亲	大学	2万以下
7	小蒙	男	2013.09.24	唐氏综合征	中度	本地	母亲/父亲	高中/初中及以下	2万以下
8	小凯	男	2011.10.12	自闭症	轻-中度	本地	母亲	初中及以下	4万—8万
9	WSY	男	2016.05.11	心面皮肤综合征	重度	本地	爷爷奶奶	初中及以下	8万—12万
10	WYN	女	2014.05.12	唐氏综合征	轻度	本地	母亲/外婆	大学/初中及以下	4万—8万
11	XXL	男	2014.04.10	听力残疾	重度	本地	母亲/父亲	高中/初中及以下	4万—8万
12	YZF	男	2015.07.18	语言发育迟缓	中度	外地	母亲	高中	8万—12万
13	小睿	男	2016.05.17	发育迟缓+听力残疾	重度	外地	母亲/外婆	初中及以下	2万—4万
14	LAY	女	2013.04.05	发育迟缓	重度	外地	母亲/奶奶	高中/初中及以下	4万—8万

三　研究服务团队

团队主要成员由 1 名总督导、2 名督导、8 名服务协调人(以下简称协调人)、2 名跨学科专业人员(医生和运动康复领域专家)及7名实验区教师组成。

总督导为医学院博士后,特殊教育学系教授,在特殊儿童早期干预、家长咨询、培训与指导等领域拥有超十年的经验,尤其在自闭症早期干预领域经验丰富。一名督导为特殊教育学博士,主要研究方向为特殊儿童早期干预,在美国、新加坡、中国都开展过相应的以家庭中心的早期干预家庭指导和专业人员督导工作,另一名督导老师为特殊教育学硕士,拥有3年多特殊教育一线工作经验。督导在团队中起着"领头羊"的作用,主要职责为监督服务进程与内容,在整个服务过程中为家庭及协调人解答疑惑,提供咨询及建议,促进协调人的自我成长和能力提高。

服务协调人中5名为特殊教育系在读研究生,3名为特殊教育系在读大四本科生,均有特殊儿童家庭的服务经验,主要职责是作为家庭、督导与团队之间的沟通桥梁,负责准备各类书面材料(综合评估报告、服务方案、发展监测报告等),与家庭进行定期沟通指导,对服务进行监督与评价,并根据家庭需要调整方案及计划等。

2名跨学科专业人员分别为妇幼保健医院的医生及运动康复专家,主要负责为儿童提供评估筛查服务并为服务协调人等提供专业支持。7名实验区教师分别为该实验区校长(园长或主任)及儿童班主任老师,主要负责协调项目实验区的事务,寻找社区内的资源和志愿者支持,同时为服务协调人制定儿童及家庭服务方案与目标提供建议意见。

四　研究方法

个案研究整合了访谈、量表测评、自然观察、视频分析、实物分析等方法,以获取全面系统的第一手资料。其中自然观察法,主要是现场评估、入户调研及入户指导等阶段,在儿童目前所在早期干预机构/学校以及家庭对儿童及家长进行实地观察记录,了解家庭在项目服务过程中的儿童与家庭发展实际情况。视频分析法,主要是限于地域偏远,采用远程指导的过程中,对家庭提供的自然环境亲子互动和教育干预视频的分析和反馈;而实物分析法,主要是对课题收集的文件资料进行分析,包括:项目的支出记录表、协调人及督导工作时间记录表、儿童目标达成记录表、项目家长组焦点组深度访谈逐字稿等文件,并对资料进行归纳整理。

具体的研究工具详见第一章第三节的研究方法和研究工具部分,个案研究中我们通过对残疾儿童的自然观察、AEPS‐3评估等,结合医生对儿童的身体健康等情况的诊断,整合家长"作息本位的访谈"以及特殊教育教师或者康复师的访谈等信息,通过团队研讨,为每一个家庭制定个别化的儿童家庭早期干预手册,然后通过线下和远程支持的形式,以家庭为中心,在日常活动中实施早期干预手册,实施一个阶段后(0—3岁儿童3个月,3—6岁儿童6个月)评估实施成效、对方案进行反思并调整早期干预手册、再实施调整后的早期干预手册、评估实施成效、进行反思,在项目进行过程中每周对家庭进行一次简短的访谈,其主要内容为家庭本周早期干预手册实施情况、存在的问题等,并根据家庭反馈进行反思,在为期一年的以家庭为中心的早期干预过程中不断调整优化儿童家庭早期干预手册,以达到最好的早期干预效果。

每个家庭都有2名个案服务协调人,一位为主一位为辅,每个家庭都有一位督导老师和相应的医疗背景的医生,同时3—6岁已经在学前特殊教育机构参与康复训练的残疾儿童,我们也邀请了特殊教育教师或者康复师加入我们的服务团队。

个案研究中我们也尝试对每个家庭的经济投入和经济支持、当地相关的早期干预政策中规定的政策的落实情况等进行了记录,个案过程中请个人服务协调人进行相应的自我反思和记录,也在个案结束后进行了家长和参与项目的各方主体的访谈。

2021年10月我们面向14个家庭发放了个案发展的追踪调研问卷,对个案目前的入学情况、诊断变化、发展情况,以及家庭对于项目的支持程度进行了评价。

五　研究过程

(一) 组建微信家庭群

以微信为基本媒介,组建群组。家庭群主要成员有:儿童主要照料人(一般为爸爸妈妈,个别儿童家庭仅有爸爸妈妈其中一方,以妈妈居多)、督导、总督导、第一服务协调人、第二服务协调人及项目秘书,因家庭观念不同及地区文化差异,部分家庭群还包含其他家庭成员(如爷爷奶奶、外公外婆、兄弟姐妹等日常生活中会接触到的家人)以及儿童所在的早期干预机构的班主任老师。

在微信群中,主要使用文字及语音消息、语音及视频电话、图片及视频发送等功能,以及推送微信公众号文章、线上讲座链接等资料,为家庭提供线上指导。

（二）作息本位访谈

项目基于作息本位早期干预的相关方法及理念开展服务,作息本位访谈(The Routines - Based Interview, RBI)由麦克威廉(McWilliam)(1992)年提出,RBI 是一个半结构式访谈,且具有以下特征①：

① 家庭主要关切问题；

② 谈论一天的作息：此时每人(父母、兄弟姐妹、其他同学)正在做什么；

③ 关切问题标记星号：当家庭提到进行不顺利；他们希望有不同的改变；他们希望孩子接下来可以做到,或访谈者警觉到家长的需求,则访谈需要做备注并标记星号；

④满意度评分：在讨论完每段作息后,访谈者询问家长认为这个作息进行得如何,对于这段时间有多满意,从不满意到很满意分别以 1~5 分表示；

⑤ 担忧和想改变的问题；

夜晚当你躺在床上想事情的时候,你会担忧的事情是什么？

如果你可以改变你人生中的任何一件事,那会是什么？

⑥ 重述要点：包括儿童层面的需求、儿童相关的家庭需求、家庭层面需求；

⑦ 家庭选择成效：在回顾之后,家长列出希望致力于哪些部分；

⑧ 列出优先顺序：家庭完成选择成效和目标时,要求他们排重要顺序。

（三）采用 AEPS - 3 等对残疾儿童进行评估,使用量表收集家长数据

由残疾儿童家长、3 岁以上有熟悉儿童的特教教师一起在儿童熟悉的环境里,通过设计的游戏活动,对儿童的粗大运动、社会情绪、生活自理和数学四个能区进行了一对一和小组形式的测评,并对评估过程进行了录像,每位儿童有 2 位主试进行评分,并对评分进行了一致性检验,确保评分一致性在 95% 以上。同时测评过程中也对家长和教师进行了访谈,了解儿童的兴趣、优势、偏好的活动和游戏类型等,以及家庭相应的资源和需要的支持。

AEPS - 3 的评估每组家庭至少开展了 3 次,前期、中期和后期,同时个别小龄的儿童在 3 个月左右通过家长访谈的形式了解孩子的发展,通过测评,一方面了解儿童的发展,另一方面获得儿童下一阶段的发展目标,并根据目标调整个别化家庭服务的

---

① R. A. Mcwilliam. 作息本位之早期介入：藉由常规支持幼儿及其家庭[M]. 华腾文化,
2015.

内容。

个别儿童存在一些生理基础的缺陷,我们也邀请了医生和相关领域的专家对儿童进行专项评估。

另外,我们请家长在前期和结束分别填写《抑郁-焦虑-压力量表》、《沃里克-爱丁堡积极心理健康量表》和《父母养育效能感量表》组成的调查问卷。

(四) 制定儿童家庭早期干预手册

《儿童家庭早期干预手册》(以下简称方案)是在项目前期的问卷调查、访谈及AEPS-3评估等程序的基础上形成的,是团队为儿童及家庭设计的个别化服务方案。主要内容包括:儿童的基本情况(生长发育史、教育史、医疗史、家庭资源及主要照料者基本情况)、儿童及家庭综合评估结果、家庭优先考虑发展事项、家庭教育干预总建议、儿童长短期发展目标(基于 AEPS-3 测评整合家长访谈)、家庭干预活动(包括绘本阅读、家庭游戏、日常活动等方面)、推荐资源、团队固定沟通时间及家庭教育干预记录及问题。

家庭早期干预手册的制定过程中,一是关注儿童家庭的需求、家长的参与;二是不同的个案,联合跨学科专家,包括医疗卫生和运动康复专家,给予相应的建议;三是结合 AEPS-3 测评的结果,选定长短期目标,同时结合家庭原有的作息,儿童的兴趣和特征,设计家庭干预活动,家庭干预活动不仅仅在家庭内,鼓励残疾儿童家庭利用社区资源进行开拓活动,比如逛超市中整合干预目标和内容等。

(五) 信息支持:微信讲座与公众号推送

第一,微信讲座由总督导主讲,主题为多元活动本位早期干预,讲座安排为 9 月—10 月期间每周 1 次共 6 次,每次时长 1 小时左右。每次讲座后,布置相应的课后作业,由项目秘书统计每次家庭提交作业。以下为讲座的分主题及相应家长作业任务内容:

1. 主题:家长在儿童发展和干预中的作用

作业:1. 写出孩子三个优点或者长处;2. 与家人讨论如何一起支持孩子的优点或者长处发展。

2. 主题:同理情绪、规范行为:理解儿童情绪与行为

作业:1. 观察你的孩子,孩子喜欢做什么? 2. 当孩子情绪低落的时候,怎么做可以让孩子觉得舒服?

3．主题：婴儿大脑发展与儿童发展

作业：参考发展里程碑,观察自己的孩子并想一想：1．如果选取一个发展领域(认知、语言、社会情绪、生活自理、运动),我的孩子目前掌握了什么技能？2．接下来的一个目标(孩子可以稍微努力一下)是什么？3、我们怎么来支持孩子达到目标？(怎么分解,在日常生活里怎么增加练习和让孩子成功的机会)。

4．主题：自然环境与游戏的意义

作业：1．我的孩子的自然环境有哪些(场所、物品、人和活动)？2．选取一个孩子最感兴趣的游戏,想想怎么让孩子更好地参与进去？3．选取平时一天,孩子的某个常规活动(一日三餐、洗漱等),想想可以怎么改变,来跟孩子一起"愉快"地完成任务。

5．主题：多元活动本位干预与 ABC 在日常生活里的应用

作业：1．选择起床、吃饭、游戏、阅读、洗澡、家务中 2—3 个活动,思考如何与儿童一起玩一些社会性感知觉游戏;2．思考如何在游戏中促进儿童的等待、轮流、模仿、共同注意等基础能力。

6．主题：多元活动本位干预促进语言和沟通发展

作业：1．对于给出的策略(模仿、示范、自言自语、广播、详细描述、跟随儿童引导、开放式问题、选择、新颖性、装健忘、辅助、协商、只给一点点、看得见够不着、改变预期、中断/延迟),选 2—3 个策略根据孩子情况和家庭环境思考如何调整。2．比如"只给一点点",怎么用？什么情况下用？需要对原有的环境和表达做一些什么改变,可以促进孩子的沟通(语言)。

第二,微信公众号推动家庭本位的游戏和活动资源

每周更新 2 次微信公众号,截至 2018 年 3 月底共计 36 次推送。主要内容围绕生活自理、认知与游戏、感知运动、沟通与社会交往四大方面进行知识点讲解与相关小游戏或活动分享,给予家长各自方案外的活动和游戏参考。

(六) 定期远程线上一对一沟通

11 月为第一阶段,这一阶段每周 1 次沟通,共 4 次。12 月为第二阶段,沟通频率调整为每两周一次,共 2 次。1 月及之后,服务沟通频率调整为每月一次。每次沟通时间长度约为 1—3 小时,由服务协调人与家长沟通协商沟通时间点及方式(微信文字/语音/电话等),主要内容为本周实施方案的基本情况(实施频率,主要是谁陪孩子互动),本周互

动中进步的地方、遇到的困难及需要与团队沟通的问题,由协调人引导并与家长共同思考,沟通结束后进行整理,与督导及团队共同探讨,提出调整及补充建议,并及时反馈给家长。在沟通过程中关注家庭的需求,为每个家庭提供所需的信息,以及如何将家庭环境内部的活动,泛化到社区活动中,与机构和学校的教育训练相整合等。每个月结束后,收集本月目标达成情况反馈给督导,及结合家长、老师建议进行目标调整。

(七)入户指导

由于客观条件及资源限制,项目在线上指导的基础上为嘉兴实验区加入入户指导形式的服务。入户指导由督导与相应协调人组成团队直接进入儿童家庭,主要围绕亲子互动观察、亲子游戏示范、面对面沟通三大方面来进行。同时,入户能够使服务人员亲身感受儿童及其家庭的环境、资源及氛围,通过面对面的沟通增强、巩固双方之间的信任合作关系,一定程度上可补充线上指导的不足,为下一步更好地开展服务奠定基础。

(八)线下小组研讨

前期、中期和后期线下对儿童开展综合评估的时候,会分别在嘉兴和博山召开线下的家长小组研讨,邀请卫生医疗部门、残联和教育相关部门领导一起参与,为残疾儿童家长提供相应的财政和社会福利保障的信息,同时中期和后期也就我们的服务模式与家长和其他部门的人员进行沟通和讨论。

六   个案研究实施的流程

基于以家庭为中心的理念开展服务,同时依托个案服务协调人,试验区原有的各部门(主要是残联、医疗与教育/学前特殊教育)的协作基础,开展相应的每个残疾儿童及其家庭的早期干预服务,一方面是借助科学评估工具建构残疾儿童及其家庭的服务的联结系统,即筛查、评估、计划制订到干预、再评价的联结系统;二是以服务协调人的个案管理为入手整合医疗(儿保)、残联(康复)以及教育(学前特殊教育)与社区的资源,建构一个联结系统,优化残疾儿童的发展生态系统,为儿童和家庭的发展提供多维支持。总体个案研究实施的流程如图7-2所示:

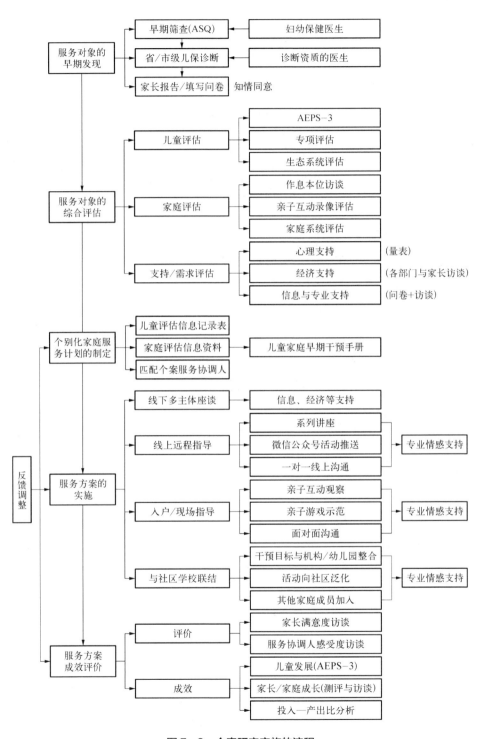

图 7-2 个案研究实施的流程

第二节　研究结果：残疾儿童及其家庭的发展

一　博山试验区研究结果

（一）残疾儿童的发展

残疾儿童发展成长情况参照 AEPS - 3 评估结果展开,分别计算儿童各能区总分和百分比。儿童各能区总分由该能区所有项目具体得分结果相加得到,该能区总分除以儿童在能区可以获得的最高分为百分比,即为儿童该能区的发展进度,两次评估的发展进度值相减即为进步值。

1. 博山试验区儿童四个领域发展进度进步值比较

由表 7 - 2 可得,博山试验区所有儿童在粗大动作、社会情绪、生活自理、数学这四个领域均存在进步,在数学领域 6 名儿童存在不同程度进步,占比为 85.7%(总人数为7)。其中粗大动作领域平均进步值为 7%,社会情绪领域平均进步值为 21%,生活自理领域平均进步值为 7%,数学领域平均进步值为 8%,其中社会情绪领域进步最大。7名儿童的平均进步值为 11%,其中 4 号儿童进步值最大,为 16%。

表 7 - 2　博山试验区儿童四个领域发展进度进步值（单位：%）

儿童编号 领域	1	2	3	4	5	6	7	平均 进步值
粗大动作	4	2	12	7	3	7	15	7
社会情绪	28	28	24	23	8	27	11	21
生活自理	10	0	3	14	9	6	8	7
数　学	1	7	7	21	0	13	6	8
平均进步值	11	9	12	16	5	13	10	11

由表7-3可知,博山试验区儿童在经过项目指导下的家庭早期干预之后,其粗大动作、社会情绪、生活自理与数学这四个领域的得分均有提高。

表7-3 博山试验区儿童各领域前后得分比较

领 域		M	SD	p
粗大动作	前	88.57	8.75	0.007**
	后	88.71	8.00	
社会情绪	前	36.57	24.95	0.001**
	后	57.86	26.31	
生活自理	前	58.86	18.42	0.006*
	后	66.14	17.19	
数 学	前	12.71	22.56	0.024*
	后	20.71	28.22	

2. 粗大动作领域发展进度比较

由图7-3可知,博山试验区的7名儿童在动作领域上均有进步,其中3、4、6号儿童,粗大动作领域发展进程较高,均在95%以上。3、7号儿童粗大动作领域进步较大,进步值大于10%。

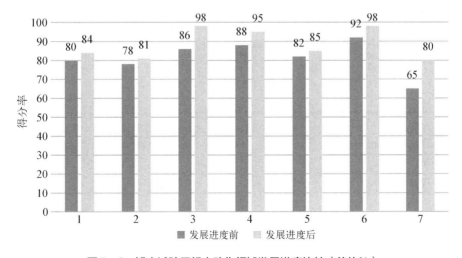

图7-3 博山试验区粗大动作领域发展进度比较（单位%）

3. 社会情绪领域发展进度比较

由图7-4可知,博山试验区的7名儿童在社会情绪领域上均有进步,其中4号儿童社会情绪领域发展进程较高,发展进程在95%以上。1、2、3、4、6、7号儿童社会情绪领域进步较大,进步值大于10%。

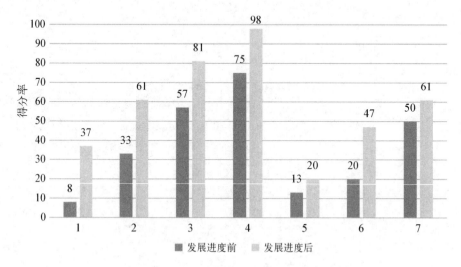

图7-4 博山试验区社会情绪领域发展进度比较（单位%）

4. 生活自理领域发展进度比较

由图7-5可知,在社会自理领域,博山试验区的7名儿童中除2号儿童均有进

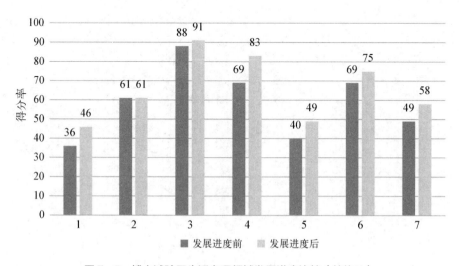

图7-5 博山试验区生活自理领域发展进度比较（单位%）

步,其中 3 号儿童生活自理领域发展进程较高,发展进程在 90% 以上。1 号儿童在生活自理领域进步较大,进步值等于 10%。

5. 数学领域发展进度比较

由图 7－6 可知,在数学领域,博山试验区除 5 号儿童以外,其他儿童均有进步,其中 4 号儿童数学领域发展进程较高,发展进程在 80% 以上。4 号儿童在数学进步较大,进步值大于 10%。

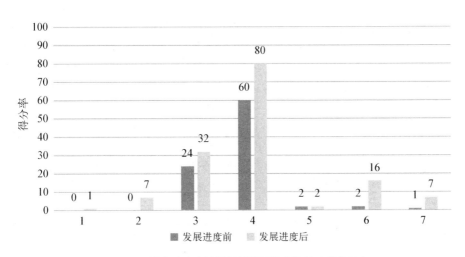

图 7－6 博山试验区数学领域发展进度比较（单位%）

（二）残疾儿童家长及家庭的发展

1. 家长投入自评变化

对博山试验区家长投入自评情况分析发现,详见表 7－4。总体来看家长投入度自评主要集中在一般、比较多和非常多之间,并且家长投入度总体有所提高。具体来看,在实施频率以及参与度的评分上,选择"一般"选项的家长有所减少,但熟悉度有少许下降。

表 7－4 博山试验区家长投入自评情况

题　项	中/后期	非常少	比较少	一　般	比较多	非常多
熟悉度	中	0	0	0	28.57	71.43
	后	0	0	0	57.14	42.86

续　表

题　项	中/后期	非常少	比较少	一　般	比较多	非常多
实施频率	中	0	0	28.57	71.43	0
	后	0	0	14.29	57.14	28.57
互动频率	中	0	0	57.14	42.86	0
	后	0	0	28.57	71.43	0
参与度	中	0	0	42.86	57.14	0
	后	0	0	0	71.43	28.57

2. 家长心理状态及养育效能感

由表 7-5 可知,博山试验区家庭三个量表的改善率分别为 64.29%、64.29%、50.00%,并且在三个量表中,母亲改善的均值大于父亲,并且母亲改善的人数也大于父亲。在 DASS 量表中,1、2、3 号儿童家长均有改善,在 WEMWBS 量表中,2、3 号儿童家长均有改善;而在 PSOC 量表中,1 号儿童家长存在改善。

表 7-5　家长量表前后阶段分数变化描述性统计结果

儿童编号	DASS		WEMWBS		PSOC	
	父	母	父	母	父	母
1	-10	-5	-1	2	13	7
2	-14	-2	9	5	-16	2
3	-5	-2	10	1	7	-2
4	5	-15	-7	2	0	2
5	0	5	10	-7	-12	-4
6	9	-7	-11	6	-6	2
7	0	-4	-5	11	-12	8
平均变化值	-2.14	-4.29	0.71	2.86	-3.71	2.14
改善率(%)	64.29		64.29		50.00	

将博山试验区儿童父母前后阶段各量表总分进行配对样本 T 检验,结果如表 7-6

所示,在服务的前后阶段,家长的负性情绪水平(焦虑、抑郁、压力)和积极心理水平前后无显著变化,养育效能感则存在显著提高。

表7-6 家长量表总分前后测配对样本 T 检验结果

量 表	前/后测	M	SD	p
DASS	前	9.71	6.47	0.785
	后	8.21	6.04	
WEMWBS	前	51.07	9.37	0.072
	后	54.28	7.87	
PSOC	前	61.21	9.88	0.037*
	后	62.57	10.23	

注: * $P<0.05$, ** $P<0.01$, *** $P<0.001$。

二 嘉兴试验区研究结果

(一) 残疾儿童的发展

1. 嘉兴试验区儿童四个领域发展进度进步值比较

由表7-7可知,嘉兴试验区所有儿童在粗大动作、社会情绪、生活自理这三个领域均存在进步,在数学领域4名儿童存在不同程度进步,占比为57.1%。其中粗大动作领域平均进步值为8%,社会情绪领域平均进步值为19%,生活自理领域平均进步值为9%,数学领域平均进步值为7%,其中社会情绪领域进步最大。7名儿童的平均进步值为7%,其中8号儿童进步值最大,为24%。

表7-7 嘉兴试验区儿童四个领域发展进度进步值(单位:%)

儿童编号 领域	8	9	10	11	12	13	14	平均 进步值
粗大动作	4	10	1	8	8	18	6	8
社会情绪	40	7	26	19	15	8	1	19

续　表

儿童编号 领域	8	9	10	11	12	13	14	平均进步值
生活自理	13	6	3	20	5	14	8	9
数　学	37	0	2	5	0	2	0	7
平均进步值	24	6	8	13	7	11	4	7

由表 7-8 可知,嘉兴实验区儿童在经过项目指导下的家庭早期干预之后,其在粗大动作、社会情绪和社会自理领域的得分有显著进步,在数学领域得分有所提高,但前后无显著性差异。

表7-8　嘉兴试验区儿童各领域前后得分比较

领　域		M	SD	p
粗大动作	前	68.43	28.51	0.008**
	后	76.14	25.15	
社会情绪	前	44.71	23.71	0.019*
	后	61.00	31.69	
生活自理	前	48.00	28.07	0.007*
	后	57.71	30.08	
数　学	前	17.43	31.00	0.208
	后	24.57	39.61	

注: * P<0.05, ** P<0.01, *** P<0.001。

2. 粗大动作领域发展进度比较

由图 7-7 可知,嘉兴试验区的 7 名儿童在动作领域上均有进步,其中 8、10、11 号儿童,粗大动作领域发展进程较高,均在 90% 以上。9、13 号儿童粗大动作领域进步较大,进步值大于等于 10%。

3. 社会情绪领域发展进度比较

由图 7-8 可知,嘉兴试验区的 7 名儿童在社会情绪领域上均有进步,其中 10、11

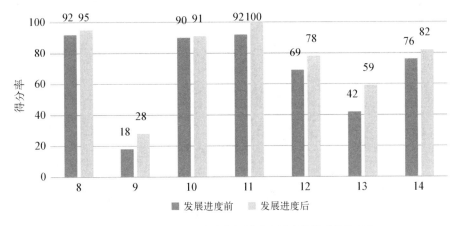

图7-7　嘉兴试验区粗大动作领域发展进度比较（单位%）

号儿童社会情绪领域发展进程较高,发展进程在95%以上。8、10、11、12号儿童社会情绪领域进步较大,进步值大于10%。

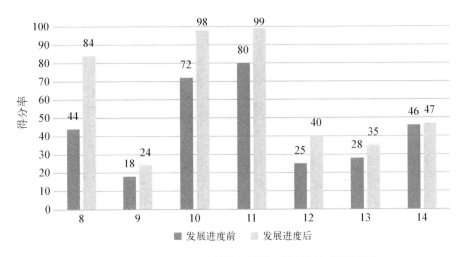

图7-8　嘉兴试验区社会情绪领域发展进度比较（单位%）

4. 生活自理领域发展进度比较

由图7-9可知,在社会自理领域,嘉兴试验区的7名儿童均有进步,其中8、11号儿童社会情绪领域发展进程较高,发展进程在90%。8、11、13号儿童在生活自理领域进步较大,进步值大于10%。

5. 数学领域发展进度比较

由图7-10可知,在社会自理领域,嘉兴试验区的8、10、12、14号儿童在数学领域

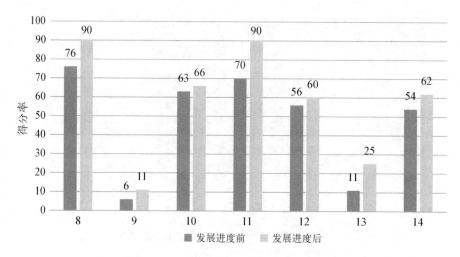

图 7‑9　嘉兴试验区生活自理领域发展进度比较（单位%）

有进步,其中 8、14 号儿童数学领域发展进程较高,发展进程在 80% 以上。8 号儿童在数学进步较大,进步值大于 10%。

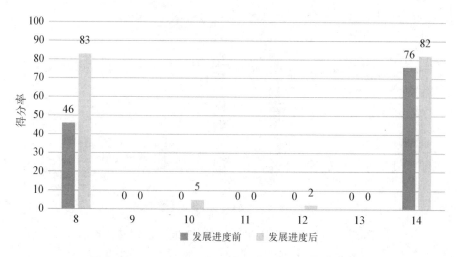

图 7‑10　嘉兴试验区数学领域发展进度比较（单位%）

（二）家长及家庭的发展

1. 家长投入自评变化

对收集回来的家长投入自评分数问卷进行分析发现（表 7‑9）,在嘉兴试验区,总体来看家长投入度自评主要集中在比较少、一般和比较多之间,并且家长投入度总体有所提高。具体来看，在熟悉度、实施频率以及参与度的评分上，选择"比较少"选项的家长有所减少。但在群内的互动频率则有少许下降，选择"比较少"选项的家长增多，而选择较高自评分数的家长减少，说明家长后半段时期在微信群中的互动频率不如前半段时期。

表7-9　嘉兴试验区家长投入自评情况

题　项	中/后期	非常少	比较少	一　般	比较多	非常多
熟悉度	中	0	14.29	42.86	42.86	0
	后	0	0	42.86	57.14	0
实施频率	中	0	28.57	57.14	14.29	0
	后	0	0	85.71	14.29	0
互动频率	中	0	28.57	57.14	14.29	0
	后	0	57.14	42.86	0	0
参与度	中	0	14.29	57.14	28.57	0
	后	0	0	42.86	57.14	0

2. 家长心理状态及养育效能感

通过统计每位家长各量表前后总分，将后测总分减去前测总分统计每位儿童父母量表总分的前后变化值，并分别计算父母变化值的平均值。DASS 变化值为负为改善，表示负性情绪症状减少，WEMWBS 变化值为正为改善，表示积极心理水平提高，PSOC 变化值为正为改善，表示父母养育效能感提高，变化值绝对值越高说明该指标改善程度越好。改善率则为该量表前后分数改善人数除以总人数的百分比，具体结果如表7-10 所示。

由表7-10 可知，嘉兴试验区家庭三个量表的改善率分别为 50.00%、50.00%、42.86%，在三个量表，父亲的改善率均大于母亲，在 DASS 和 WEMWBS 量表中母亲改善人数大于父亲，在 PSOC 量表中，父亲改善人数则大于母亲。在 DASS 量表中，9、12 号儿童家长均有改善，在 WEMWBS 量表中，14 号儿童家长均有改善，而在 PSOC 量表中，8、14 号儿童家长均有改善。

表 7-10　嘉兴试验区家长量表前后阶段分数变化描述性统计结果

儿童编号	DASS		WEMWBS		PSOC	
	父	母	父	母	父	母
8	9	−9	0	20	2	8
9	−24	−4	16	−8	4	−3
10	8	0	−2	3	−6	−1
11	1	−2	6	−8	−4	0
12	−6	−1	−3	−3	7	−6
13	6	1	−1	1	0	−15
14	−6	6	13	11	26	7
平均变化值	−1.71	−1.29	4.14	2.29	4.14	−1.43
改善率(%)	50.00		50.00		42.86	

　　将嘉兴试验区儿童父母前后阶段各量表的所有题项得分相加,得出各量表总分,并对各量表前后总分进行配对样本 T 检验,结果如表 7-11 所示,在服务的前后阶段,家长的负性情绪水平(焦虑、抑郁、压力)显著降低,积极心理水平显著提高,养育效能感前后差异未达显著性水平。

表 7-11　嘉兴试验区家长量表总分前后测配对样本 T 检验结果

量　表	前/后测	M	SD	P
DASS	前	11.50	10.48	0.002**
	后	8.29	7.06	
WEMWBS	前	44.29	7.86	0.020*
	后	46.07	8.45	
PSOC	前	58.93	7.63	0.262
	后	58.14	6.89	

注: * $P<0.05$, ** $P<0.01$, *** $P<0.001$。

第三节　服务协调人的反思与发展

一　早期干预服务协调人自我效能量表结果分析

计算早期干预服务协调人一般效能、个人效能以及量表总分，并对前后得分进行配对样本 T 检验。结果显示不管是否纳入研究者本人的数据，在服务的前后阶段，个人效能维度以及自我效能量表总分差异显著，说明在进行服务后，服务协调人的效能高于服务前($P<0.05$)。另外，一般效能维度前后差异呈现边缘显著，在服务后期阶段其得分稍高于服务前期阶段($0.05<P<0.1$)。具体分析结果如表 7－12 所示：

表 7－12　服务协调人量表前后测配对样本 T 检验结果

	前/后测	N=8 M(±SD)	p
个人效能	前	31.13(±5.54)	0.007*
	后	37.13(±3.56)	
一般效能	前	15.00(±3.25)	0.148
	后	16.63(±2.13)	
自我效能	前	46.50(±7.37)	0.017*
量表总分	后	53.75(±4.33)	

注：* $P<0.05$，** $P<0.01$，*** $P<0.001$。

二　服务协调人访谈结果分析

研究者对自编的半结构式的服务协调人感受度访谈中的第二部分进行编码分析，题项一(谈一谈您……的感受)获得了 73 个初始编码，题项二(服务协调过程中的是否有遇到困难……?)获得了 18 个初始编码,题项三(服务协调过程中您是否获得了支持……?)获得了 20 个初始编码。服务协调人编码用缩写 SC 表示(Service Coordinator),而不同的服务协调人用大写字母 A……I 表示,并在后标注访谈日期,如 SCA0305,代表服务协调人 A 在三月五日的访谈。

服务协调人的成长主要表现为心态、观点及能力上的改变。在心态方面,会由忐忑不安、焦虑挫败变为从容自信,如一开始时:"因为在这之前实践上的经验比较缺乏,在一开始评估和制定服务计划时自己比较被动,内心还是比较忐忑的,因此总会觉得自己好像难以承担这个责任(SCC0305)。"在得到各方面的良好反馈后,开始建立起信心,对于自己的工作有了自信。"第一个月的反馈发现小朋友进步很大,家长也会根据我的建议去做,这个时候才比较能够确定我的确可以承担服务协调人这个角色,能够真正地帮助到孩子和家庭(SCC0305)。"在观点上,会变得坚信早期干预对于儿童的重要性:"现在很相信越早干预效果越好,我也希望自己可以帮助到他们(SCB0305)。"以及更加重视起家长的作用:"我们大部分对孩子的了解是通过家长来进行的,所以家长的态度对于整个服务是至关重要的(SCB0305)。在能力上,会有和家长的沟通技巧,对 AEPS-3 的学习,如何制定一份服务计划,如何能给家长有效的建议等(SCC0305)"家庭教育咨询专业能力成长的收获。

协调人反应,服务过程中并非一帆风顺,遇到了不少困难但也得到了很多支持。主要的困难来源有两个:一是自己能力上的不足,如:"一些问题无法自己解决,这是目前最大的问题,特别是关于语言部分的发展,自己还是不够专业,时常感觉无能为力(SCC0305)。"二是所服务的家庭会有许多未知的状况,比如说家庭的主动性较差,投入配合程度较低:"最大的问题是与家庭的沟通问题,家长主动反馈时间长、信息匮乏,主动反思少,主动提出商榷方案的能力弱,主动提出适合她家庭的活动意见少,这些我都觉得沟通起来比较困难(SCA0305)。"还有家长的理念观念转变较为困难:"家长的观念有时候很难转变,也会很焦虑,希望很快地解决孩子的问题,但是现实中很难做到,我只能尽量去安慰家长,向她传递一些建议,但收效不是很大(SCC0305)。"

即使遇到了困难,协调人也还是通过不同的途径获得了支持,主要包括三大方面:一是来自背后强大的团队,即主要是督导的专业及心理支持:"督导教导我如何对问题进行思考与解决,如何自我反思,以及教导我一部分人生思考和观念。在这样的支持下,让我日后遇到这种问题时,我会尝试各种途径去自己解决,督导老师也一直传递的观念——我不可能陪着你那么久，你要学会自己做家庭咨询者（SCA0305）。"二是来自朋辈间（服务协调人间）的心理支持，相互鼓励共同前进："平常也会和其他服务协调人交流最近的进度，遇到困难也能够互相开解（SCC0305）。"以及服务协调人通过自我增值以及自身的经历，获得成长："学校图书馆查询书籍和论文、微信平台上的文章提供了很多信息和专业知识的支持（SCC0305）""督导老师给我思考的任务，让我给自己订立目标，并且去实施，让我感到前所未有的压力，也就是在这样的角色扮演过程中，我体会到家长在一开始面临我如此难的问题时，为何会选择无语和沉默，我也更加体会家长的心情，说明服务协调人的个人经历也比较重要（SCA0305）。"

三位协调人都提到在刚开始作为家庭教育咨询师进入项目时会稍显不知所措，即使是曾经有过相似经验的服务协调人，面对新的未知情况与难度系数较高的家庭时仍然会感觉到压力。以下为其中一位极具代表性的服务协调人，在经历低潮与获得支持后所发生的成长，及其在心态、观点及能力等方面的变化过程（SCA0305）：

"一开始进入课题组，我发现似乎和以前本科做过的相似，那时的我觉得我以前做过，感觉流程和模式比较熟悉，应该可以胜任。"（懵懂）

"我以前很少真正去家庭评估和做方案，感觉第一次操作还是比较有难度、有挑战性的，略觉得有点压力感。""我不知道如何挑选适合家长、孩子的目标，感觉在实操时，学过的理论都忘记了，变得无从下手。"（压力袭来，不知所措）

"我还记得在最初几次沟通后，我非常苦恼地跟督导老师表达——我太苦恼了，家长的回应太少了！我觉得我要进行不下去了！""我在开会的时候，有点哭腔地告诉总督导，我真的很苦恼，我的两个服务家庭家长很少回复我消息，迟迟没有消息，让我觉得很煎熬。"（苦恼煎熬）

"情绪到了极点的时候，后面20分钟就完全聊不下去了，XM妈妈心不在焉的感觉让我觉得对我是一种不尊重，感到极为挫败，我慌了起来，谈话内容也语无伦次，觉得非常难深入下去，我感觉她已经失去了聊下去的兴致，我结束了聊天，自己默默地在图书馆哭了一会。"（挫败慌张、徘徊挣扎）

"总督导老师鼓励我，这是家长的特性，正好是你遇见了。她安抚我不要担心，继续下去，有什么问题可以提供帮助。""事后哭过以后，我忽而想起督导老师跟我说的话：'每个人都在按照自己的生活方式，在努力地生活着，就算不按照我们提出的想法来走，都可以活出自己的模样，为何那么急迫或者感觉到压力那么大呢？'也就是这段谈话,还有那段时间自己思考和生活经历与体悟,使我感觉到:一切都可以过去,都可以随风,都可以得到平衡。"(获得支持,舒缓释然)

"我后来觉得每个人都有自己的选择,我无从转变,那我选择陪伴,当好歹两面均向妈妈展示过,她如何选择是她的事情,我都应该尊重,以及理解与体会她的感受。"(理解尊重,选择陪伴)

"接下来的服务过程中,我开始放慢我的脚步,了解孩子进步的程度,了解妈妈们回应的状态,提醒自己多多鼓励妈妈、夸赞妈妈。后来,我真的发现,XM 妈妈开始使用表情了,情绪也舒缓了很多的时候,我真的开心到不行,她告诉我孩子开心她就开心。""而且我也意外地发现,其实 XM 妈妈一直都有在学习和进步,那时的我特别发自内心地夸赞妈妈,觉得妈妈真的特别好。她还比较羞涩地说,她希望好好学习。当时引起我一阵感动。"(学会技巧,状态好转)

"我自己反思着:这是入门期的探索,接下来,我的困惑在于如何认识家长提出的各种亲子问题、孩子行为问题等。也就是可能会遇见专业问题,专业成长的探索,但我已有了比较坚定的信心。"(坚定信心)

服务协调人在成熟的早期干预系统里,都是由专业人员担任,并有系统的培训,本课题限于资源,由特教专业背景的研究生和优秀的大四学生(保研)来担任服务协调人,担任个案的管理协调以及相应的个别化专业指导和对接工作,确实具有一定的挑战,但在督导的帮助和指导下,服务协调人也成为我们联结系统中必不可少的一环,在干预期间,成为残疾儿童个体及其家庭重要的发展生态系统中的一环发挥了重要的作用。

三　个案服务协调人在联结系统中的作用

在研究报告的第八章第三节中,对个案服务协调人进行了进一步的界定,一般而言,国外担任个案服务协调人的个体不仅仅需要相关的专业知识和技能,还需要良好的沟通和协调能力,在本研究中的特殊教育相关专业的研究生和大四的特教专业学生,具备一定的早期干预和特教的专业知识和技能,同时也努力基于家庭特征和儿童的障碍类型匹配了较为适合的服务协调人,同时在督导的支持下为残疾儿童及其家庭提供个别化的个案管理和个案服务。

通过个案研究，也在两个试点区尝试探索个人服务协调人的意义和作用，我们的研究发现，个案服务协调人在研究过程中，不仅可以促进残疾儿童和家长的发展，自己的专业效能感也在增加，经过专业的培训和督导后，服务协调人均可以及时准确地回应家庭的需求，通过微信等平台快速联结相关的资源和信息，在整个联结系统中起到了一个不可或缺的桥梁作用。

第四节　基于发展生态学的早期干预联结系统的模型的有效性讨论

一　家庭为中心的早期干预，促进残疾儿童的发展，也促进家长的成长，家庭内部成员的协作，为残疾儿童的发展建构一个良性的家庭微观系统

儿童发展通过 AEPS－3 等发展性评估数据反映，博山试验区和嘉兴试验区的儿童在进行项目指导下的家庭早期干预后，粗大动作、社会情绪、生活自理和数学领域均有进步（数据见本章第二节）。其中博山试验区儿童在四个领域评估得分上均有显著提高，嘉兴试验区儿童在粗大动作、社会情绪、生活自理这三个领域的得分上有显著提高（数据见本章第二节）。总体来看，14 位儿童不同领域进步值进行 T 检验发现，两个地区儿童在社会情绪领域进步最大，并且社会情绪领域的进步值显著高于其他领域，见表 7－13。

表 7－13　儿童各领域进步值比较情况（T-test）

领　　域	粗大动作	社会情绪	生活自理	数　　学
粗大动作	1			
社会情绪	0.013*	1		

领　　域	粗大动作	社会情绪	生活自理	数　　学
生活自理	0.997	0.027*	1	
数　　学	1	0.044*	0.999	1

家长成长主要通过项目实施前后家长心理状态及养育效能感量表的数据反映,同时补充家长访谈数据来反映家长的成长性体验与感受。结果显示,博山试验区在前后期家长的心理状态和养育效能感有所改善,其中母亲的改善程度和改善人数均大于父亲。嘉兴试验区在前后期家长在心理状态上也有所改善。博山试验区家庭家长的积极心理水平显著高于嘉兴试验区的家长,负性情绪水平则显著低于嘉兴试验区家长,养育效能感则无显著差异,见表7-14。

表7-14　不同地区家庭各量表总分独立样本 T 检验结果

量　　表	博山(n=14)		嘉兴(n=14)		T	p
	M	SD	M	SD		
DASS 前	9.71	6.47	11.5	10.48	-0.542	0.593
DASS 后	8.21	6.04	8.29	7.06	-0.029	0.977
WEMWBS 前	51.07	9.37	44.29	7.86	2.076	0.048*
WEMWBS 后	54.28	7.87	46.07	8.45	2.661	0.013*
PSOC 前	61.21	9.88	58.93	7.63	0.685	0.500
PSOC 后	62.57	10.23	58.14	6.89	0.402	0.192

注: * $P<0.05$, ** $P<0.01$, *** $P<0.001$。

通过对结果进行分析,对数据差异讨论如下:博山试验区家长项目的实施频率、互动频率、参与度有所提高,嘉兴试验区家长对项目的熟悉度、实施频率、参与度有所提高,并且两地区家长的心理状态和养育效能感在一定程度上有所改善,而伴随家长心理状态和养育效能感以及养育技能的改善与提高,从而使儿童在不同领域能力有所发展。同时,项目中母亲的改善程度总体上来说高于父亲,这可能是由于参与本项目的家庭儿童的主要照料人大部分为母亲,由此目前母亲对于项目的参与频率更高,了解和学习程度也更深,因此其改善也更多。

除此之外,研究发现在项目中两地区的家长在项目中的心理状态存在差异,博山试验区的家长积极心理水平高于嘉兴试验区家长,而负性情绪水平则低于嘉兴试验区家长,这可能是由于儿童障碍程度以及家庭所面临的压力引起的,以往研究发现,儿童所表现的问题行为和家庭经济情况是特殊儿童家长压力的重要影响因素①。嘉兴试验区儿童障碍程度为重度的儿童明显多于博山试验区,其家长面临更为复杂、程度更为严重的养育问题。并且嘉兴试验区有 3 户家庭为外地户籍,而在我国户籍往往关系着家庭能否获得来自政府的早期干预相关支持,如经济补贴、公立机构的入学权等,这在客观程度上也影响了两地家庭在养育压力上的差异。

研究发现,在经过项目指导下的家庭早期干预之后,儿童的社会情绪能力有显著提高,且相较于其他领域进步最为显著,这与以往研究结论相似②。同时,儿童社会情绪领域的发展进步显著大于其他领域可能与儿童自身以及家庭因素有关。参与项目的儿童71.43%年龄为 3—6 岁,以往研究发现 3 岁是儿童获得情绪理解能力的关键期,且积极情绪的理解能力较高③。3—5 岁儿童的情绪调节策略不断发展,对情绪调节原因和结果的认知也会有显著的发展④,也就是说参与项目的儿童大部分处于社会情绪发展的关键期,在关键期中提供社会情绪相关的早期干预,能够促进儿童更好地发展。除此之外,儿童社会情绪的发展往往需要通过与成人、同伴的互动来培养,其中与成人建立可靠的关系对于儿童社会情绪的发展有着重要作用⑤。良好的教养方式有利于促进儿童社会情绪的健康发展⑥,并且亲子互动是儿童社会情绪能力的重要预

① Denham S A, Blair K A, Demulder E, et al. Preschool Emotional Competence：Pathway to Social Competence? ［J］. Child Development, 2003, 74(1)：238 - 256.

② 穆凤霞,于洋,戴耀华等. 早期干预对婴幼儿社会情绪发展的影响[J]. 中国妇幼健康研究, 2012,23(4)：413 - 415.

③ 姚端维,陈英和,赵延芹. 3~5 岁儿童情绪能力的年龄特征、发展趋势和性别差异的研究 ［J］. 心理发展与教育,2004,20(2)：12 - 16.

④ 陈昕慧. 3—6 岁自闭谱系障碍儿童社会情绪能力及其影响因素研究[D]. 上海：华东师范大学,2019.

⑤ Simpson T. E., Condon E., Price R. M., Finch B. K., Sadler L. S., Ordway M. R. Demystifying infant mental health：What the primary care provider needs to know[J]. Journal of Pediatric Health Care Official Publication of National Association of Pediatric Nurse Associates & Practitioners, 2015, 30(1)：38 - 48.

⑥ 张丹,秦锐,宋佳,李婧,赵艳,胡幼芳. 江苏省城市幼儿社会性和情绪发展现况及影响因素研究[J]. 中国儿童保健杂志,2015,23(3)：247 - 249.

测因子,亲子互动的亲密程度与回应程度影响儿童的外显行为和能力域①。简而言之,以家庭为中心的早期干预指导,关注亲子互动,增益家长的积极心理状态及养育效能感,家长的"进步"促发着儿童的"进步",其中以社会情绪的成长最为明显。

研究者通过补充进行自编的半结构式家长满意度访谈来补充反应家庭的成长状况,访谈主要调查家长参加项目服务以来的感受、看法,并进行编码分析,共获得了共60个初始编码。服务前后,**家长主要有以下五点成长变化**②:

第一点,在项目开展服务后,50%的家长谈到在不同程度上感受到自我育儿能力的提升,较高频率地使用"学习"一词,如:"通过老师每周不断地给我们进行访谈,我也从中学到了很多,在微信上也会知道很多教育孩子,培养孩子兴趣、理解孩子情绪、发展状况的小技巧(AZMM1217)(编码为:儿童姓名缩写+母亲M或父亲F+访谈日期)。""通过与各位老师的沟通,我们经过学习,也对孩子的培养更有了信心(LTQF1213)。"

第二点,有一半的家长也不约而同地谈到,服务带来了一定的心理以及情感支持,使得家长情绪与心理方面有了改变:"感觉后面有个强大的团队支持我们,家长有条不紊地进行,不像原来那么急躁,那么麻木。感觉突然有了有力量的靠山(LAYM1202)。""现在心态上觉得有坚定的后盾,会更有方向感一点,因为有一个计划在(LAYM1202)。""有的时候和你们说说,就是跟自己聊聊天,有了一个转换,又会觉得好点,不会说自己一个人一直低落(XXLM1203)。"

第三点,有家长谈及自己开始注重教育方法与转变教育方式,"通过和老师的沟通,我和孩子沟通时会开始讲究一些方法和技巧了,而且对自身的情绪控制有很明显的改变,现在我跟孩子沟通交往过程中基本是没有问题的(SQYM1214)。"家长在面对孩子的障碍的观点上,也有了合理的变化:"刚知道她这个情况还是比较消极的,现在我心态也很好的。每个人都会生病,她只是生了一种病而已。以前很怕别人异样的眼光,不敢带出去,现在不怕。希望她身体健康,能够自理,就很好了(WYNM1202)。"

第四点,有个别积极型的家长通过自我学习,已经开始有了角色转变,由家长变为老师,来跟别的家长分享:"我在你们这里学到一些东西,有的时候在宝宝妈妈群里,我

① 张尧. 亲子互动对12—24个月幼儿情绪社会性影响的研究[D]. 哈尔滨:哈尔滨师范大学. 2016:45-52.
② 文宇云.农村地区特殊儿童早期干预家庭指导服务模式的评价与成效探究[D]. 上海:华东师范大学,2018.

也会教给她们一点(YZFM1203)。"

第五点，家长除了谈到自身的变化，亦有提及孩子的进步，10位家长提及自己的孩子有很大或者明显的进步："这六个月以来孩子的变化真的是蛮大的(ZZFM1214)。""我的感受就是孩子变化挺大的(XXLM1203)。"4位家长提及孩子有点进步或者部分有进步："小孩子确实有点进步(WSY1202)。"与此同时，孩子的进步也会演化为家长前进的动力，让家长内心有了希望："孩子在一点一点有收获的话，我觉得也比较欣慰，也有很大的动力(JCYM1203)。""每发现他一点改变，我们就觉得孩子又懂事了，真的是心里面很有希望的(ZZFM1214)。"

变化不仅仅局限于父母家长本身，还发生在整个家庭当中，其他家庭成员的变化，**整个家庭的生态系统的变化主要表现**为以下两点：

第一点，家庭中家庭成员的关注提高，父亲包括祖辈开始参与："爸爸因为也在群里面，他虽然没有那个(主动发言)，但他也看到了方案，默默有在关注，爸爸跟孩子的互动就会好一些(JCYM1203)。""现在爸爸也帮我一起带他，感觉要轻松一点，感觉这个担子有人帮我分担了，压力没有那么大了(XXLM1203)。""我觉得老师建立这个团队家庭小群特别好，给了我一个很好的契机来让孩子爷爷以及姥姥姥爷这种祖辈，对这个自闭症有一个更专业的了解(ZCKM1216)。"

第二点，家人间共同的参与使得家庭的功能开始发生转变，家人间因为孩子变得团结起来："感觉家人都在这个群里，就是用逼这个词好像更贴切一样，逼着家长不得不去接受，不得不去共同为孩子努力。之前我总是觉得只要是我和爸爸同心协力为孩子就好了，现在通过这个群爷爷姥姥姥爷更积极地配合我们，不像是以前被动地听我们提的一些建议想法(ZCKM1216)""现在就感觉这个群，都是生活中必不可少的，这也是很有爱的一个现象(ZCKM1216)。"

家长在儿童的发展过程中有着重要的作用，家庭也是儿童早期发展最重要的场所，当家长能够获得广泛而有效的教养策略时，逐渐将日常生活中碎片化的时间利用起来，从而开展更自然、实用的早期干预，也有利于提高家长处理儿童挑战性行为的自信心①，恢复家庭的正常功能，从而能够促进家长的养育效能感和积极的心理状

---

① Bradshaw J, Steiner AM, Gengoux G, et al. Feasibility and effectiveness of very early intervention for infants at risk for autism spectrum disorder: a systematic review [J]. Autism Dev Disorder, 2015, 45(3): 778 - 794.

态①。以往国内外早期干预项目相关研究与实践发现,早期干预相关服务中对于家长的支持能够有效促进儿童的发展。研究着力于家庭中心,指向包含儿童的主要照料人、儿童生态圈中的重要他人(手足、祖辈等)在内的家庭微系统,将整体的家庭成员作为协作伙伴,围绕儿童优势与家庭需要,通过家庭指导的方式,为家庭提供专业支持、信息支持及情感支持,为家庭赋能增益。

二 服务协调人的个案管理,初步联结了不同部门的资源,为残疾儿童和家庭建构良性的中间系统

在项目服务结束三年后,课题组通过对参与项目的家庭进行了回访,追踪个案发展情况。所有参与项目的 14 个家庭全部完成了调查问卷,结果如下表 7 - 15 所示:

表7-15 项目个案发展追踪情况一览表

题　项	选　项	频数(百分比,单位%)
角色	孩子母亲	13(92.86)
	孩子父亲	1(7.14)
孩子目前的就读情况	普通小学	5(35.71)
	特殊学校	5(35.71)
	普通幼儿园特教班或特殊学校学前班	1(7.14)
	普通幼儿园普通班	1(7.14)
	仅在机构训练	2(14.29)
是否继续参加机构的康复训练	是	6(42.86)
	否	7(57.14)

---

① Sanders M. R. , Woolley M.. The relationship between maternal self-efficacy and parenting practices: Implications for parent training[J]. Child: Care, Health, and Development, 2005, 31 (1): 65 - 73.

在项目结束三年后，共 10 名个案已经顺利升入小学，其中普校与特校各占一半（各 5 名），2 名个案目前仍在幼儿园就读，2 名目前仅在机构训练，继续在机构中参加康复训练的个案近半。在机构进行康复训练的幼儿费用投入目前集中在 3 000—3 999元及 1 000 元以下的区间，在机构进行康复训练每周的平均时间在 5 小时以下和 5—10 小时两个区间，目前所有的康复费用基本能够报销，但报销比例有限集中在 76—100% 及 26—50% 两个区间。值得一提的是，14 个参与项目的家庭中目前仍在家里结合日常生活为儿童提供教育干预与康复训练的比例在 85.71%，这表明家长对基于日常、作息本位的干预理念与方式持续性的认同。

同时，课题组对家长对于项目的满意度进行了追踪回访，选项为 1—5 分，1 分为最低分，5 分最高分，结果如下表所示：

表 7－16　家长对项目服务满意度追踪回访结果

题　　项	得分平均值（M）
我对我的孩子目前的发展情况表示满意。	4.43
参加一年的课题研究，对于提升我养育孩子的知识有帮助。	4.64
参加一年的课题研究，对于提升我养育孩子的技能有帮助	4.79
参加一年的课题研究，给予了我情感支持，有利于缓解我的焦虑。	4.71
我的孩子目前获得的教育和支持能促进孩子的发展。	4.79
我对我和家庭目前获得的支持感到满意。	4.71
我的孩子在参与项目的过程中有进步。	4.86
在项目结束后，我依然使用相关的知识和技能来支持我孩子的发展。	4.71
我希望政府后续能有政策和经费支持家庭为中心的指导服务。	5

对上表结果分析如下，在参与项目的 14 组家庭中，家长对于孩子目前的发展状况较为满意，得分值是所有题项中较低的，反应家长对于孩子发展有较大空间的期待。参与一年的课题研究，家长普遍认同项目为其带来了知识、技能及情感方面的支持，对于个案目前所有的教育与支持较为认同，能够促进其发展，且满意度较高。家长对于参与项目过程中对孩子的成长认同值较高，在项目结束后，依然会使用相关的理念与方法来进行日常的干预。与此同时家长对于政府能够在政策和经费上提供与支持家

庭中心的指导服务有较大的期待,这也反映了家庭对于科学有效的、长期持续的家庭指导服务的需求。

以家庭为中心的早期干预服务很大程度上考验服务提供者的能力,已有的研究对服务协调人应该需要具备的能力做出整理,主要包括:1.早期干预的基础(理论);2.了解普通儿童和特殊儿童的发展;3.婴幼儿及学龄前儿童评估能力;4.有家庭参与能力;5.能进行干预设计;6.实施干预;7.评估干预;8.跨学科和跨部门合作①。在此基础上,仅有专业能力远远不够,以家庭为中心的实践当中还包括技巧与态度方面的要求:人际关系技巧、强调家庭长处与正向的能力,尊重家庭的选择和行动等②。

家长访谈充分肯定了服务协调人良好的专业能力、专业品质以及团队之间的明确分工,在协调人访谈中其心路历程也反映了其能力的成长。服务的成效很大程度上依赖于服务提供者能否提供高质量的指导和支持,服务协调人是整个服务过程中的团队的沟通桥梁,服务协调人与家长之间平等、信任、合作的关系建立也是指导工作的关键③④,所以协调人在服务过程中扮演着重要的角色。除了针对专业能力及品质的评价,家庭访谈中提到充分认可团队间明确合理的分工,对整个团队充满信任感,说明团队与家长间的良性合作关系也是家长满意度的影响因素之一,这与以往研究发现相同⑤。协调人访谈反应,团队间的支持亦是重要的要素之一,这种支持可以分为三种:督导的专业支持,朋辈间的心理支持,以及协调人自我支持,同时支持也是团队合作的一种体现,团队间的支持和合作推动着服务协调人的专业成长,促进团队与家庭之间建立高效的合作模式,是有效服务动力要素之一⑥。

服务协调人作为跨学科服务模式中的重要桥梁与纽带,将包括家长、专业人士在内的相关人员联结成一个团队,共同来为儿童制定并实施评估计划、干预服务。在项

---

① Clifford J R, Macy M G, Albi L D, et al. A model of clinical supervision for preservice professionals in early intervention and early childhood special education [J]. Topics in Early Childhood Special Education, 2005, 25(3): 167 – 176.

② LL Wilson, CJ Dunst. Checklist for Assessing Adherence to Family-Centered Practices [J]. Instruments and Procedures for Implementing Early Childhood and Family Support Practices, 2005: 1 – 3.

③ 谢安梅,江琴娣. 美国特殊儿童家庭早期干预述评[J]. 中国校外教育:理论,2010(12).

④ 许素彬. 家长与个管员伙伴关系对早期疗育服务成效之影响研究[J]. 台大社会工作学刊, 2008(17): 43 – 92.

⑤ 张秀玉. 早期疗育服务满意度之研究[J]. 东吴社会工作学报,2008(19): 81 – 115.

⑥ 文宇云. 农村地区特殊儿童早期干预家庭指导服务模式的评价与成效探究[D]. 上海:华东师范大学,2018.

目实施过程中,服务协调人直接与家庭进行对接,并定期接受团队督导,其他专业人员(医疗专家、康复专家、学校教师)则作为顾问,为儿童干预计划提供评估及咨询建议,使得家庭只需要与固定的一位专业协调人进行交流,并获得整合性的服务。这一模式简化了家长与不同学科专业人员之间的关系及沟通成本,初步联结了各系统的资源,将以家庭为中心的中间系统串联起来,但同时保证了家庭的主体地位,提高了整体的服务效果。

三　借助微信等远程技术,更高效地提供信息支持、专业支持等,也有效联结残疾儿童早期干预的不同系统

在研究关于家长对于提供服务的平台及方式的调查中,家长对于该部分的评分较高说明项目服务中利用微信作为平台,探讨以线上指导为主的家庭指导模式可以作为一定的借鉴。线上指导主要利用了微信文字、语音、语音或视频通话、传送照片视频及文件、建立微信公众号、发布微信连接(包括讲座)等功能为家庭提供服务。家长及协调人访谈分析结果发现,双方共同支持线上指导方式,认为其具有方便快捷、及时有效、可反复使用,可以随时随地进行等优点,这与以往微信应用于干预服务的研究结果相一致①。但同时也有家长反映其缺点,认为微信文字表达不到位,面对面指导更为直接,同时表达了对入户指导的需求。尽管项目已在嘉兴地区探索入户指导,一定程度上弥补了线上方式的不足,但从家长的回馈中可以了解到,两地家庭仍然对于入户指导的存在强烈需求,这也从侧面反映家庭自身所能获得的服务支持及资源的缺乏。

囿于农村地区交通不便、人口分布散落、经济发展较为落后等现实条件,都在很大程度上限制了入户指导的进行,使得入户面对面进行指导的成本非常高,在资源有限的情况下,对每一个个案进行长期的、跨学科模式的入户指导是可行度较低的。相比较而言,利用已有的相对成熟、使用较广的网络技术提供指导服务则是相对可行度更高的方案,在信息技术愈发蓬勃发展的未来,运用或开发相关平台、工具来为更多地区的家庭提供家庭指导亦应是发展趋势之一,相关推动信息技术在教育领域包括特殊教

---

① 王小娟,刘晓梅,韩宇枫,李琛,蔚永,张莉莉. 微信平台在早产儿出院随访干预中的应用效果研究[J]. 实用临床医药杂志,2016(4):130-132.

育领域进行应用的政策也已有初步涉及。这能够使更多有需要的儿童及家庭尽早接受及时的、整合的、一致的干预服务,从早期干预效益的角度来说,一定程度上降低后期的教育成本,最大限度地提升早期干预服务的质量与效率。

四 科学的课程本位的评估系统,有助于为家庭为中心的早期干预联结系统提供一个可操作的基础

研究模型中的一个早期干预联结系统就是借助科学评估工具建构残疾儿童及其家庭的服务联结系统,即筛查、评估、计划制订到干预、再评价的联结系统。研究选取的 AEPS-3 中文版评估工具,基于联结系统取向,将干预理念、目标、评估、干预课程和效果评价过程直接联系起来,联结系统中每一个成分和下一成分联结,并且全部相互作用[1]。这样的操作模式提供给家庭、团队一个操作性强的渠道。

项目的核心理念在于以家庭为中心,为家长提供信息、资源、指导等支持,建立作息本位的家庭早期干预。实施以家庭为中心的早期干预,不仅关注儿童的发展,更多的是将整个家庭作为服务对象。有效的以家庭为中心的早期干预实践包括两个阶段[2],首先是通过作息本位访谈、问卷等形式获取儿童与家庭的相关信息,绘制家庭生态图,了解家庭生态环境,确定加入儿童的功能性需求以及参与本位的结果构成。其次是为家庭提供服务,其中需要说明提供什么服务,由谁提供服务,向谁提供服务,在哪里提供服务等。

五 投入-产出的分析: 个案服务协调人来整合早期干预服务,家庭中心的远程早期干预服务模式具有优势

研究团队通过对项目的文件资料(包括项目的支出记录表、协调人及督导工作时

---

① Losardo A. , Notari-Syverson A. Alternative approaches to assessing young children. Baltimore, MD: Brookes, 2001.

② McWilliam R. Metanoia in Early Intervention: Transformation to a Family-Centered Approach [J]. Revista Latinoamericana de Educación Inclusiva. 2016, 10(1): 155-173.

间记录表、项目深度访谈逐字稿等文件）进行整理归纳，统计得出项目团队从 2017 年
8 月到 2018 年 1 月，平均为每个儿童及家庭投入的可视化时间约为 96 小时（不包括路
程、非定时沟通等其他隐性时间），项目可视化投入总计约为 10 万元（包括专家咨询
费、劳务费、差旅费、资料费等）。单以路程这一隐性时间指标来说，单程去博山实验区
路程在 8 小时以上，再举入户指导为例，所服务的家庭基本分散在嘉兴的五县两区，服
务团队出入一户农村家庭需耗费半天时间。另外以市场价格（公益性质）计算服务价
格督导应约为 500 元/小时，服务协调人约为 100 元/小时，而目前相关人员的劳务仅
为科研补贴，远远低于该水平。

以往项目进行的访谈逐字稿资料中发现，一位嘉兴当地的融合幼儿园园长透露，
运营一家康复机构一年至少需要 160 万的费用，她曾这样描述：

"我（们）来自教育系统一年补助大概 60 万，一个园长一年（工资）15 万，省级副园
长一年（工资）10 万，我们八个在编的老师，养老保险医疗保险公积金去掉了 60 万，教
育系统再给我们补助 60 万，80% 都发给老师，两边加起来就近 120 万了。这个房子
3 000 多平方一分钱都不用出（政府支持），但如果要租这个房子一年要 30 万、40 万，
再加起来就 150 万了，其他维修办公，最省 1 万一个月，这样一个机构维持下来就要这
一笔钱（160 万左右）了，然后这笔钱我们是额外多出来的，（其他）机构来说它一年总
要赚一点，所以我觉得，我无法想象如果你给我一个民办机构怎么去把它做好，怎么去
招老师，怎么样运营，我真的觉得我没有这个本事。"

该机构为嘉兴当地唯一的一所公办的特殊幼儿康复机构，根据嘉兴当地的政策，
只有在该机构产生的康复费用才能报销，因此造成了该园学生报名人数远远超于招生
人数的现象，常常出现学位"供不应求"的现象，项目中的不少家长还向研究者口头反
映过："×××机构太难进了""我想报个训课，但是机构老师课都满了，报名的人太多，
我报不上""本来想在学校报一节个训课，因为今年外地学生补助都没了，实在负担不
起"，等等，可见当地教育资源的紧缺。有家长也表示："很感谢项目给他们带来了经
济发达地区的服务"。

相较于一个实际运营的教育公办机构，基于家庭和儿童需求的联合儿童的相关服
务者的"联结干预"，虽然继续在探索阶段，尚未完全成熟，仍需要继续完善与改进，但
从服务方式、资源拓展及服务理念等方面来说，具有以下优势：

第一，基于线上指导的服务模式省去了大笔的费用（如场地、办公等方面开销），

降低成本的同时,在方式和时间方面更具灵活性。

第二,项目建立起的指导服务可视为一种教育资源的补充,线上的方式更能将优质的教育资源拓展到更多需要的地方,将资源最大效益化,惠及更多的家庭,和传统的机构服务相比,相辅相成,相得益彰。

第三,项目不直接提供孩子的干预服务,重视通过家庭指导,实现家长的增能,让家长成为孩子的最佳干预者,在服务结束后家长习得的技巧与技能仍能继续在孩子身上产生成效。

结合评价以及成效的分析结果,项目所提供的早期干预家庭指导服务模式具有一定的可行性,在不断完善和调整的过程当中,可以面向更多的地区进行推广。

第五节　个案家庭早期干预服务计划范例

一　小凯及其家庭的个别化家庭早期干预计划

(一) 个案简介

案主小凯(编号8,以下简称小凯)来自嘉兴实验区,本地副县市农村户口,2011年10月12日出生,接案时5岁10个月。

生长发育史:

小凯目前身高122厘米,体重29公斤。身体健康状况良好,曾有过敏性哮喘,目前状况已经好转。小时候睡眠比较不好,现在睡眠情况有些改善。比较挑食,不喜欢蔬菜,不喜欢没有尝试过的东西,暂时还没有发现食物不耐受的情况。

医疗诊断史:

2015年5月嘉兴市妇幼保健院《儿童孤独症评定量表》结果为有自闭倾向;

2016年9月在嘉兴妇幼保健院《儿童孤独症评定量表》结果为轻—中度孤独症,轻—中度智力低下,医生转介到私立机构训练;

2016年8月浙江省儿童医院诊断为儿童孤独症,韦氏学龄前儿童智力量表第四版测评结果总智商为60,医生建议康复训练。

教育训练史：

2015 年 5 月，于当地的私立机构进行语言训练，每天单程 1 小时车程到位于市区的机构上课，课时为半小时，一年花销为 5 万，无法报销；

2016 年 9 月起至今，辗转报名后成功于融合幼儿园接受教育训练，目前在学前班就读，时间为每天上午八点到下午四点，一周五天。家人接下来打算报读幼小衔接班，预计明年 9 月升学到一年级，目标是当地的普通小学。案主通过所就读的实验区幼儿园的负责人加入项目服务，该幼儿园为嘉兴当地唯一一所公办融合幼儿园，所有在该机构产生的学费能够到当地残联进行报销。

(二) 儿童发展能力综合评估结果

综合 AEPS－3、访谈及录像等资料对案主进行评估，以下为接案时案主能力发展概况：

【运动】

粗大动作领域，小凯已经掌握的能力：在自主控制身体各部分以及身体重心移动方面都表现得很好，仰卧、俯卧、侧卧、坐、站、爬、走、上下楼梯、跑步等部分都很好，骑行自行车已经能够把持方向，荡秋千、爬梯子、滑滑梯等各种游乐设施游刃有余。小凯接下来可以发展的能力：练习跳跃能力，目前偶尔能够完成拍球、接球、抛球与踢球等动作，接下来练习提升精准度、力度。

精细动作方面，小凯已经掌握的能力：生活中的精细动作的基础能力（比如握笔、使用勺子）小凯已经没有问题，能够写出 1—10 与自己的名字。小凯接下来可以发展的能力：字体可以开始使用小学生专用的本子写字，练习字体整齐度和美观度，用勺子可以加大灵活度的练习，在练习精细动作的同时锻炼专注度。

【社会情绪】

小凯已经掌握的能力：能够和熟悉的成人发起与开展正向、持续的互动，能够在鼓励下把奥利奥饼干分给妈妈吃，对于书本爱不释手，在与妈妈进行绘本阅读时，注意力与参与度都不错。

小凯接下来可以发展的能力：学习分辨与命名他人以及控制自己的情绪，理解妈妈与老师比较严厉的指令，增强小凯的情绪控制、调节以及规则意识，增强表达能力，能偶尔主动发起社会互动，更好地与同伴合作游戏和进行较多回合的互动。

【认知】

小凯已经掌握的能力：小凯喜欢认字，识字量比较大，能够独立为妈妈讲完一本《小熊宝宝：午饭》绘本，具有阅读的前备技能。小凯目前基本可以唱数 1—100，点数到 15 左右，读写数字能到数字 10，能完成 5 以内的大小比较与 5 以内的加法。小凯还喜欢英语，爱好听英语儿歌，会一些动物类、水果类的英语单词。对于喜欢的活动（如读绘本）注意力可以维持较长，喜欢自己自主进行阅读。

小凯接下来可以发展的能力：进一步学习和掌握数学领域的能力包括计数、数量关系、数学符号、加法与减法等方面。在活动过程中对于不感兴趣的互动，能增加有意注意时间和对于任务的维持和参与。

【生活自理】

小凯已经掌握的能力：不管在学校还是在家里，小凯均已经可以使用勺子独立吃饭、使用杯子喝水以及自主倒水，用餐礼仪也比较不错。上厕所基本是靠自己独立完成，穿脱衣服基本可以自主完成或者只需妈妈稍微辅助即可完成。洗澡需要妈妈协助先冲一下然后让他自己搓，边洗边唱儿歌。

小凯接下来可以发展的能力：学习穿套头的衣服，可以加强锻炼生活作息的自主独立性（刷牙、上厕所等），培养小凯的个人安全意识。

【沟通】

小凯已经掌握的能力：目前小凯与人交流会以言语表达为主。能够模仿或读念出完整的句子，喜欢重复电视里的对话，能够跟大人进行简单的问答，有需求或有状况时会向大人表达，会根据自己的喜恶表达。

小凯接下来可以发展的能力：增加在感兴趣的活动或者表达需求的时候自主运用，借助口语、手势或者图片等发起自发性沟通。

（三）家庭生态系统及优先考虑发展事项

通过家庭作息本访谈，研究者整理出儿童小凯的家庭日常作息、家庭生态系统及家庭优先考虑发展事项，作为后续家庭干预活动设计的参考。

家庭生态系统：为了支持小凯在融合幼儿园就读，周一到周五母亲与儿童离开原有的住所，共同居住于嘉兴市区租房内，每周末往返桐乡与嘉兴市内。父亲是一名轧钢厂电工，高中文化程度，日常工作繁忙较少与儿童相处。母亲在小凯被诊断后辞职

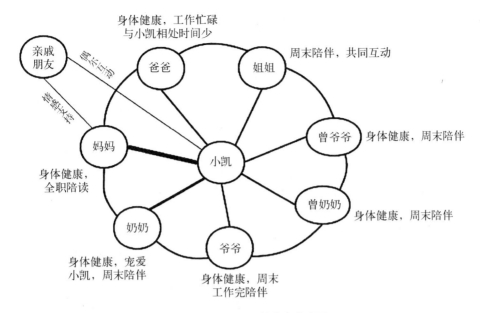

身体健康，工作忙碌
与小凯相处时间少

周末陪伴，共同互动

亲戚
朋友

爸爸

姐姐

曾爷爷 身体健康，周末陪伴

妈妈

小凯

身体健康，
全职陪读

曾奶奶

身体健康，周末陪伴

奶奶

爷爷

身体健康，宠爱
小凯，周末陪伴

身体健康，周末
工作完陪伴

图7-11 儿童小凯的家庭生态图

成为一名全职母亲,偶尔做散工,初中文化程度。小凯与妈妈相处时间最多,母亲对小凯的教育非常重视,积极性、配合度较高。桐乡家中与爸爸妈妈、爷爷奶奶、曾爷爷曾奶奶以及姐姐一起居住,周末时奶奶照顾的比较多,家人均身体健康。家庭主要经济来源是爸爸与爷爷的工资收入,按家庭常住人口计算的家庭平均收入为每月1 250元。该名儿童的团队主要由家人(父母为主)、督导、两名服务协调人、项目工作人员及实验区老师组成。家庭生态图如上图7-11所示(注:线段越粗代表支持程度越高)。

家人对于小凯优先考虑发展事项是:

1. 语言;2. 规则意识;3. 社会交往;4. 幼小衔接。

结合访谈、观察和评估结果,团队建议的优先发展事项为:

1. 沟通与社会交往能力;

2. 行为规则(幼小衔接的环境里的规则等);

3. 自我管理:物品整理、看日程表等。

(四) 家庭教育干预建议、目标及活动

1. 家庭干预建议

小凯即将幼升小,在家庭教育干预当中,考虑以一年后就读普通小学普通班做准备为总目标。从小凯的运动、生活自理、认知等优势能力出发,渗透相应的注意力、听指令、规则意识、社会交往、语言的干预。

总建议:家人可以先去了解目标学校的相关信息等,比如学校的氛围(是否鼓励融合)、入学条件(对学生能力或家长的要求)、班额与师生比(一个年级多少个班、一个班多少个学生、师生比与老师的观念)、该校的作息(一节课多长时间、中午是否需有午餐午休),等等,以便能够更好地根据目标学校的要求,对小凯进行相应的能力培养。具体可以从以下五大领域做出调整:

第一,运动方面,运动是小凯的优势能力,可以把这个领域的能力拓展为兴趣,还可以考虑学习篮球或足球、无辅助轮单车。在这个过程中,对于小凯听从指令、遵守规则、社会互动、同伴合作、语言沟通都会有不同程度的渗透干预,能够达到既做训练干预也做到培养兴趣的效果。

第二,认知方面,适量为小凯幼升小做准备,练习幼升小的前备技能,认知类可以循序渐进,守规则与社交更为实用,比如能静坐至少 40 分钟,能举手发言,课堂上要认真聆听,等等。周末在家时,可以让小凯与姐姐一起写作业,学习正式小学生的作息,可以让姐姐做些适当引导。家人空时有条件的情况下,家人可以带小凯去学校逛逛,介绍学校,让小凯喜欢上学校,能感受到成为小学生的光荣。

第三,沟通方面,可以观看一些情景类(比如购买东西、外出旅游等)的视频,如小猪佩奇或巧虎,让小凯先重复模仿对话。再在日常生活中,碰到类似情况的时候,必要时给予小凯一些提示与引导,使小凯学会语言再现以及如何用到实际场景中。

第四,社会情绪方面,家庭最关心的是小凯听指令与守规则的部分,以小凯常常无故离座为例,6 岁阶段的男生精力比较旺盛,家里活动可以有一个日程表给孩子参照,活动安排动静交替,在安坐类型的课前或者活动前,家长可以安排一些大运动的活动,在接近安坐类型活动开始时间时,及时引导小凯回到相应的活动准备中。另外,对于一些必须要遵守的规则,家长可采用视觉提示(拍下孩子表现好的照片),也可以准备一个小黑板,当孩子遵守很好的时候,用五角星或者小红旗来记录鼓励,同时按照执行情况给予奖励(可以是小凯喜欢的活动或者击掌拥抱等)。在家庭生活中,可以使用一些绘本或玩一些规则游戏,培养起规则意识。游戏结束的时候,请他帮忙一起整理物品等。

第五,生活自理方面,在日常生活中,比如早晨小凯刷牙时间,在保证安全和时间允许的条件下可以"慢一步",为孩子创造自己尝试的机会,并且即时地、积极地鼓励孩子，表达家长对他的进步感到高兴、开心、自豪等等，促进行为的维持。另外，也建议家长可以在日常生活中，渐渐地加入个人安全的教育，比如记住爸爸妈妈的名字、手机号、家庭住址，认识从学校回来家里的路或者日常会去的地方的路线、路标、标志性建筑，为后续的小学生生活做准备。

2. 家庭教育干预目标及活动

通过儿童综合评估结果，结合家庭需求期待及团队意见，在服务方案中拟定了以下发展目标、达成标准及活动说明，具体详见表7-17。

表7-17　儿童小凯长短期目标及达成说明

领　域	长　期　目　标	达成标准和活动说明
运动： 精细动作	1. 会书写简单的笔画	使用练字帖练习笔画，能够在练习仿写的同时，念出笔顺的名称。而后在练习写自己的名字能够保持在田字格内，字体成形。
运动： 粗大动作	1. 学习篮球（或足球），学会如何控制球和传接球	连续拍球5个以上（踢球可以准确把球踢给对方） 理解球类运动的简单规则（足球用脚等）。
社会情绪	1. 遵守具体情境中的规则	家人与小凯制定共同的契约（吃饭、上课等方面），小凯能够在相应的情景中遵守具体的规则，能够询问成人的意见征求同意。
	2. 在熟悉的环境里，能够听懂并执行指令，行为符合期望	能够在家人或老师的提醒下，知道"暂停""回来""安静""坐好"等指令，并控制自己的行为。
生活自理	1. 独立完成洗漱程序	小凯已经具备完成洗漱的能力，目标以小凯能够独立、认真完成所有洗漱步骤，减少或不需要大人协助为准。
	2. 能够规整物品和遵守日程的自我管理。	能无需提示的情况下，制作每日日程表，每天完成任务后，把书、笔和笔袋等物品整理归纳。
认知	1. 认读简单的英文单词（如英文字母、颜色、数字等）	通过阅读小猪佩奇绘本，能够认识、指认相应英文，能够读出每项其中五个英文单词。
	2. 能够对常规活动维持30分钟注意力	能够全程参与吃饭、游戏、绘本阅读、家庭学习时间等日程表中的家庭常规活动并维持注意力达30分钟。
沟通	1. 建立及变化社会沟通的角色	在绘本阅读中，家人与小凯参与扮演绘本角色游戏，轮流对话，做出相应动作。

（五）家庭指导概况及家长成长情况

研究者通过对家庭定期沟通记录及实地观察记录整理归纳小凯家庭指导概况，整体上小凯家庭的参与度在逐步地提高。同时结合家长问卷调查及家长访谈结果发现小凯家庭家长在接受服务前后阶段成长变化较大，主要表现在家长主动沟通增加、沟通过程中的顺畅程度提高、方案的执行频率提升、家长对于相应活动及策略的反思与运用、家庭成员的参与以及家长主动向外寻求资源上，伴随着儿童家庭成长的同时家长与团队间的信任合作程度不断提高，具体家庭指导情况详见表7－18。

表7－18　儿童小凯家庭指导概况

时　间	形　式	参与对象	儿童及家长主要概况	备　注
2017.09.03	家庭访谈	爸爸妈妈	爸爸妈妈对各种资料的提供非常配合，整体顺畅	
2017.09.19	前期评估	妈妈	妈妈表现得比较拘谨腼腆，很多地方表示不知道	
2017.09	微信讲座	妈妈	6次作业中提交了3次，均由母亲提交，但内容较详细	
2017.11.11	线上指导	妈妈	实行方案在很多细节以及行为策略方面家庭都有注意到，并整理出过程性作品进行展示，小凯在生活自理、家庭学习、绘本阅读都有了进步	情绪状态很好，语言比较积极
2017.11.18	线上指导	妈妈	开始实施日程表成效收获很快，与妈妈开始玩假装游戏，开始观看英语绘本并下载了APP查阅	情绪状态很好，较常使用表情
2017.11.25	线上指导	妈妈	在生活中将"数数"的策略应用于很多生活作息中。同时谈到小凯在学校与同学不良互动的问题，认为影响较大	此次沟通家长的投入比以往稍差些，时间间隔比较短
2017.12.03	入户调研	妈妈	妈妈开始袒露自己的内心，谈到独自一人在嘉兴租房带孩子上学让她觉得十分孤独，压力很大。多次强调关心社会互动以及未来升学的问题	中途谈话时妈妈的眼眶湿润

续　表

时　间	形　式	参与对象	儿童及家长主要概况	备　注
2017.12.16	线上指导	妈妈	妈妈主动在群上发起沟通，主要内容关于学校对申请报名学前融合班儿童进行评估，妈妈对小凯现有能力比较担忧	据悉老师建议小凯缓读一年再进入小学
2017.12.24	入户指导	爸爸妈妈	督导针对社会互动、幼小衔接、自我管理、未来规划等方面的问题与家长进行沟通	妈妈再次流泪，但言语中情绪已经比较舒缓，父母再三感谢团队带来的帮助
2018.01.06	线上指导	爸爸妈妈	爸爸第一次主动加入沟通，分享自己与小凯互动的过程以及自己的思考。妈妈分享了再次带小凯到医院进行韦氏智力测验的评估结果，并开始在寻求其他资源报名幼小衔接班	这次沟通中对于团队提出的策略执行速度非常快，并且上传了不少视频进行反馈。
2018.01.19	后期评估	妈妈	整个过程当中妈妈非常配合，对于提问到的问题妈妈的回答变得非常自信，对于暂时无法做到的项目主动表示要尽力尝试	妈妈主动提出寒假要让姐弟俩一起学习，一起互动，让姐姐多带领弟弟

（六）儿童目标达成情况及发展监测结果

1. 目标达成情况

经过不断的完善服务方案及调整目标，在定期沟通、入户等过程当中通过多元的评量方式进行评估，小凯的平均目标达成率达 85%，具体情况详见表 7-19。

表 7-19　儿童小凯长期目标达成情况

领域	长　期　目　标	短　期　目　标	目标达成率（%）	评量日期（年月日）	评量方式
精细动作	1. 会书写简单的笔画	1.1　仿写笔画并保持书写在田字格内，有一定书写美观性，横竖整齐达50%	80	18.01.13	作品展示（实作）
		1.2　仿写简单的笔画（横、竖、撇、捺、点、竖弯、横折、竖钩）	100	17.12.09	作品展示（实作）

领域	长　期　目　标	短　期　目　标	目标达成率（%）	评量日期（年月日）	评量方式
粗大动作	1. 学习篮球（或足球），学会如何控制球和传接球	1.1　拍球（踢球）5 个以上	50	18.01.13	视频观察
		1.2　2—3 个人时完成传球接球	100	17.12.09	视频观察
社会情绪	1. 遵守具体情境中的规则	1.1　有必要时向成人征求同意	100	18.01.13	家长访谈
		1.2　在熟悉的环境里（家里及学校）遵守已经设定的规则	80	17.12.09	家长访谈
	2. 在熟悉的环境里，能够听懂并执行指令，行为符合期望	2.1　能够根据熟悉的成人或环境的反馈调控自己的行为	100	18.01.13	家长访谈
生活自理	1. 独立完成洗漱程序	1.1　独立完成刷牙及漱口	100	18.01.13	家长访谈
		1.2　独立完成洗脸的所有步骤	100	17.12.09	家长访谈
	2. 能够规整物品和遵守日程的自我管理。	1.1　在家里安排一个独立的学习空间，学会整理文具	50	18.01.13	家长访谈
认知	1. 认读简单的英文单词、短语（如英文字母、颜色、数字等）	1.1　认读 5 个数字的英文	100	17.12.24	指认
		1.2　认读 5 个颜色的英文	100	17.12.24	指认
	2. 能够对常规活动维持 30 分钟注意力	2.1　能对常规活动维持 20 分钟的注意力	80	18.01.13	家长访谈
		2.2　能够对常规活动维持 15 分钟的注意力	100	17.12.09	家长访谈
沟通	1. 建立及变化社会沟通的角色	1.1　变化说话的噪音以传达意思	100	17.12.09	视频观察
		1.2　使用适当的社会化肢体语言	100	17.12.09	视频观察
平均目标达成率：				85%	

2. AEPS－3 发展监测结果

通过 AEPS－3 评估发现，小凯在社会情绪及数学领域进步最大，同时这两个领域

也是家庭关切领域。第一次评估时小凯的各项能力差异较大，第二次评估后各项能力
都有了提升，领域间能力差异缩小。具体结果详见表 7-20 及图 7-12：

表 7-20　儿童小凯 AEPS-3 发展监测评估结果

领　　域	粗大运动	社会情绪	生活自理	数　　学
前测得分	119	53	81	38
后测得分	124	101	95	68
进步值	4%	40%	13%	37%

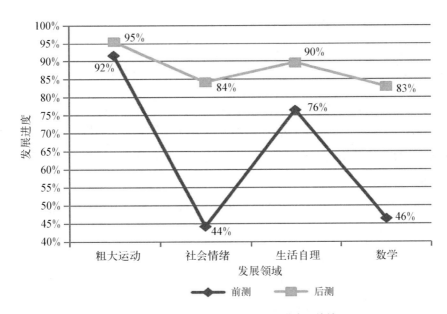

图 7-12　儿童小凯 AEPS-3 发展进度评估结果

3. 个案分析

小凯是一名患有自闭症的儿童，母亲对孩子的早期干预十分投入，自闭症儿童被
称为特殊儿童之王，对于家长而言也带来养育的极大挑战，小凯的家长对于服务协调
人和督导的建议的配合度和执行度都很高，因为小凯很快要上小学，个别化服务里也
关注到幼小衔接的需要，自闭症儿童的社会情绪能力发展通常较弱，但小凯母亲参与
个案研究后感受到比较多的情感支持和专业支持，自我效能感也极大提升，孩子在社
会情绪和生活自理领域的进步很大，在数学领域进步也很明显，这又给予母亲很大的

信心,相信孩子的学习能力,形成良性的互动模式。

 二 小蒙及其家庭的个别化干预方案

(一) 个案简介

案主小蒙(编号7,以下简称小蒙)来自博山实验区,本地农村户口,2013年09月24日出生,接案时3岁9个月。

生长发育史:

小蒙出生时顺产,孕期时母亲状态正常,孕期37周以上;出生时检查存在异常情况:先天性智力障碍,体重约5.8公斤,为家庭独生子女。

医疗诊断史:

小蒙出生的时候就确诊了先天性智力障碍;

2014年5月,小蒙月龄8个月左右,家人就去作了残疾证和病情的确诊证明。小蒙确诊为中度智力残疾,已办理残疾证。

教育训练史:

2015年1月左右,小蒙约1岁4个月开始,在博山区自闭症疗育中心进行认知等内容训练,至今已有2年。

(二) 儿童发展能力综合评估结果

综合 AEPS-3、访谈及录像等资料对案主进行评估,以下为接案时案主能力发展概况:

【运动】

小蒙已经掌握的能力:在粗大动作方面,目前能够踢腿、转头、俯卧时用手撑着并抬头;仰卧、俯卧翻转自如;有平衡的坐姿,会离座,弯腰后能重新直立站稳;会在地上爬来爬去,或者腹部贴着地面向前爬行;行走时可以避让行人、家具或物品;在支持下可以上下楼梯、从稍高处往下跳;玩球类活动时可以双手拍球、接球和踢球;可以坐在移动的骑乘玩具或手拉车上,用脚推动车子向前移动,并且掌控方向。可以让自己悬挂在游乐设施栏杆上坚持几秒,还会攀爬梯子,玩滑滑梯。在精细动作方面,一般使用食指和中指进行抓取物品,能将 5 个积木小心翼翼地堆叠起来;能双手用力,一边拿着笔杆,一边握住笔盖,用力一拔;握笔时像拳头一样握住笔的末端,摆动手掌,控制笔在纸上划来划去。可以完成蒙氏教具中的嵌套。会用食指指出关注的东西。会用食指和拇指用力捏住纸张,一张或两张合并、翻页;在游乐园,会用食指和拇指抓着树枝送树叶给骆驼吃。

小蒙接下来可以发展的能力:在粗大动作方面,练习骑带有辅助轮的自行车,向前跳跃等;在精细动作方面,使用食指指出关注的事物;能够自己抓住笔杆和笔盖,能试图将笔盖盖好,鼓励孩子多尝试几次。在阅读绘本时,多让孩子练习使用食指和拇指捏住纸张,一页一页进行翻页。

【社会情绪】

小蒙已经掌握的能力:能主动向熟悉的人发出问候。妈妈介绍:看到喜欢的小弟弟,会喊"弟弟",然后抱抱;而且也会回应家人充满情感的语调;可以跟家人一起玩互动性游戏,玩得很开心的时候会微笑、挥舞着手、舞动身体,也会模仿游戏内的部分动作,以继续游戏。日常生活中,可以跟着妈妈完成常规性活动,例如吃饭的时候,拿碗、搬凳子坐好;午睡起床后,会跟妈妈一起做做家务活等。在家心情不好的时候,会亲近爸爸妈妈,得到安慰;经过安慰,会自己稍微平复激动的心情。在游戏过程中,可以跟一两个比较喜欢的玩伴一起玩,或者在他们旁边玩自己喜欢的玩具;偶尔搭积木时,把积木搭得高高的,会用眼神看看妈妈,示意妈妈他做得有多棒。会参与到其他玩伴的游戏中,可以在小组里坐在自己的位置上,根据老师的指令、按照自己的想法,探索活动材料的玩乐方式。会自己选择想要玩的活动、物品或吃的食物。

小蒙接下来可以发展的能力:活动开始前,能站在自己的位置上看着老师,等待上课;活动结束时,能够学会等待片刻,等老师结束再到旁边自己玩玩具;在课堂里,鼓励小蒙按照教师的指令一步步完成活动,有时候可以根据老师提出的要求,做些行为调整。妈妈可以多为孩子进行情绪旁白,指导孩子表达自己的感情。

【生活自理】

小蒙已经掌握的能力:可以吃不同种类、不同质地的食物,吃些硬的、需要咀嚼的东西能充分咀嚼后才吞下去,然后再吃下一口,都不会被噎到或呛到;喝水时可以用吸管喝,也可以从家长手里拿着的容器那里喝水,喝完之后,会把杯子放回桌子上。吃东西时,会用手抓适量的食物来吃,也有用勺子吃东西的意识,妈妈现在会着重培养孩子自己吃饭的能力。能够接受家长用勺子放食物送到他的嘴里。可以自己脱掉帽子了。

小蒙接下来可以发展的能力：基于家长的报告，建议小蒙继续尝试用勺子吃饭，吃完学着稍微收拾一下桌子；帮妈妈做些家务；在妈妈的提醒下能够去上厕所；完成洗手擦手，穿脱衣服和裤子、刷牙、梳头发以及擦鼻涕的部分步骤。

【认知】

小蒙已经掌握的能力：基于妈妈的报告，小蒙能熟练唱数到 10,10 以内的数字任意说出一个数字，小蒙会接着唱数下去。

小蒙接下来可以发展的能力：在日常生活中练习 1—3 的点数物品，并说出总数。

【沟通】

小蒙已经掌握的能力：会使用简单的叠词进行表达：基本能仿说数字，单字（驾）、叠词（如桃桃、棒棒、老虎、弟弟）；在社交情境中能用如"弟弟"、"抱抱"等表达社交意愿，或与他人进行沟通；当想要与其他小朋友社交时，会用手触碰其他小朋友，发出一些响声；当情绪不佳时，会高声叫喊"啊""哼""嗯"拍拍自己的头，试图引起妈妈注意。

小蒙接下来可以发展的能力：建议妈妈在日常生活中，与小蒙一起学习家庭中物品的名词，一起说出物品的名字，鼓励小蒙自己说出熟悉物品的名字。

（三）家庭生态系统及优先考虑发展事项

通过家庭作息本访谈，研究者整理出儿童小蒙的家庭日常作息、家庭生态系统及家庭优先考虑发展事项，作为后续家庭干预活动设计的参考。

家庭生态系统：家里两室（卧房）一厅，大概 60 多平方米，母亲和孩子一个房间，父亲自己在一个房间。父亲自由职业，初中及以下文化程度，一般晚上 6 点以后与小蒙相处。母亲是一名全职母亲，全天候陪伴小蒙，高中文化程度。小蒙与妈妈相处时间最多，与爷爷奶奶无共同居住，因此不常见。姥爷姥姥居住在附近，隔几天跟小蒙一起玩，但姥姥姥爷身体不佳，与小蒙在一起玩的时间也不多。家庭主要经济来源是爸爸的工资收入，按家庭常住人口计算的家庭平均收入为每月 666.67 元。该名儿童的团队主要由家人（父母为主）、督导、两名服务协调人、项目工作人员及实验区老师组成。家庭生态图如图 7 - 13 所示（注：线段越粗代表支持程度越高）。

家人对于小蒙优先考虑发展事项是：

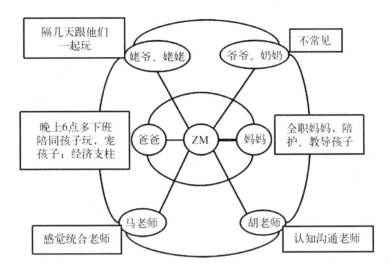

图 7-13 儿童小蒙的家庭生态图

1. 多给孩子一些生活上的照顾；2. 爸爸关心：缩小与正常孩子的差距；3. 如何改变孩子执拗的脾气。

综合访谈、观察和评估结果，短期内，团队建议的优先发展事项为：

1. 培养孩子自信心、自主性、独立性；

2. 观察孩子行为模式，强化孩子正向、积极的行为、做法。

（四）家庭教育干预建议、目标及活动

1. 家庭干预建议

总建议：一是给予小蒙充分的学习时间，增强自我控制生活、环境、学习的自信心、自主性和独立性。安全环境下，让小蒙充分地玩游戏，探索自己玩游戏的方式和规则；在孩子需要帮助的情况下，才给予帮助，从生活各个方面培养小蒙能够控制自己的身体、自己的生活，增强他的生活自信心、自主性、独立性。二是日常生活中，孩子遇到困难、拍打自己的身体时，建议家长在日常生活中观察孩子的行为，并做下记录，以期共同找到孩子需要矫正行为的原因。

第一，运动方面，在日常生活中，建议妈妈购买一些粗粉笔，傍晚在楼下玩的时候，可以带着陪小蒙在广场上玩画直线、画曲线等，当小蒙愿意拿起粉笔进行尝试时，请让小蒙自己尝试，用粉笔在地上摁也可以锻炼小蒙的手指力度控制感；其次，爸爸妈妈也

可以画跳房子的格子(格子可以从一开始很大,逐渐缩小至跟爸妈与小蒙脚掌基本能放下的大小),爸爸妈妈教小蒙如何玩:强调游戏的规则与指导跳的动作,当小蒙用走的方式走进格子没有越界时同样需要表扬孩子了解游戏规则,当小蒙有屈膝尝试一次跳的动作时,也大声地表扬:"我们看到小蒙曲着腿,有很努力在跳起来,我们很高兴,我们小蒙真厉害!"

第二,认知方面,建议爸爸妈妈在日常生活中,陪小蒙进行点数物品,强化1—3之间的点数,如准备吃饭时,和小蒙一起搬凳子,每搬一个凳子,妈妈帮小蒙一起数数,搬完妈妈可以问小蒙一共有几张凳子;或者晚上爸爸妈妈带着小蒙去楼下玩,可以问问小蒙:"咱们一起下去玩,我们有几个人呀?数一数。"其次,当妈妈与小蒙一起做家务时,可以请小蒙协助妈妈拿指定的物品,在完成指令时,请妈妈使用2个指令,如"请小蒙帮我把凳子搬到墙角,再把扫帚拿到我手上。"当孩子完成时,请爸爸妈妈给予小蒙正面的鼓励与强化,表扬小蒙,增强其自信心;

第三,沟通方面,多跟小蒙一起命名生活中物品的名称,鼓励小蒙复述物品的名称,当小蒙能够大致清晰、正确地说明物品的名称时,请爸爸妈妈给予小蒙正面的鼓励与强化,表扬小蒙;当爸爸晚上回家和小蒙一起玩时,每次小蒙直接拉着爸爸的手想要爸爸陪着小蒙玩时,建议爸爸停下,跟小蒙沟通:"小蒙想要爸爸跟你一起玩对不对?"观察小蒙的反应是否会点头?当爸爸认为小蒙理解时,请小蒙复述:"一起玩。"方与小蒙一起玩游戏。并在日常生活中,建议爸爸妈妈有意识地观察小蒙与家人沟通的方式:语音、表情、肢体动作等,了解小蒙日常沟通的模式,以便找到改善孩子沟通的切入点。

第四,社会情绪方面,爸爸妈妈在家里跟小蒙相处时,建议采用情绪旁白的方式,当小蒙试图采用拍拍头等方式引起爸妈的注意时,请家长站在小蒙旁边,蹲下来,视线与小蒙的眼睛平齐,告诉小蒙,此时妈妈看到的小蒙的动作、表情、心情(喜怒哀惧等)状况,并提出希望小蒙完全能够做到的一个指示,建议爸妈给予小蒙至少30秒的时间来做出反馈,在这个过程中,爸爸妈妈只需要坐在旁边陪同小蒙即可。也可以在上述跳房子的过程中和小蒙一起准备活动开始需要准备的材料(粉笔和石头),当结束时可以和小蒙一起把粉笔捡起来带回家。

第五,生活自理方面,当小蒙需要完成一切与穿脱衣服有关的时刻,请妈妈延长1—2分钟用以等待小蒙自己完成其中某个小环节或者一个小动作。例如穿鞋时,妈妈辅助小蒙穿上了鞋子，可以请小蒙自己把魔术贴贴上，拖鞋时小蒙自己能够撕开魔术贴，妈妈便帮小蒙脱下鞋子和袜子。在吃饭的时候，时间许可的情况下，为小蒙吃饭附近铺些报纸等接住掉下的饭粒，耐心等待小蒙自己将饭吃完；时间不允许的情况下，让小蒙至少尝试2分钟自己握住勺子，慢慢地把饭送到嘴巴里，并进行咀嚼的过程。起床和洗澡、上厕所时，可以让小蒙独立完成自己开水龙头，打湿小手的准备，再和妈妈一起完成剩下的动作。

2. 家庭教育干预目标及活动

通过儿童综合评估结果，结合家庭需求期待及团队意见，在服务方案中拟定了以下发展目标以及达成标准，具体详见表7－21。

表7－21　儿童小蒙长短期目标及达成标准

领域	长期目标	达成标准和活动说明
动作领域	1　能双脚交替、在没有辅助下，可以一级一级地上下楼梯 2　原地蹦跳，有屈膝动作并双脚能离地3厘米 3　能握住笔在纸上模仿画出常见形状（三角形、圆形、加号、减号）	1　双手扶住前面的阶梯，双脚一级一级或交替着，向上攀登楼梯或者来回移动，至少3个台阶 2　双脚有屈膝动作
沟通领域	能发出“要”“痛”“好”“不要”“我要”等简单单字、两字词汇的语音	有噘嘴口型、能模仿发出1秒“a——”“u——”的声音
社会情绪	1　恰当地回应熟悉的成人充满情感的语调：对成人正向的语调，会发出语音、微笑等；对于成人皱眉或口头训诫，孩子停下当前的活动，如停止拍头、用头碰地等行为 2　学会命名自己的情绪，如摔倒了，会说出“痛”；当开心的时候，会说“好”，微笑或大笑，发起互动游戏等 3　能持续10分钟参与游戏活动，并能遵守游戏规则	1　当有三种食物、玩具时，能从其中独立地挑出最喜欢的食物、玩具 2　用微笑、大笑、开心地挥舞动作、发出愉悦的声响等（表情）回应照料者，照料人在聊天的时候，他会理解聊天内容的意思
生活自理	1　学会使用勺子自己吃完一碗饭的3/4，允许饭碗周围掉落一些饭等食物 2　当妈妈帮忙把裤子套入脚踝至膝盖时，可以双手提起裤子，并穿至腰部	当妈妈帮忙提起裤子至屁股部位，能双手握住裤头松紧带，能稍微用力往上提1—5厘米
认知领域	能熟练点数10件物品，并说出物品总数	游戏中能与妈妈一起唱数1、2、3，能持续3个来回

（五）家庭指导概况及家长成长情况

研究者通过对家庭定期沟通记录及实地观察记录整理归纳小蒙家庭指导概况，整体上小蒙家庭指导的有效性在逐步地提高。同时结合家长访谈结果、沟通方式的调整以及家长参与的评价和记录，发现小蒙家庭家长在接受服务前后阶段有所改进，主要表现在沟通的有效性增加、沟通过程中的顺畅程度提高、方案的执行频率提升等，伴随着儿童家庭成长的同时家长与团队间的信任合作程度不断提高，具体家庭指导情况详见表 7-22：

表 7-22 儿童小蒙家庭指导概况

时　间	形　式	参与对象	儿童及家长主要概况	备　注
2017.09.01	微信访谈	妈妈		
2017.09.08	现场评估	妈妈		
2017.09	微信讲座	妈妈	微信6次讲座作业，只提交了1次	
2017.10.18	线上指导	妈妈	设计服务方案时与妈妈进行沟通：内容为孩子喜好的游戏与家庭的游戏玩具类型	较为完整、详实的反馈内容
2017.11.7	线上指导	妈妈	向家长解释和说明方案内容和目标设置情况，跟方案的沟通程度似乎不太深入	与家长沟通比较顺畅
2017.11.13	电话	妈妈	家长第一次尝试方案内活动，方案执行和沟通意愿较强，家长聊天谈话较多	家长方案执行较高，但回复和回馈信息速度比较慢
2017.11.20	微信文字	妈妈	孩子在进行为期10天的听统训练，处于比较劳累状态，没有进行活动	此次沟通时长较长，问题较深入，沟通难以有效进行
2017.11.27	电话	妈妈	孩子在进行为期10天的听统训练，处于比较劳累状态，没有进行活动。总结与回顾11月孩子目标达成情况，妈妈沟通意愿较强	此次通过电话沟通，高效快捷很多，花费时间比较合理
2017.12.5	电话	妈妈	反馈督导意见给妈妈以及了解家庭收支情况表	

续　表

时　间	形　式	参与对象	儿童及家长主要概况	备　注
2017.12.11	电话	妈妈	回顾前两周活动,11月目标达成情况,以及近期学校和家庭作业表现,小蒙语言表现	
2017.12.25	电话	妈妈	小蒙语言表现,生活自理能力进步;沟通视频中妈妈表现和改进之处	
2018.01.08	电话	妈妈	小蒙在学校表现超好,身体协调能力有进步;在家拍气球等活动均和家人一起玩	
2018.02.05	电话	妈妈	1月目标执行情况;小蒙语言表现;假期家庭活动	
2018.03.20	电话	妈妈	沟通家庭收支情况表;2月目标达成情况,春节假期活动与小蒙表现,新学期目标	
2018.05.17	线上指导	妈妈	4月短期目标执行情况,未来生活及语言发展的目标,家庭目标调整	通过前面多次沟通的磨合,此次沟通的顺畅程度拿到最高分5分,以及方案执行保持4分

（六）儿童目标达成情况及发展监测结果

1. 目标达成情况

经过不断地完善服务方案及调整目标,在定期沟通过程当中通过多元的评量方式进行评估,小蒙的平均目标达成率达90%,具体情况详见表7-23。

表7-23　儿童小蒙长期目标达成情况

领域	长　期　目　标	短　期　目　标	目标达成率（%）	评量日期（年月日）	评量方式
精细动作	1. 握笔涂涂画画	1.1　用笔在纸上涂、点出痕迹	100	18.01.08	家长访谈
		1.2　辅助下,乐意握笔将线条连线	85	18.02.05	家长访谈

续　表

领域	长　期　目　标	短　期　目　标	目标达成率（%）	评量日期（年月日）	评量方式
粗大动作	1. 能双脚交替、单手辅助情况下，可以一级一级地上下楼梯	1.1　单手辅助，能双脚一个台阶地下楼梯	100	17.12.05	视频观察
		1.2　不需要支持下，能在较低台上跳下来	100	18.03.20	视频观察
社会情绪	1. 在3人活动中，保持在活动中10分钟左右，能遵守游戏规则	1.1　能持续10分钟参与游戏活动，并能遵守游戏规则	100	17.11.27	家长访谈
		1.2　在3人活动中，能够听从其中2人的指令，并完成，以继续游戏直到结束	80	18.05.17	家长访谈
	2. 主动回应照料人	2.1　用微笑、大笑、开心地挥舞动作、发出愉悦的声响等回应照料者	100	17.11.27	家长访谈
生活自理	1. 能独立地用勺子吃饭	1.1　学会用勺子吃完一碗饭的3/4，允许饭碗周围掉落一些饭等食物	95	18.01.08	家长访谈
	2. 学会穿裤子	2.1　当妈妈帮小蒙裤子套入脚踝至膝盖时，可以双手提起裤子，并穿至腰部	100	18.01.13	家长访谈
		2.2　妈妈辅助小蒙脱掉90%的裤子时，能够在辅助下完成脱裤子最后一步	90	18.02.05	家长报告
认知	1. 能熟练点数10件物品，并说出物品总数	1.1　数字3以内能一一对应	70	18.01.08	视频观察
		1.2　当妈妈说出10以内数字中的一个，会说出接着的一个数字	50	18.07.06	视频观察
	2. 排列物品	2.1　在日常生活中，会将混乱的物品按照一定的顺序、规则进行排列	90	18.02.05	家长访谈

续　表

领域	长　期　目　标	短　期　目　标	目标达成率（%）	评量日期（年月日）	评量方式
沟通	1. 主动发出单字	1.1 在小蒙动机强烈时，要求他主动、仿说单字	100	17.12.11	家长访谈
	2. 仿说常用的词组	2.1 学会仿说常用的，词组，如"要+物品名称/动词"	100	18.03.20	家长访谈
平均目标达成率：				90%	

2. AEPS-3发展监测结果

通过AEPS-3评估发现，小蒙在粗大动作及社会情绪进步最大，各领域能力在平稳提升，但数学领域进步比较缓慢。具体结果详见表7-24及图7-14：

表7-24　儿童小蒙AEPS-3发展监测评估结果

	粗大动作	社会情绪	生活自理	数　学
前测得分	85	60	52	1
后测得分	104	73	61	6
进步值(%)	15	11	8	6

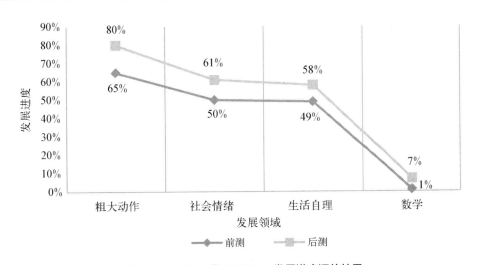

图7-14　儿童小蒙AEPS-3发展进度评估结果

3. 个案分析

小蒙患有智力障碍,对于智力障碍的幼儿,家长的接纳和干预目标的调整非常关键,因为儿童的发展特征限定了他在认知和行为模式的差异,因此很多孩子会出现令家长困扰的问题。个案研究中,引导家长关注儿童的自我发展,结合日常的作息展开活动,并教授家长相应的干预策略,对儿童的发展是有促进作用的,小蒙在各个领域都取得进步。

三　小睿及其家庭的个别化家庭早期干预计划

(一) 个案简介

案主小睿(编号13,以下简称小睿)来自嘉兴实验区,外地副县市农村户口,2016年05月17日出生,接案时1岁1个月。

生长发育史:

小睿目前身高73.5厘米,体重20斤。他是双胞胎中的哥哥,早产儿(26周第4天出生),出生时只有830克,阿氏评分为6分。三个月左右出现视网膜病变,进行了手术。出生后一直存在腹胀的情况,被医生禁止肠外营养,以静脉营养作为替代,父母悉心照料下好转。运动、语言和认知发展比其他同龄小孩要弱。

医疗诊断史:

新生儿出院前检查,双耳都没有通过测试。

2016年9月(儿童年龄4个月)嘉兴妇保院进行检测结果为听力残疾,发育迟缓;障碍程度为重度。

2016年12月26日在杭州浙江中医药大学听力与言语科学学院进行检测,测出另一只耳朵的听力损失值为100+dBnHL。并于杭州某民营机构配了助听器。

教育训练史:

嘉兴妇保医院,个训:运动方面,每周半小时。

挚爱,个训:运动方面,每周3小时。

目前在达州听力语言培训特殊学校进行一对一语训,语训费用由政府承担。

（二）儿童发展能力综合评估结果

综合 AEPS‐3、访谈及录像等资料对案主进行评估,以下为接案时案主能力发展概况:

【运动】

粗大动作领域,小睿已经掌握的能力:平衡、动作、反应能力都很好,小睿能够独立地分别做出转头、移动手臂和踢脚的动作;可以把重心放在一只手或手臂上,同时伸出另一只手;能从仰卧翻转成趴着;可以手臂和双腿交替运动向前爬;坐着的时候,可以在没有支持下平衡地坐着,也能在椅子之类的家具上坐着并轻松离座。小睿可以在辅助的情况下,从坐着或爬行的姿势,拉起身体直立至跪姿、站姿,时间能够保持至少5 秒。

精细动作领域,小睿已经掌握的能力:能够做出拿起小玩具、握住香蕉、向下扔等动作,但是相关的学习经验还较少。

小睿接下来可以发展的能力:鼓励小睿从跪姿、坐姿到站姿,练习扶着物品站立和移动,可以用玩具来吸引鼓励孩子;锻炼手部的抓握、对玩具的操弄。

【社会情绪】

小睿已经掌握的能力:对于熟悉的成人的微笑、挠痒痒、依偎、轻拍、抚摸以及身体接触、充满情感的语调,小睿能回应以微笑、眼神接触、大笑或发出恰当的语音等,以表达情感、问候或提问等,如当成人正向地夸奖小睿,小睿会微笑或者发出语音,发起互动游戏。跟熟悉的成人一起游戏的过程中,可以用微笑、肢体动作或发出语音等待成人再来一遍,可以重复互动游戏过程中的某个动作,以示意成人继续游戏。在游戏过程中,可以独自或与同伴玩时,假装把水果拿来吃等;他可以在一两名同伴附近自己玩玩具,或是会对同伴发起社交行为,跟同伴有游戏互动的痕迹;当游戏过程中,自己情绪不好的时候,会通过亲近或身体接触熟悉的照料人,寻求安慰。

小睿接下来可以发展的能力:对于熟悉的社会性行规活动,在日常语言或情境提示下,能做出相关的回应。这些常规活动包括吃饭、如厕、穿脱衣、洗澡洗漱、午觉/睡觉等,例如家长接下来可以在吃饭的时候,摆放餐桌上的碗筷时提醒小睿:"该吃饭了。"这时辅助小睿坐在桌子边,提醒小睿可以自己拿碗筷,每次完成一步指令;或者家长说:"午觉时间到了。"小睿可以自己拿自己的毯子;晚上洗澡的时候,家长帮小睿装了洗澡水,小睿开心地叫、看着或者玩水中的玩具等。

【生活自理】

小睿已经掌握的能力：可以合上上唇将半固体食物从手指中分离,并送入嘴里;小睿会吞咽半固体(米粥等)、水等液体的食物,且不会被呛到;还可以吃酥脆的、软的和可以溶解(如旺仔小馒头)的食物,吃的过程下颌上下移动,食物会从嘴巴里的一边移到另一边,且不会被噎到和呛到。

小睿接下来可以发展的能力：在使用牙齿咬下并咀嚼硬的(如苹果、生的蔬菜、米饼)、需要咀嚼的(如巧克力棒、肉、水果干、面包)食物时,需要下颌可以上下移动,能够嚼碎食物,充分咀嚼之后直到吞下,且不被呛到。了解并熟悉日常生活里的穿衣、吃饭、如厕等自我照料的流程,能进行回应和配合,并参与完成一些步骤。

【认知】

小睿当前的认知处于对于外部世界的探索阶段,尚未发展出概念理解、数学等相关能力,认知、注意力是主要的训练方向。

【沟通】

小睿目前还没有出现语言,不能理解他人语言的含义,但会发出咿呀的叫声以吸引大人的注意,表达自己的需求;会叫"爸爸"(虽然不知道是什么意思)。

小睿接下来可以发展的能力：鼓励模仿动作、模仿一些语音,以及用手势、肢体动作来表达需要等。

(三)家庭生态系统及优先考虑发展事项

通过家庭作息本访谈,研究者整理出儿童小睿的家庭日常作息、家庭生态系统及家庭优先考虑发展事项,作为后续家庭干预活动设计的参考。

家庭生态系统：父亲是一名工人,初中及以下文化程度,一般晚上6点以后到8点与小睿相处。父亲工作比较忙,但是上夜班的话,白天会陪小睿去做运动康复。母亲是全职妈妈,全天候陪伴小睿,初中及以下文化程度,母亲和弟弟一起睡觉。小睿一家与外公外婆一起住,外婆是小睿的主要照料人,和小睿一起睡觉,外公很少陪伴小睿。家庭主要经济来源是爸爸、外公的工资收入,按家庭常住人口计算的家庭平均收入每月为1 000元。该名儿童的团队主要由家人(外婆、母亲为主)、督导、两名服务协调人、项目工作人员及实验区老师组成。家庭生态系统如图7-15所示(注:线段越粗代表支持程度越高)。

家人对于小睿优先考虑发展事项是：

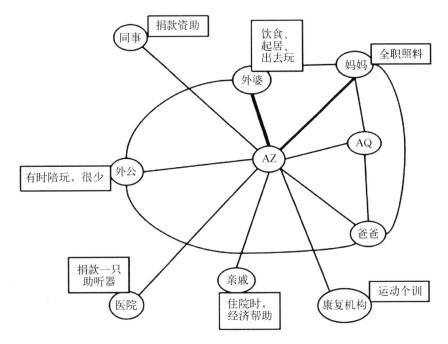

图7‑15　儿童小睿的家庭生态图

1. 语言;2. 认知;3. 饮食(如何提高辅食吃的量和次数)。

结合访谈、观察和评估结果,团队建议的优先发展事项为:

1. 沟通能力的发展,让小睿学习和练习使用口语、非口语(表情、眼神、肢体动作等)来表达基本需要,听从指令、模仿和轮流,进行互动等;

2. 自我照料和运动能力,在日常生活里,让孩子多一些机会自己参与和完成一些任务,比如吃饭、如厕、穿衣等;

3. 认知和游戏能力,鼓励孩子在游戏里增加概念理解,提高对人的关注和学习玩一些玩具。

(四) 家庭教育干预建议、目标及活动

1. 家庭干预建议

总建议:维持小睿当前的运动训练,可以增加一些站立、安坐时的活动;认知、注意力为主要的训练方向,培养短时(3—4分钟)注意力;开展以家庭为主的训练,家长教,让小朋友进行模仿,通过模仿的方式进行学习、训练认知,家长在操作中注意言语、

以动词为主,围绕身体能完成的动作开展。

第一,运动方面,可以通过辅助让小睿慢慢起身至站立,接着从坐姿辅助起身至站姿。家长可以用玩具引导,让小睿做一些上下旋转运动。主要可以进行爬过障碍物(难度逐渐提高)、直立跪(跪着的时候,手部头部等身体其他部位均可以做其他的诱导活动)、"转椅"等旋转活动(先朝一个方向,慢慢地以儿童适应的速度转5—10圈,再反方向转1—2圈)。

第二,认知方面,可以让小朋友比较安静地做一些任务,可以短时间看一些动画片,或者手机。注意力不集中会影响认知,而不是本身的认知存在问题。逐渐尝试坐着玩一些玩具,培养短时间(3—4分钟)的注意力,搭积木、拆卸类、豆子、纸类游戏、围棋或者听一些音乐。不能长时间反复做简单的事情,家长教,让小朋友进行模仿,通过模仿的方式进行学习、训练认知,家长在操作中注意言语,以动词为主,围绕身体能完成的动作。

第三,沟通方面,1. 由于小睿佩戴助听器,因此需要尽早开始进行语训,以训练其语音、语调。2. 语言训练与认知训练相结合,家长在教学过程中注意言语的使用,让小睿能了解家长所说的指令含义,将言语与动作相结合。3. 鼓励孩子口语表达的同时,也关注非口语沟通的学习和练习。

2. 家庭教育干预目标及活动

通过儿童综合评估结果,结合家庭需求期待及团队意见,在服务方案中拟定了以下发展目标以及达成标准,具体详见表7-25。

表7-25 儿童小睿长短期目标以及达成标准

领 域	长 期 目 标	达成标准和活动说明
运动:精细动作	能堆起3—5块积木	能将积木平稳地搭上在另一块上,能至少连续搭3块
运动:粗大动作	能做到不依靠其他帮助,独自进行行走	外出的时候可以独自灵活地走一段距离
社会情绪	1. 能够做到主动与他人进行互动,比如分享一个玩具给爸爸妈妈,或者弟弟	愿意与弟弟一起分享、一起玩。在一次绘本游戏过程,或是玩玩具过程中,可以出现1—2次的分享
	2. 学会轮流、等待	能和弟弟坐在一起,各自玩各自的玩具或游戏,持续3—5分钟

领　域	长　期　目　标	达成标准和活动说明
生活自理	1. 能自己用杯子喝水	能够用吸管杯进行喝水，妈妈拿着碗的时候也能够喝几口水
	2. 能自己拿勺子吃饭	逐渐尝试自己吃饭，一次吃饭过程中能自己吃到食物
认知	1. 能够认识简单的水果（苹果、香蕉、葡萄）	爸爸妈妈可以拿一个苹果，再拿一个小睿不喜欢的水果，让他进行挑选，能够指出苹果
	2. 玩具车的对应	在货车和小汽车的玩具中，能够分别挑选出货车、小汽车
沟通	能够比较清晰地说出身体各个部位的名称	在律动活动中，能够说出爸爸妈妈指出的身体部位

（五）家庭指导概况及家长成长情况

研究者通过对家庭定期沟通及实地观察记录整理归纳小睿家庭指导概况，整体上小睿家庭指导一直很稳定，家长配合度也很高，儿童及家庭信息反馈比较完整和详细（会分享一些儿童活动视频在微信群里）。具体家庭指导情况详见表7－26。

表7－26　儿童小睿家庭指导概况

时　间	形　式	参与对象	儿童及家长主要概况	备　注
2017.09.06	家庭访谈	爸爸、妈妈		
2017.09.19	现场评估	妈妈		
2017.09	微信讲座	妈妈	6次微信讲座群作业，提交6次	
2017.11.05	线上指导	爸爸、妈妈	父母给小睿一定的活动任务时，小睿不回应；开始喜欢玩书，能保持2—3分钟；不愿意自己拿奶瓶和勺子吃东西；正在学习走路，牵着走路时已经很稳了	主要沟通对象是妈妈，爸爸也会参与；比约定的时间晚了约20分钟；但沟通顺畅、家长方案执行和信息反馈很及时

时 间	形 式	参与对象	儿童及家长主要概况	备 注
2017.11.12	线上指导	爸爸、妈妈	小睿与爸妈的沟通一直都是一大问题；如厕不配合；不愿意自己拿奶瓶和勺子吃饭。除去康复训练的时间，其余时间爸妈都会和小睿一起活动、交流与训练（主要内容：认东西、语言与运动）	爸爸陪伴，但是不参与沟通
2017.11.19	线上指导	妈妈	小睿认知方面进步比较小，注意力比较分散；有乱扔东西的行为。每周3—4天开展活动	
2017.11.27	线上沟通	妈妈	小睿对于玩耍的持续时间比较短；接受性比较差，需要较多次和长时间的训练；喜欢抢别人手里的东西（特别是弟弟的）；家里爸爸、妈妈和外婆基本大多数时间一起带小睿玩	小睿生病了，妈妈忙忘了，因此另约了时间
2017.12.03	线上指导	爸爸、妈妈	小睿开始发出"乌鲁乌鲁""嗯嗯"的声音；还是有乱扔东西和抢东西的行为	爸爸和妈妈一同参与沟通，对于给出的建议表达自己的想法并提出问题
2017.12.10	线上指导	妈妈	小睿使用水杯喝水比较困难；不愿意分享玩具，别人拿了玩具，有哭闹	
2017.12.25	线上指导	妈妈	小睿认水果图片时乱指；搭积木只能在已有的积木再放一个；捡东西需要爸妈动作引导和控制；可以在小孔里插入小木棒，成功之后会有意识地说"棒棒"	另约时间进行，过程中妈妈还分享了活动的小视频（视频中爸爸妈妈都有参与）
2018.01.07	线上指导	妈妈	小睿开始发出"妈妈"的音；分享、等待、轮流方面的规则学习还是存在一定困难；两个孩子前后相继住院，因此训练较少	12月目标达成情况与团队沟通；后续又进行了家庭收支情况的沟通（12月最后一次）
2018.02.05	线上指导	妈妈	小睿配合度不高；想要某样东西，会伸出手，并发出"嗯嗯啊啊"的声音	1月目标达成情况与团队沟通

续　表

时　　间	形　式	参与对象	儿童及家长主要概况	备　　注
2018.03.04	线上指导	妈妈	小睿有说话的意愿,会发出语音,但是嘴巴张不开,说不清楚;配合度不高仍然存在	2月目标情况了解,后续于3月8日对于长期目标达成情况进行了约半小时的补充沟通
2018.04.07	线上指导	爸爸、妈妈	小睿进行语训后,语言和认知方面进步比较大;步态有一些外八;可以用吸管喝水,在妈妈的帮助下自己主动用勺子吃饭;在高兴的时候,能够好好配合活动	3月方案实施情况、目标达成情况与家庭收支情况沟通,爸爸妈妈共同参与,并对于沟通的情况分享了小视频
2018.05.06	线上指导	妈妈	小睿不会发u的音,车的ch也不能准确发出,矫正之后的改进也不大;外八有一定的改善;情绪问题一时半会改不掉;干预活动时,会有其他小动作(如:跑出去拿别的东西)	4月方案实施情况、目标达成情况与家庭收支情况沟通,妈妈积极参与沟通,并对于沟通的情况分享了小视频

(六) 儿童目标达成情况及发展监测结果

1. 目标达成情况

经过不断地完善服务方案及调整目标,在定期沟通过程当中通过多元的评量方式进行评估,小睿的平均目标达成率达88%,具体情况详见表7－27。

表7－27　儿童小睿长期目标达成情况

领域	长　期　目　标	短　期　目　标	目标达成率(%)	评量日期(年月日)	评量方式
精细运动	1. 能堆起3—5块积木	1.1　能叠放起3样东西(积木、杯子或者是其他喜欢的东西)	100	2018.02.05	视频观察
粗大动作	1. 能做到不依靠其他帮助,独自进行行走	1.1　通过辅助慢慢起身至站立	100	2017.11.27	视频观察
		1.2　能够独立、灵活地行走	80	2018.01.07	视频观察
社会情绪	1. 能够做到主动与他人进行互动,比如分享一个玩具给爸爸妈妈,或者弟弟	1.1　分享给爸爸妈妈一个玩具	100	2018.03.04	家长访谈
		1.2　能和弟弟坐在一起,各自玩各自的玩具或游戏	90	2018.02.05	家长访谈

领域	长 期 目 标	短 期 目 标	目标 达成率 （%）	评量日期 （年月日）	评量方式
社会 情绪	2. 学会轮流、等待	2.1　愿意与弟弟一起分享，一起玩	85	2018.03.04	家长访谈
生活 自理	1. 能自己用杯子喝水	1.1　能自己拿着奶瓶喝奶	100	2017.11.19	视频观察
		1.2　使用吸管杯进行喝水	70	2018.03.04	家长访谈
	2. 能自己拿勺子吃饭	2.1　能够自己拿着勺子、妈妈把着他的手吃饭	85	2018.04.07	家长访谈
认知	1. 能够认识简单的水果（苹果、香蕉、葡萄）	1.1　能够在两个不同的水果中（其中一个是苹果），挑选出苹果	80	2018.02.05	指认
	2. 玩具车的对应	2.1　在货车和小汽车的玩具中，能够分别挑选出货车、小汽车	95	2018.02.05	家长访谈
沟通	1. 能够比较清晰地说出身体各个部位的名称	1.1　可以说出脸部器官的名称（鼻子、眼睛、耳朵、嘴巴）	75	2018.05.06	视频观察
平均目标达成率：			88%		

2. AEPS－3 发展监测结果

通过 AEPS－3 评估发现，小睿在粗大动作及生活自理进步最大，各领域能力在平稳提升。具体结果详见表 7－28 及图 7－16。

表 7-28　儿童小睿 AEPS－3 发展监测评估结果

	粗大动作	社会情绪	生活自理	数　学
前测得分	54	33	12	0
后测得分	77	42	27	2
进步值（%）	18	8	14	2

3. 个案分析

小睿不仅仅有听力障碍，而且还伴有其他的发展障碍，家庭整体的资源也相对有

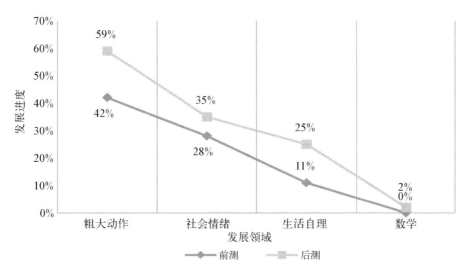

图 7 - 16 儿童小睿 AEPS3 发展进度评估结果

限,外地户籍,通过家庭中心的早期干预指导,家长配合度很高,也在日常生活中给予小睿很多的学习机会和锻炼相应技能目标的机会,同时针对小睿的发展需求开展的个别化服务指导,是非常有效的,小睿的运动领域和生活自理进步明显,社会情绪能力也有所增加。虽然小睿数学领域的得分率进步不大,但主要是因为小睿的年龄还比较小,很多目标超出了他现有的年龄和发展水平。

第八章

中国农村地区 0—6 岁 残疾儿童早期干预联结 系统：探索与总结

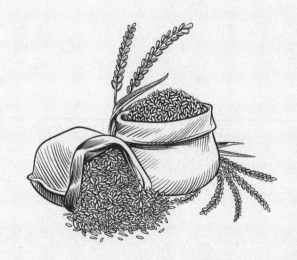

第一节　我国农村地区 0—6 岁残疾儿童
早期干预的困境分析

近些年,党和政府对于残疾群体一直给予持续的关注,我国残疾人事业也取得了长足的进步,农村地区残疾儿童的早期干预在世界各国都是一个难题,同时也受到越来越多的政策制定者的关注,学龄前的早期干预投入可以显著地减少政府后续对于残疾个体的特殊教育投入和社会福利投入。但是农村地区/偏远地区的残疾儿童的早期干预即便在早期干预系统比较完备的发达国家,也一样面临很大的挑战,相关研究也相对比较少。

我国的社会经济发展不均衡,农村地区的残疾儿童早期干预也受到诸多的制约。在调研过程中,我们都感受到农村地区现有的"残疾观"以及周围的其他人群对于残疾的认识和接纳度并不高,这是宏观系统的我国文化背景下对于残疾的态度和观念的局限,这也深刻地影响了其他各个系统,本研究限于能力和资源,未对宏观系统进行深入地研究,但公众教育,包括借助外层系统的大众传媒等,可以努力改善农村地区的对于残疾的态度和观念,对于早期筛查和发现,以及早期介入都非常重要,特别关键的是,随着社会对于残疾越来越包容和接纳,很多基于社会文化系统的"障碍"会减少,残疾个体家庭成员的心理压力减少,也会给儿童的成长创建一个更为良性的生态系统。

接下来,基于前面的政策和研究综述、早期干预现状和家庭早期干预需求的调研,以及两个试验区的本土化经验的分析,我们对我国农村地区 0—6 岁残疾儿童早期干预的困境进行分析。**第一点为对于外层系统的政策保障中存在的困难的分析,第二点为中间系统的各部门关系的困境分析,第三和第四点是针对微观系统中家庭的主要困境,第五点为微观系统中残联、医疗和教育系统共同面临的困难。**

一　农村地区早期干预相关立法亟待完善,特别是关于"医教康"联结系统的政策和保障

政府现有的立法多集中在普惠性学前特殊教育和 0—6 岁残疾儿童的早期筛查以

及进行抢救性康复方面,但大部分地区的残联下属及其他民间力量举办的早期干预机构都是面向3—6岁的残疾儿童,且供远远小于求,很多家庭需要异地康复,报名后排队数月甚至一年以上。**对于0—3岁残疾儿童及其高危儿童的早期干预的相关政策相对缺乏,家庭支持和家庭指导的相关经费和人力保障缺乏。**

英美各国以及我国台湾地区的立法中,对于早期干预的服务起始年限都逐渐扩展到0—3岁①,其服务对象不断拓展,服务内容也不断延伸,形成系统化的服务体系。但我国大陆地区仍未建立健全早期发现、通报、转介、干预和追踪的相关制度,且相关政府部门的义务和权责、不同部门之间沟通协作的机制、早期干预服务专业人员的资质规定和服务标准等相关立法也未确立。嘉兴和博山两个试验区都开展了多年的医疗卫生系统、残联系统、教育系统在早期筛查、早期发现和诊断、早期康复干预等过程中的协作,也有一定的成功尝试,但更多的还是基于个别项目或者部门个体之间的合作,还缺乏上位的政策保障和经费保障,特别是缺乏专职的个案管理,来联结部门之间的资源和信息。

残疾儿童身心发展状况和需求存在着较大的个体差异,需要根据其能力、兴趣等提供个别化的社会支持。美国早在1986年就强调为0—3岁残疾儿童及其家庭提供个别家庭计划②。而残疾儿童在3—21岁时,则有权利获得专业团队提供的个别化教育计划(Individual Educational Plan, IEP)。在英国的早期干预系统中,早期干预协调者是特殊需要儿童获得高质量早期干预服务的重要保障,并在国家层面通过立法的方式明确界定早期干预协调者的职责。③

中国大陆地区虽在《残疾人教育条例》指出残疾儿童家庭是早期教育的重要实施者,强调家庭在早期干预中的重要性④,但直至今日,还没能设定相关国家层面的法律条例,为0—6岁残疾儿童的家庭提供个别化的服务保障。2021年10月刚刚出台的《中华人民共和国家庭教育促进法》⑤,其中也规定了"残疾人联合会等应当结合自身工作,积极开展家庭教育工作,为家庭教育提供社会支持。"但后续如何开展、如何保障家庭教育和社会支持到位,还需要进一步的细则。

---

① 何华国. 特殊幼儿早期疗育[M]. 台北:五南图书出版公司,2015:151.
② Dugan S. Education of the Handicapped Amendments of 1986 [J]. Education of the Handicapped, 1986:15.
③ 陈昕慧,苏雪云. 英国的早期干预协调者及其启示[J]. 幼儿教育:教育科学,2019(3):5.
④ 国务院,中华人民共和国残疾人教育条例[EB/OL]. http://www.zsedu.cn/info/730531.jspx.
⑤ 全国人大,中华人民共和国家庭教育促进法[EB/OL]. https://www.bjinternetcourt.gov.cn/cac/zw/1656984354465.html

我们前期调研发现，户籍地为农村地区的残疾儿童主要在特殊学校学前班（30.4%）、普通幼儿园普通班（24.2%）、特殊幼儿园（17.2%）等学前机构就读，并于政府下设儿童康复中心（50.9%）、民办康复机构（21.9%）、幼儿园/学校（18.4%）和儿童医院的儿保和康复科（12.6%）等机构或单位进行康复训练。而现居地为农村地区的残疾儿童也主要在特殊学校学前班（31.9%）、普通幼儿园普通班（23.2%）、特殊幼儿园（17.3）等学前机构就读，并于政府下设儿童康复中心（54.7%）、民办康复机构（19.9%）、幼儿园/学校（16.5%）和儿童医院的儿保和康复科（12.2%）等机构或单位进行康复训练。这也意味着，"医教康"系统目前都是各自为残疾儿童提供基于各自专业的康复或者治疗或者教育训练，但缺乏相应的整合。39.9%的残疾儿童家庭表示，学校未曾向残疾学生提供个别化的教育计划，因此，个别化康复、教育以及相关服务的普及则显得更为重要。同时，还应明确具体操作和审核方式，保证针对残疾儿童家庭的个别化服务能获得定期审核与及时调整。

对于残疾儿童个体而言，外层系统的政策直接影响到微观系统中为残疾儿童个体及其家庭提供相应支持服务的系统，残联、医疗卫生部门、学前特殊教育、各类康复机构等，其影响是极其重要的。

二　急需建构农村地区早期筛查和发现、评估和干预的协作体系和联结系统

残疾儿童发展中，微观系统通常是我们最为关心的，因为它们直接与儿童相联系、发生作用，而中间系统时常会被我们忽略，但其实中间系统对于残疾儿童的发展而言，如果能协作共赴相同的目标，则可以极大地充分利用资源、整合资源，合力促进残疾儿童及其家庭的早期干预质量，但不同微观系统，不同部门之间的协作，一直存在着非常难以突破的限制和困难。**"表层"或者仅限于文件层面的合作，无法在实质上为残疾儿童个体提供高质量的支持和帮助。**

随着医学的发展，唐氏综合征等遗传疾病在母亲怀孕时就能被检测。在具备基本完善的早期干预体系的基础上，早期发现和预防可以使儿童和家庭在最佳的时机获得及时的介入，有助于残疾婴幼儿获得最大限度的康复和发展。研究发现，定期筛查与

发现延缓时间有显著的负相关关系,即进行定期筛查的家庭,其子女可疑症状的发现延缓时间可能更短,更可能在早期发现其异常状况。但36.9%户籍地为农村地区和38.2%现居地在农村地区的残疾儿童家庭则未曾进行定期筛查,明显少于大型城市中残疾儿童家庭的定期筛查比例。当前,农村地区家庭中,残疾儿童的发现延缓时间平均达23—25个月,评估延缓时间则有10—11个月;农村地区残疾儿童的评估延缓时间明显长于中小型城市和大型城市中的残疾儿童。

同时,66.3%户籍地为农村地区和65.7%现居地为农村地区的家庭都为多子女家庭;相较于中小型城市和大型城市,农村地区的残疾儿童更可能拥有至少一个兄弟姐妹。而残疾儿童是否为独生子女可能会对其评估延缓时间产生影响,即家庭成员发现儿童的疑似症状后,可能由于照顾和养育多子女的时间与精力损耗,不能及时带儿童做进一步的检查和评估。随着三胎政策的推行,农村地区多子女家庭的儿童养育现状亟需关注,农村地区家庭早期筛查、定期复查意识需要提高,同时农村地区的医疗卫生条件也需改善,确保家庭能获得及时、长期的健康检查服务。如在农村地区开展免费的孕前、孕中及孕后健康检查试点,并逐步建立健全农村地区的产前筛查、诊断网络和残疾儿童的发现、通报系统,坚持残疾儿童早发现、早报告、早干预的原则,有效控制其障碍的发展或延伸。

此外,23.3%的残疾儿童家长反映,筛查单位未提供明确的筛查结果;也有29.6%的家长报告,筛查单位并未给予明确的干预建议。37.5%的家长更是报告称,其子女在接受筛查后,并未被转介到评估单位进行评估。这说明筛查单位应更明确自身职责和定位,积极与残疾儿童家庭沟通交流、互换信息,清晰报告儿童筛查结果的同时给予家庭有针对性的意见和建议。各筛查、评估、诊断单位尚缺乏长效的、紧密的联结机制,早期筛查、发现和转介服务体系还待完善。

博山区尝试借助信息技术,搭建平台,**联结医疗卫生—残联—教育相关系统中残疾儿童的信息**,但负责人也表达了运行并不通畅,**跨部门的协作需要有效的工作机制和长效的保障,这一点在农村地区尤为需要。**

三　农村地区残疾儿童家庭专业支持与信息支持不足,获得支持渠道不畅

儿童的发展是遗传与环境相互作用的结果,而家长既是儿童最重要的遗传因素,

也是儿童最重要的环境因素①。作为残疾儿童个体发展中最为重要的微观系统,家庭,在儿童早期干预中起着非常重要的作用,不仅是普通儿童家长需要家庭教育,2021年10月,《中华人民共和国家庭教育促进法》的出台也反映了国家对家庭教育的重视。残疾儿童家庭更需要科学的家庭教育,给予专业支持和信息支持。

我国台湾学者提出的"亲职教育",与国外学者倡导的"家长教育"理念都强调,"为人父母是需要学习和发展的"②,积极的家庭教养环境将更有利于儿童的成长。对于残疾婴幼儿而言,家长更是在早期干预中起着"发现者"、"服务协调者"以及最重要的"干预者"角色。

研究表明,残疾儿童的可疑症状平均在2岁时就能被发现,且53.1%婴幼儿最初的可疑症状由其父母观察发现。父母作为最主要的发现者,对儿童早期发育、筛查、评估以及干预等相关信息的了解和掌握,一定程度上能预防部分障碍在儿童身上的发生和发展,以此保护和促进儿童的健康成长。

然而,目前仅有7.7%的家庭能从政府宣传途径获得康复机构的相关信息,而通过政府资讯获得入学信息的家庭也仅占12%,远低于其他非官方渠道。尽管绝大多数(94.81%)残疾儿童家长都表示需要早期筛查、评估及干预相关的权威信息支持,40.69%的家长却指出政府未提供相应的信息咨询服务;而其余获得相应服务的家庭中,也有28.38%的家庭表示其服务质量不高。政府在残疾儿童家庭的公共服务和公共教育体系基本上是空白状态,在试验区的残疾儿童家长的访谈中,很多表示并不知道当地残联的相关政策,询问所在区县工作人员的时候也无法及时获得可靠的信息。

在农村地区目前也无法获得科学的孕产期卫生保健知识和预防残疾、儿童发展、养育策略等资讯。也缺乏关于0—6岁残疾儿童的早期发展特征和需要的普及性信息的官方发布通道,包括介绍早期发现的检核表和发展里程碑等,特别是在诊断后,也缺乏早期干预服务的机构信息(服务资质、干预方法的科学性等)、早期干预的相关策略及方法等信息③。

在博山和嘉兴试验区的调研过程中,我们也发现,很多残疾儿童家庭对于政府的相关政策包括财政补贴的信息和获取的渠道等相关内容也存在屏障,导致无法享受相

① 苏雪云. 婴幼儿早期干预[M]. 上海:华东师范大学出版社,2016.
② 何华国. 特殊幼儿早期疗育[M]. 台北:五南图书出版公司,2015:151.
③ 苏雪云. 婴幼儿早期干预[M]. 上海:华东师范大学出版社,2016.

关的经济支持和康复服务,东部地区相对经济发达,政策比较先进,在中西部的农村地区的残疾儿童家庭在信息支持、经济支持和专业支持等方面则更为欠缺。

四　农村地区残疾儿童家庭的经济支持不足，经费多仅针对儿童康复训练

大量的早期干预研究和儿童发展研究都发现,家庭这个微观系统中,对儿童的成长影响很大的一个因素是家庭的社会经济地位,农村地区还是存在着大量"因残致贫"的家庭,经济支持,不仅直接影响到家庭可以提供给残疾儿童的早期干预的内容和频次,也直接影响到早期干预的质量,同时也是造成家庭心理压力的首要因素。

2006 年第二次全国残疾人抽样调查结果显示,中国大陆地区农村残疾人口为 6 225 万,占全国残疾人口的 75.04%,远高于城镇残疾人口数①。而近半数户籍地为农村地区(40.3%)及现居地为农村地区的家庭(49.7%),其家庭年均收入都在两万以下,远少于中小型城市或大型城市中的家庭。然而,在 49.6% 户籍地为农村地区和 54.3% 现居地为农村地区的家庭中,对残疾儿童的教育及干预支出则已占据其家庭年均收入的一半以上(50—100%),即农村地区的残疾儿童家庭面临着较重的经济负担。同时,残疾儿童家庭平均每年投入 4.21 万对其子女进行康复教育,但纳入医保报销的费用平均只有 0.4 万元,不及其支出的十分之一。这说明农村地区的家庭面临着收入和补贴较少,对残疾儿童康复及干预的经济支出较大的现实状况。

此外,31.47% 的残疾儿童家庭中,其父母至少一人离职;其中,46.5% 的残疾儿童母亲为全职母亲,而 16.1% 的残疾儿童父亲则为全职父亲。残疾儿童家庭每年因此平均损失 5.45 万元。2014 年《中国孤独症家庭需求蓝皮书》中更是指出,52.4% 的残疾儿童家庭中至少有一人为照顾残疾儿童而辞职②。而农村地区残疾儿童早期干预资源较缺乏、经济压力较大,特别是异地问诊和跨地区干预的现象较为普遍,家庭教育相

---

① 第二次全国残疾人抽样调查领导小组. 2006 年第二次全国残疾人抽样调查主要数据公报[J]. 中国康复理论与实践,2006,12(12)：1013-1013.

② 中国精神残疾人及亲友协会. 中国孤独症家庭需求蓝皮书[M]. 北京：华夏出版社,2014.

关的经费缺乏,虽然各地都有财政补贴,且对贫困家庭倾斜,但大部分的财政补贴是针对残疾儿童的,家庭的其他经济压力(租房、日常开销、其他子女的养育照料支出等)也非常突出。同时由于康复机构数量和质量都无法满足残疾儿童早期干预的需求,很多家长还需要自己支付高额的费用,参加各种干预方法的培训,自行学习干预方法,同时也存在干预市场化,鱼龙混杂,很多残疾儿童家庭"倾家荡产",也没有得到科学专业的早期干预,传统的残疾观念和"治愈导向的早期干预"理念也让家庭承受巨大的心理压力,儿童发展状况堪忧,家庭生活质量十分低下。

政府目前还没有针对家庭指导、心理支持、婴幼儿特殊教育等相关的财政支持政策和投入,特别是针对 0—3 岁的高危儿童、发展迟缓儿童、自闭症儿童的早期干预,除了医疗介入之外,也亟需早期特殊教育的支持,毕竟儿童的生理缺陷并无法通过医学渠道得到"治愈",家庭需要树立正确的儿童发展观和教育观,也需要持续的、科学的支持,学会在日常生活里采用有效的、科学的亲子互动策略,学会与"残疾"共存,特别是为儿童的发展提供良性的发展生态环境。

针对更广义的早期干预的服务对象、服务年限、服务类型和服务模式的需求,目前的政府资源及经费投入是远远不够的,但正如在第一章里分析的那样,早期干预对于政府和社会,以及儿童和家庭来说,都是投入回报率最高的,具有极大的社会意义和经济意义,农村地区需要更多的财政支持,才能消除发展的不平衡,以及节约后续学龄期和成年后更高额的财政投入。

同样农村地区在残疾儿童学前特殊教育上,两个试点区都提出了普惠性学前教育的相关政策,也有学费减免和较高比例生均经费的支持,但正如试点区学前特殊教育教师和家长反映的那样,我们目前缺乏科学系统的高质量的学前特殊教育,很多 3—6 岁残疾儿童无法在幼儿园获得相应的个别化的支持,往往半天甚至更多的时间还只是在康复机构进行一对一的干预和训练。壹基金组织的自闭症儿童调查显示,有超过一半的孩子在康复中心学习(64.53%),其他地方的训练中心(11.23%)[1],残疾儿童缺乏自然环境和融合教育,这也给家庭带来经济压力和心理压力,中西部农村地区相应的学前特殊教育服务和财政支持更为缺乏。

---

[1]　斯蒂芬·冯·特茨纳,苏雪云,肖非. 儿童期自闭谱系障碍的发展、评估与干预[M]. 北京：光明日报出版社,2021：414.

五　　农村地区的专业服务团队较缺乏，早期干预机构缺乏资质标准

我国大部分的残疾儿童诊断与评估是医院系统完成的，主要通过体格检查和量表筛查、评估来鉴别儿童。目前，户籍地为农村地区（89.5%）和现居地为农村地区（89.3%）的残疾儿童家庭普遍存在异地求医就诊的现象。其中，31.4—38.5%的农村家庭选择跨区问诊，而45—46.3%的农村家庭则选择跨市问诊，更有5.9—11.8%的农村家庭跨省就诊，以寻求更专业的早期诊断和评估服务。这反映了农村地区的本地医院和保健院的数量或质量未能满足残疾儿童家庭的需求，即**农村地区的专业服务项目和团队仍有欠缺**。而农村地区的残疾儿童家庭往返异地问诊往往需要耗费较多的时间、精力及金钱，其迫切需要相应的专业服务支持。

正如两个试验区的调研发现，东部农村地区的相关政策和妇幼保健系统的发展相对完备，卫生部门的负责人医生依旧反映，**"人手不够"，应接不暇**，另外也提出对于0—3岁高危或者边缘存在发展风险的婴幼儿，需要更多的专业支持，特别需要跨学科的协作，"医教康"结合，能对这些高危婴幼儿定期进行筛查和追踪，为家长提供专业支持，但目前限于人力物力，实现这一点是非常困难的。有学者也建议，对农村地区的新生儿童进行筛查和访视，为残疾儿童建立专案管理卡①，并在有需要时进行高效的推介等，将极大地提升早期干预的质量。

同时，限于专业人员的缺乏，**跨学科团队的协作机制也缺乏**，目前在医疗系统内提供的早期干预，比如博山区医院系统内儿童门诊或者全日制，甚至住院的方式开展早期康复，对于某些经过短期介入可以极大改善其生理缺陷的障碍是有效的，但对于大部分发展障碍儿童而言，这样隔离的机构，对儿童的社会情绪发展和亲子关系的建立都可能存在阻碍，从发展生态学的角度，这并不利于残疾儿童的全面发展；另外早期干预人才的缺乏，也使得医疗的各类康复师缺乏，现有服务很难做到个别化、有针对性，无法满足不同障碍类型不同残疾儿童个体的需求。

要实现本研究中提出的家庭中心，个案协调人开展个案管理，联结早期筛查—发现—诊断—评估—干预的系统，同时整合部门之间资源，除了政策和经费，最大的瓶颈

---

①　张福娟，杨福义. 特殊儿童早期干预［M］. 上海：华东师范大学出版社，2011，54‐55.

就在于我们缺乏专业人员和多学科、多部门协作的专业服务团队,这点从职前培养到职后培训都有大量的工作需要突破!

另外,**早期服务机构或部门的资质和服务人员的专业性也需要获得相应的政策保障**,国内目前比较多的康复机构是面对听力残疾、脑瘫和自闭症儿童,其他障碍包括智力障碍、发展迟缓或多重残疾,以及程度较为严重的障碍(类似本报告序言中的第一个男孩)缺乏针对性的早期干预机构,以自闭症早期干预机构为例,近年来,全国各地涌现出不少自闭症康复机构,但是很多机构受限于资金、师资等因素,限制其进一步的发展,机构的一些设施与服务无法满足家长的需要。全国自闭症康复公办机构不到 30家,家长创办的机构占 70%,远远不能满足康复需求①。目前也缺乏对自闭症各类机构的行业准入标准和审核机制,这都极大地限制了早期干预的质量,而农村地区甚至连"不够"资质的康复机构资源都很缺乏。

第二节　早期干预联结系统的必要性和可行性

我国目前**早期干预还是采用传统的早期干预服务模式,服务运作相对"孤立单一"**,不同部门、学科或专业人员之间缺乏合作联系,这样的服务形式使得家庭需要自行去寻找及整合服务,家庭在使用服务的过程当中处于被动接受的地位,繁琐冗长的服务手续流程也使得儿童家庭在获得干预服务上存在时间上的延迟,甚至耽误了干预的黄金时期。目前国际上对于农村和偏远地区的残疾儿童的早期干预都十分关注,尝试相对整合系统的以家庭和儿童为中心的早期干预服务,如美国及我国台湾地区,各个行政部门及学科专业之间已经形成相对成熟的服务运作系统,值得借鉴。

在学习国际优秀经验的同时,还需要考虑将早期干预服务本土化,支持与促进医疗卫生、民政残联、教育等相关部门之间搭建特殊儿童早期干预"联结系统",形成"部门"间的联结。

---

① 斯蒂芬·冯·特茨纳,苏雪云,肖非. 儿童期自闭谱系障碍的发展、评估与干预[M]. 北京:光明日报出版社,2021:414.

除此之外,还需要有服务体系和工作机制上的"联结",即从儿童早期发现、早期通报、早期转介、系统评估、拟定服务计划及目标、进行教育干预、服务追踪以及服务的效果评价,建构适合我国实际国情的联结系统,为儿童康复干预提供整合的服务,各部门之间能够实行儿童家庭信息更新互通,降低各系统单独运行的成本。强化对相关体系的管理,编制相关的服务体系管理条例。同时有必要进行社会宣导,促进社会大众对相关服务信息的了解,让更多有需要的家庭及时获得服务,推进服务的可持续化发展。

本研究以早期干预的基本理论发展生态学为框架,立足我国农村地区的资源和现状,通过选取东部地区的两个区域开展实验,以个案研究法,深入现场,整个研究的过程也是建构早期干预联结系统的实验过程,并将过程性评估、监测和效果评估相结合,通过综合的研究方法,探析在我国农村地区开展 0—6 岁残疾儿童早期干预的有效路径。

研究发现,在我们农村地区残疾儿童的早期干预发展中,我们与残疾儿童的早期筛查、早期发现、早期诊断、早期评估、早期教育干预等环节密切相关的各个部门之间都意识到了"协作"和联结的重要性,也都在尝试进行资源的整合和系统之间的联结和协作,虽然还存在一些困境和挑战,但基于各地区的经济文化特征的联结系统是必要的,也是具有一定可行性的。

我们关注"联结系统",不仅关注儿童的不同生态系统对于儿童成长的影响,也关注生态系统之间的互动关系。

一 基于科学工具建构筛查、评估、计划制订到干预、再评价的联结系统

首先,第一个非常重要的也是基础的联结系统,在操作层面上也是亟待建构的系统,就是需要借助科学评估工具建构残疾儿童及其家庭的服务联结系统,即筛查、评估、计划制订到干预、再评价的联结系统。目前我国的早期筛查工作基本建立了较为成熟的体系,医院承担早期诊断的任务,但高质量的早期干预的起点是评估,特别是获得对残疾儿童的优势和兴趣、功能性的能力以及基于儿童发展的各领域发展水平的评

估信息,评估必须贯穿整个干预过程,因此非常需要基于科学的课程本位评估工具,在目前专业人员缺乏的背景下,还需促进联结系统的产生和开展运作。

为了开展高质量的儿童早期干预和早期特殊教育,更好地服务有特殊需要的年幼儿童及其家庭,联结系统(Linked System)被推荐用于指导搭建高质量的早期干预服务体系。联结系统包含四个核心服务环节:(1)系统评估;(2)目标选定;(3)教育干预;(4)效果评价。教育评估广泛应用于这四个环节。联结系统的四个环节的功能和目的如下:

1. 系统评估

在第一个环节——评估中,评估的方式种类包括筛查评估(Screening)、服务资格审核(Eligibility Evaluation)和教育评估(Programming Assessment)。筛查评估是对儿童发展现状实施简单快捷的测量,通常只需10—20分钟,决定该儿童是否需要接受深入的全面发展评估。在筛查评估中表现出明显落后于同龄人发展水平的孩子,将被转介接受进一步的服务资格审核评估,判断是否需要接受早期干预服务。通过了审核评估被认定具备早期干预资格的儿童,则接受教育评估以帮助选定干预目标和制定干预方案。服务资格审核评估和教育评估目的有差异,前者是为了区分"发展正常"和"发展不正常"儿童,而后者则是为了全面评估儿童的功能水平。因此,前者通常采用标准化常模评估工具,而后者则往往使用"真实性"更强的课程本位评估工具(Curriculum-based Assessment),这两个步骤往往接踵而来,而两类评估工具均需要耗费大量人力、物力和时间,因此有学者提出弃用标准化常模评估工具,仅实施课程本位评估工具达到审核服务资格和制定干预方案两重目的[1][2]。

2. 目标选定

联结系统中的第二个环节是根据儿童现有的功能性发展水平,选定最具有发展价值、最迫切的干预和教育目标,包括长期目标(Goal)和相应的短期目标(Objective)。在联结系统中,长期目标的选定直接指导和决定干预计划的制定。

---

[1] Bricker D., Yovanoff P., Capt B., et al. Use of a curriculum-based measure to corroborate eligibility decisions[J]. Journal of Early Intervention, 2003, 26(1): 20 - 30.

[2] Macy M., Hoyt-Gonzales K.. A linked system approach to early childhood special education eligibility assessment[J]. Teaching Exceptional Children, 2007, 39(3): 40 - 44.

3. 教育干预

在第三个环节——干预中,通过制定计划、选用干预策略和开展干预活动帮助儿童(及家庭)按时达到干预和教育的目标。目标是在前两个环节中选定的,尤其是从教育评估的结果得出的。因此,真实性程度高的教育评估是开展有针对性的个别化早期干预的首要基础。如果评估结果不具备有用性和普适性,那么选定的干预目标并非对儿童最有价值、处于"最近发展区"(维果茨基)的技能①,据此制定的干预计划的预期难以达到支持儿童最佳发展的目的。

4. 效果评价

联结系统的第四个环节是评价干预的效果,及时作出调整以保证支持儿童的最佳发展。对干预效果的评价既包括持续不断、贯穿干预全过程的形成性评价(Formative Evaluation),也包括每个阶段对干预成效的终结性评价(Summative Evaluation)。在联结系统中,效果评价是联结其他三个环节(评估、目标选定、干预)的桥梁:运用课程本位评估工具或非正式的日常数据收集,可多次实施效果评价以记录儿童发展的轨迹、对照干预目标达标情况,根据进度调整干预计划。

国外也有很多成熟的课程本位的评估系统,并在早期干预中被广泛使用。在美国,1997 年修订的《障碍者教育法案》就开始明确要求教育机构评估特殊学生的个别教育需求,制定可测量的年度教育目标、追踪并向家长报告学习进度,而且当达不到期望的进步时要求对个别化教育计划进行修订。因此,强调真实性和课程本位的教育评估工具以其联结评估、干预、儿童进步和课程方案的优点受到关注,美国的早期干预/早期特殊教育研究者和实践者纷纷开发了一批针对 0—6 岁幼儿的课程本位教育评估工具,包括"评估、评价与计划系统"(Assessment, Evaluation, and Programming System for Infants and Children, AEPS),"适应行为评估系统"(Adaptive Behavior Assessment System, ABAS),"教学策略"(Teaching Strategies, GOLD),"夏威夷早期学习剖面"(Hawaii Early Learning Profile, HELP)等。2010 年,有研究对美国现有的早期干预/早期特殊教育评估工具及其相关研究进行了回顾整理,从可接受度(Acceptability)、真实性(Authenticity)、合作性(Collaboration)、研究证据(Evidence)、多源性(Multifactors)、敏感度(Sensitivity)、普适度(Universality)和实用性(Utility)八个维度逐一分析对照。

---

① Johnson J, Rahn N J, Bricker D. An Activity-Based Approach to Early Intervention [M] Baltimore: Paul Brooks, 2015: 94.

在回顾的 87 种评估工具中，评估、评价与计划系统脱颖而出，在涵盖儿童发育全部能区的、普遍适用于任何组别儿童的评估工具中，是唯一在八个维度上均达到满意程度的①。

评估、评价及干预计划系统，被评为最清晰、有效地联结评估与干预的工具。AEPS 是一套达标评估模式的课程本位评估工具，用于评估 0—6 岁、有特殊教育需要的儿童在粗大运动、精细运动、社会沟通、认知、社会适应、社会情绪、读写能力和数学八个领域的全面发展。AEPS 的优点包括：（1）在儿童日常生活、活动中开展评估，反映儿童的真实表现；（2）评估项目和课程内容强调功能性，即选取那些对儿童在适应环境和独立解决问题方面最为重要的技能；（3）项目达标等级设置反映了儿童技能的形成过程或技能水平，而非仅测评单一的特定行为；（4）对有障碍的儿童如何调整测试方式和评估指标提供了详细指导，具有良好的普适性。由于 AEPS 的以上优点，这套课程本位评估工具被推荐为具有优秀真实性（有用性和普适性）的学龄前特殊教育评估工具，应用广泛。

AEPS-3 通过对 0—6 岁儿童的八个能区的评估，干预人员可以选择合适的干预目标，来制定相应的个别化教育计划。例如，小明在六个能区的得分百分比分别为粗大运动 80%，精细运动 78%，社会—沟通 25%，认知 40%，适应技能 68%，社交 50%。根据干预周期一年、干预强度每周 4 小时的条件，可选取社会沟通能区长期目标 2 个、认知和社交长期目标各 1 个，以制定个别教育计划。在各能区中选取目标时，尽量选取位于儿童"最近发展区"的目标，即已经有少数短期目标评 1—2 分（开始表现这方面技能），但仍然有评 0 分的短期目标（需要努力才能达标）的项目。

一旦长期目标选定，便可以参考 AEPS 中的课程部分制定干预计划。AEPS 的课程部分为每一个长期目标提供了如何开展干预的指导。在每个长期目标之下，列出了相关的其他技能，以供判断孩子是否已经具有学习该技能所需的前提。例如，与"拍打、接、踢和抛球"这一粗大运动能区的长期目标相关的技能有理解动词（社会—沟通能区）、玩耍（社交能区）、理解空间和时间（认知能区）等相关技能作为前提。课程还说明了在儿童日常生活中的哪些活动有利于开展该项目的教学，以及开展教学时的注意事项、环境准备、教学活动流程、所需物资等。AEPS-3 新版的课程部分整合学校环

① Bagnato S J, Neisworth J T, Munson S M. Linking assessment and early intervention：An authentic curriculum-based approach［M］. Baltimore：Paul Brooks, 1997.

境内的活动和家庭环境内的活动来设计多元活动本位的课程,在日常生活和自然环境中帮助教师和家长来实施相关的教育干预,让儿童的早期干预更具有生活意义和功能性,帮助残疾儿童掌握生活和融入社会的必要技能。

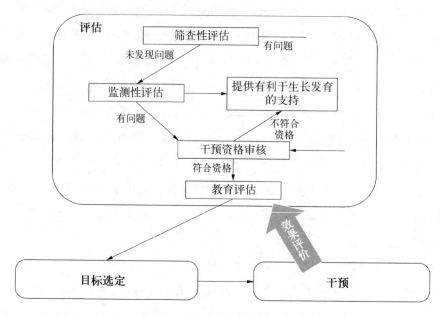

图 8-1　早期干预的联结系统

通过开展 AEPS 评估,可以系统地收集来自教师、家长等各种渠道的有关儿童发展水平的真实信息,全面、准确地了解儿童的发展现状和教育需要,评估结果直接指导干预目标的选定和干预计划的制定,并可通过开展多次评估追踪儿童在干预服务中的进步、评价干预的效果,在嘉兴和博山两个试验区的个案追踪中,AEPS 起着评估、目标选定、干预和效果评价的"联结"系统的作用。

研究团队也参与了 AEPS-3 的翻译、修订和引进工作,这对于发展我国学龄前阶段的特殊(融合)教育服务,提高早期干预的质量和效果,支持有特殊需要的儿童获得最佳发展,改善特殊幼儿及其家庭、社区的生活质量和发展前景,在科研和实践两个层面均具有深远的意义和巨大的价值。

二 家庭中心的早期干预，基于服务协调人的个案管理为抓手，整合卫生系统（儿保）、残联系统（康复）以及教育（学前特殊教育）与社区（社工、志愿者和民间组织）的资源，建构一个联结系统

首先，我国现行的城乡二元制户籍制度使得城乡之间发展差异越发明显，农村地区的相关服务和支持获取相对薄弱，外地户籍家庭在居住地无法享受当地居民的福利补贴，即便是经济较为发达的地区，如嘉兴，对于外地户籍也给予相应的财政补贴，但农村地区现有的康复和早期干预资源极其有限，异地问诊和寻求早期干预和康复服务仍是非常普遍的现象，加上通常为了照顾和养育残疾儿童，家庭中有一员要辞职又失去了一份经济收入，庞大的家庭康复干预教育费用给家庭带来沉重的负担。政府及相关部门应该完善福利补贴制度，试行探索居住证当地报销补贴或户口所在地相关部门承认外地具有康复干预教育资格机构进行报销等灵活的福利政策制度，这些都需要部门之间去分享信息，探索合作的机制。

其次，目前我国仍然缺乏特殊儿童早期干预的有力法源依据，而在家庭指导方面更是少之又少。我们发现，各个主体都开始意识到家长和家庭在早期干预，特别是0—3 岁残疾婴幼儿的早期发现和早期干预中的独特作用，也关注到家庭指导和家长培训的重要性，家长是早期干预中的重要角色，是团队中不可缺少的一员。家长工作中的重中之重是建立家长对于康复干预以及儿童发展的良好心态及观点，树立合理的可期待的目标。其次是家长的增能，即在干预当中的知识与技巧，家长成长进步，孩子亦会随之成长进步。再次是充分发挥整个家庭的主动性和积极性，日常生活中儿童的主要照料人往往不止父母，大多数家庭还包括祖辈等家人，如何将这些家庭成员加入干预计划中，调动整个家庭的积极性，并在日常生活中执行简单的部分内容，这就需要家人间充分的沟通，对于儿童的教养态度一致，团结一致来为孩子努力。现实生活中，往往由于家庭文化背景、家庭资源的差异，家庭的共同参与是最难实现的部分。要提升家长和家庭参与的主动性和有效性，这也需要当地残联和妇幼保健系统以及教育系统以及其他社会力量的整合。

再次，"专业人员缺乏"是制约特殊教育（早期干预）的瓶颈，既包括人数的稀缺也

包括专业人员专业品质及专业能力的缺乏。残疾儿童的早期干预工作中相关专业人员起着关键作用,其专业品质及专业能力直接影响早期干预的成效。早期干预工作共同考验着家庭以及团队,面对着服务家庭的种种情况,容易被疲劳感、懈怠感或职业倦怠感所充斥,只有真正热爱、真诚投入,才能与家长携手为儿童服务,这就需要专业人员有着极高的专业品质,其次便是专业能力,专业、高效地为家庭与儿童服务。随着未来对特殊教育事业的重视、早期干预工作的推广以及特殊儿童人群的增加,对服务协调人等专业人员的需求也增多,急需扩充人才队伍,重视起专业人员的发展与建设,才能更好的带动早期干预家庭指导的发展,保证早期干预服务的质量与成效。政府应该建立相关的法律或政策,强化对早期干预相关体系的管理,吸引专业人员投身服务,特别是跨学科、跨领域的专业人才的培养和专业人员资质的管理等,目前特殊教育专业的人才在医疗系统从事康复工作,而很多妇幼保健医院也开展相应的教育干预服务,都需要在不同的学科和部门之间去建构联结和协作的工作机制。

最后,残疾儿童个体和家庭的差异性和个别化需求很高,如果在有限的经费和人力资源的前提下,对资源进行整合是非常关键的,本项目尝试了基于家庭中心为导向,关注儿童的发展生态系统,基于服务协调人,以个案管理为抓手,发挥地方的妇幼儿保系统的筛查和诊断优势,残联在经费和专业力量上的支持,以及借助当地已有的社区资源,探索在后续的评估和教育干预方案的制订中进行团队合作的突进,针对残疾儿童及其家庭个案的具体和个别化需求进行统整,形成一个基于儿童兴趣和优势、家庭资源和优先考虑事项,面向家庭的早期干预方案和模式。本课题也发现,这样的模式,是有效的,不仅促进残疾儿童的各个领域的发展,也改善了儿童的发展生态环境,为家长提供了心理支持和专业支持,提升家长的养育效能感。而且研究中,个案服务协调人的成长也表明了,经过一定的专业培训和督导的过程,服务协调人是可以承担起联结系统的桥梁作用的,可以满足残疾儿童及其家庭的个别化早期干预需求。

第三节　早期干预联结系统的要素和运作模式

早期干预服务的运作也是一个复杂的系统,需要不同的行政部门、不同的专业人员、不同的学科等一起来参与和合作。在我国，目前早期干预服务的体系还在发展阶段，除了需要政策和财政的保障，还需要大量有资质的专业人员，以及建构适合我国文化和国情的不同学科和专业人员协作的工作机制，"医教康结合"背后还有很多需要去思考和落实的要素。

通过本课题的研究，我们发现下面这些要素的建构和发展，对于有效的早期干预联结系统非常关键，下面对国外相关早期干预联结系统的要素和运作模式，结合我国的国情进行分析。

一　　早期干预方案负责人/协调人

美国和英国等早期干预比较系统化的国家，通常都会为每个项目甚至每个个案（儿童及其家庭）指定一位早期干预方案负责人/协调人，为儿童和家庭需要的服务进行计划、组织和监管，一般由于每个个案可能会有不同的专业人员为其提供不同的早期干预服务，协调人还需要准备各类书面文本，以便于不同服务提供者可以参考，协调人还需要对服务进行监管和评价，并不断根据家庭的需要调整计划。一般来说协调人应该是熟悉儿童和家庭，并与家庭建立了信任良好关系的人来担任。

通常来说，整个项目的协调人的日常工作责任包括：选择服务方案的参与人员、早期干预方案日常运作的管理、业务资料的保管、机构内外业务的协调联系、机构/单位间合作的推动、预算监管、考核评价方案的成效、开展未来方案的规划、调解业务或者人员间的争执、争取早期干预的资源、争取早期干预服务的机会、规划机构人员的进修等[1]。

协调人一般而言不仅仅需要相关的专业知识和技能，还需要良好的沟通和协调能力，这样才能整合不同的资源，与特殊婴幼儿相关的各方主体进行协调，努力发挥服务的有效性，为特殊婴幼儿提供系统的高质量服务，避免重复和低效服务。另外0—3岁阶段，一般都会指定一位协调人，到了3岁后教育系统内，一般也有一位个案协调人来参与个别化教育计划的制定和实施，以及评价和调整，使得服务得以有序运作。

---

① 何华国. 特殊幼儿早期疗育［M］. 台北：五南图书出版公司，2015：151.

二　不同服务系统的运作模式

各国的早期干预体系中,有不同的行政体系提供早期干预服务,可能不同的行政主管系统提供服务的方式也会不同,以我国台湾地区为例,有很多早期干预模式是沿袭美国,但也有一些不同,台湾地区学者总结的台湾地区的不同行政经费支持和不同场所的早期干预服务形态见表8-1①。

表8-1　早期干预服务形态之行政经费补助系统与服务场所(中国台湾地区)				
学　　　校		机　构	康复医疗	家　庭
教育系统:以儿童为主要服务对象	幼儿园融合班 特殊学校学前特教班 普通学校学前特教班 普通学校学前资源班 幼儿园普通班(外加巡回辅导服务)		专业团队 进驻学校	
社政与医疗系统:以家庭为主要服务对象		日托班 时段班 住宿服务	日托班 时段门诊	到家服务

无论何种系统,早期发现都是系统的开端,需要政策和有效的实践来尽早发现这些儿童,这也是早期干预体系运行的重要一部分。美国一般会通过以下措施来实现:第一,建立完善的特殊幼儿发现制度,不同系统之间的信息衔接很重要;第二,实施公众觉察计划(Public Awareness Program),让社会大众了解早期干预、通报来源和相关信息等的存在;第三,编制早期干预服务指南,以提供早期干预服务、已有资源、早期干预专家、早期干预研究和示范案例等相关的信息。

在操作层面:相关工作人员的密切合作是特殊幼儿通报工作落实的关键,包括医生、幼儿教师、家长、社工,甚至社区的管理人员等;这些人员了解相关通报流程很重要;通报后,相关部门组织筛查和评估,确定其干预需要,同时要考虑每个家庭的特殊需要、家庭资源等,制定相应的个别化干预计划。我国台湾地区的通报系统也很完备,

① 卢明,柯秋雪,曾淑贤,林秀锦. 早期疗育[M]. 台北:心理出版社股份有限公司,2013:78.

非常值得大陆地区借鉴。大陆有些城市也开始探索建构特殊幼儿的通报系统,学龄阶段较为完备,但学龄前,特别是 0—3 岁的特殊婴幼儿的早期发现和转介等依然还是难点。①

早期干预由于其前瞻性和预防性,可以极大地降低有特殊需要的障碍儿童成人后的各项费用,在发展儿童各项潜能的同时,减轻家庭的负担,提升他们的生活质量和融合程度。早期干预作为一项综合性的系统工程,包括了各种不同类型的干预服务。在早期干预的实践过程中,由各个领域的专业人员组成的团队作为各项服务的提供者,在特殊幼儿的鉴别、评估和干预中都发挥着至关重要的作用。

考虑到每个特殊幼儿自身能力水平的不同,以及家庭需求的多样性,每个儿童所需要的早期干预服务类型是因人而异的。为儿童提供高质量的整合性服务,是目前国际上众多研究者们的共识和发展趋势。但是,如何做到真正考虑到儿童的个别化需要,在儿童所处的生态环境中,由不同学科背景的相关服务人员共同进行有效的团队协作,在实践上一直是一个备受关注的议题。美国经过几十年的研究和实践,已经形成了一套相对完善的服务实施模式,对我国早期干预的实践发展具有一定的借鉴意义。目前,在美国早期干预领域主要有三种常用的学科间团队协作模式：多学科协作(Multidisciplinary Teamwork),学科间协作(Interdisciplinary Teamwork),以及跨学科协作(Transdisciplinary Teamwork)。下面我们将简单介绍三种模式的特点和异同②。

第一,多学科协作(multidisciplinary teamwork)

所谓多学科协作模式,主要是指各个学科的专业人员都单独为儿童及家庭提供相应服务,专业人员彼此之间的互动是很少的。每个专家分别实施他们自己的评估过程,制定自己学科的特定干预目标,直接和儿童及家庭进行互动,并以评估的结果为基础,针对儿童的能力缺陷进行训练和干预。例如在不同时间上门为儿童提供服务的物理治疗师、作业治疗师、言语语言治疗师等,都是单独进行的。

多学科协作最大的优点是可以最大限度地发挥来自各个不同学科服务人员的专业能力。例如,儿童患有脑瘫的话,那么物理治疗师将会针对儿童的运动技能缺陷进行最有针对性的补偿性训练,这无疑是对儿童有益的。但是,由于服务人员之间缺乏统一的协调和配合,每个专业人员各自独立运作,自行进行评估、决策和提供本专业的

---

① 苏雪云. 婴幼儿早期干预[M]. 上海：华东师范大学出版社,2016.

② 苏雪云. 美国早期干预中的学科协作模式[J]. 社会福利. 2009,8：26－27.

服务,他们可能不知道其他人在儿童的干预过程中已经作了哪些努力,极有可能进行重复性的评估和活动等;不同的专业人员也有可能会给家庭提供完全相反的建议或要求,给家长造成困惑和压力。例如物理治疗师和作业治疗师也许都会选择利用拍皮球这个活动来训练儿童的运动能力,并要求家长在日常和儿童进行训练互动,但是他们的侧重点不同。物理治疗师可能会提出要观察儿童的肌肉运作情况,训练他的肌力;而作业治疗师可能会关注儿童是不是能够连贯地完成整套动作。这对于家长来说,往往具有一定的挑战性。他们可能很难分辨清楚同样的活动之中的细微差别。如果物理治疗师和作业治疗师可以提前进行沟通,将各自的训练目标整合到同一活动中,并对家长进行统一的指导说明,那么家长的压力也会相应减轻。下面所要介绍的学科间协作(Interdisciplinary Teamwork)能够较好地避免这种缺乏合作沟通的弊端。

第二,学科间协作

学科间协作模式将不同领域的专业人员整合成一个团队,通常由两名及两名以上的不同学科背景的专业人员组成,对儿童进行早期评估和干预。团队成员定期进行讨论和协商,以整合评估和干预信息,为儿童提供恰当的服务,也为家长提供相对统一的指导意见。在实际操作上仍然是由各专业人员分别对儿童及家庭提供单独的干预服务,但却是作为整个团队服务的一个部分;作为服务团队的一员,他们可以自行进行评估,并制定各自学科具体的干预目标,定期进行团队会议,并在会上交流自己的专业意见和发现,共同制定整合式的服务计划。

学科间团队协作模式的显著优点是降低了不同学科背景专业人士之间的疏离,也降低了为家庭提供相左意见和重复性要求的可能性,在一定程度上减轻了家长的负担和压力。但是这个模式并没有完全地解决这些问题。学科间协作比较适用于轻中度障碍的儿童。对于不同学科专业人士频繁地轮换和来访,大部分家长仍然感觉到困惑和压力,因为他们仍然要周旋于众多不同的专业服务人士之中,一遍遍地向他们说明和解释自己孩子的情况。除了家访外,家长可能还需要带着孩子到各个不同的训练机构去接受服务,相对来说比较耗费时间和精力。也有实证研究证据表明,由不同学科的专业人员为儿童提供去情境化的(Decontextualised)、以儿童为中心的缺陷补偿式(Deficit-based)干预服务,并不能为儿童及其家庭提供最有效的服务支持①。

---

① Dunst, C. J., Trivette, C. M., Humphries, T. et al. Contrasting approaches to natural learning environment interventions[J]. Infants and Young Children, 2001, 14: 48 - 63.

第三,跨学科协作(Transdisciplinary Teamwork)

所谓跨学科协作模式,是指所有的相关专业人员和家长承担不同的角色,但是在组织形态上是一个团队。这个模式包括一个由数名来自不同领域的专业人士所组成的共同协作化的专业团队,由他们共同承担评估、制定计划以及为儿童提供干预服务的责任。跨学科协作的一个显著特点是家庭被认为是团队的重要组成成员,参与到服务实施的全过程中。整个团队共同发挥作用,但需要选择一名专业人士作为儿童和家庭的主要服务提供者(Primary Service Provider, PSP)和家庭进行接洽,定期向团队报告儿童及家庭的近况,并由他作为整个专业团队的协调和引导者。通常由这名专业人员与家长一起实施全部的评估,然后其他专业人员作为顾问,通过团队的讨论和协商达成共识,制定早期干预方案。这一模式适用于年龄较小、发展障碍比较单一的儿童。

跨学科协作的另一个显著特征是角色转换(Role Transfer),或被称为角色释放(Role Release)。这是指主要服务提供者直接为儿童提供自己专业学科外的一些干预服务,当然这需要其他团队成员作为参与者和顾问,为主要服务提供者提供督导和支持。这种跨学科的服务角色转换是跨学科协作在实践中最具有挑战性的因素,也引起了传统服务模式从业者极大的争议①。

采用跨学科团队协作模式的一个重要原因是家长们普遍希望和一个固定的专业人士进行交流,这让他们感觉到更稳定,也可以减少很多重复性叙述的压力。对于家长来说,自己孩子的发展障碍越严重,所需要的专业服务就越多,也就意味着他们需要带着孩子周转于不同的服务机构,和不同的专业人员打交道,费时费力。在这种情况下,很难做到以家庭为中心,为家庭提供所需的切实服务。家长所迫切需要的是一个单独的主要服务联系人,他们需要这样一个值得信任的、有效率的专业人士为他们提供所需要的各种服务和支持。跨学科团队模式恰恰满足了众多家长的这一需要,因而得到应用和推崇。

这一模式的优点是极大地简化了家庭和专业服务团队之间的关系,确保儿童及其家庭能够享受到整合式的服务,并且家庭参与到全程所有的决策过程中,使得家长能够充分表达他们的诉求,减轻了家庭的压力。经过多年实践,这一模式提升了家庭对专业服务的满意度,它更加以家庭为中心,同时对儿童和家庭也有更好的服务效果。

---

① Satterfield J. M., Spring B., Brownson R. C., et al. Toward a Transdisciplinary Model of Evidence-Based Practice[J]. Milbank Quarterly. 2009, 87(2): 368 – 390.

尽管跨学科协作模式被认为是目前早期干预中最佳的服务实施模式,但是跨学科协作模式在实施时并不容易。首先,这一模式对团队的质量有着很高的要求,团队的专业性直接影响服务质量。最好是由具备充足实践经验的成员组成一个稳定的团队来发挥作用,同时需要团队专业人员之间的高度信任。新的参与人员必须首先在自己的领域具备充分的专业能力,然后将视角扩展到自己学科领域之外,学习和吸收一些其他领域的基本知识和干预技能,然后经过长期实践积累经验,才能成为一名合格的主要服务提供者。这就对团队成员的专业性和能力提出了很高的要求。考虑到由实践经验丰富的专业人士组成的跨学科团队数量有限,因此将跨学科协作模式应用到每一个个案中在目前来说显然是不现实的。

正如前文所述,这三种学科协作模式各有自己的特色和优缺点,在早期干预的实践过程常常受到儿童能力水平、家庭需求、专业人员理念等因素的共同影响。实际上在具体实践中,各种学科协作模式并没有严格的界限,它们都遵循着一些普遍的原则①:

首先,团队中每个成员都是极其重要的组成部分,在评估、制定计划和提供服务的全过程中,每个成员根据自己的学科专业,提出意见和建议。

其次,"一切为了儿童"的理念是团队成员进行合作的基础。在这一信条的引导下,成员间彼此进行开放的沟通,相互支持和鼓励,分享各自的专业知识和技能,创设友好尊重的合作氛围。

再者,这些团队协作都关注儿童所在的生态环境和能力发展,并根据每个特殊幼儿的具体情况进行及时的调整。

最后,也是至关重要的一点,团队成员重视儿童家庭的参与,将家长视为关于儿童的最好的专家,尊重他们的意见,关注他们的需求,努力做到以家庭为中心提供切实有效的服务。

在这三种学科协作模式产生和应用之前,原先的服务提供模式都主要是针对儿童的缺陷进行直接的干预,忽略了儿童生活中的情境影响以及成人的作用。研究者普遍认为学科协作模式具备更高的效率,也能为家长和儿童提供更好的服务效果。特殊幼儿早期干预应当更加关注为儿童的主要照料者提供日常化的积极体验,让他们学会如

---

① 苏雪云. 美国早期干预中的学科协作模式[J]. 社会福利. 2009.8, 26–27.

何与儿童相处,并为儿童的发展提供支持。考虑到早期干预的特殊性,在众多的学科协作模式之中,主要服务提供者模式(Primary Service Provider Model, PSP 模式)被认为是比较理想的服务实施模式。

三　主要服务提供者模式

主要服务提供者模式,也被称作关键服务者模式(Key Worker Model),这种服务模式是指由一名专业人员每周定期向家庭提供服务和支持;团队其他专业服务人员给予这名主要服务提供者专业技能上的支持,并和他一起对儿童进行家访(Home Visit)[①]。家访的频率和强度取决于儿童、家长和主要服务提供者的需要。想要了解这一模式,我们需要先去了解以下几个概念:

联合家访(Joint Home Visit), 是指由主要服务提供者以及服务团队的其他专业人员一起到儿童家庭中,为儿童进行评估、提供服务;为家长提供指导、示范等。需要特别注意的是,大多数的家访都是由主要服务提供者每周独自进行的,只有需要时才由其他团队成员一起进行。家访并没有固定的频率,根据家庭的具体需要而定。

跨学科团队(Transdisciplinary Teaming), 跨学科团队协作可以看作是 PSP 模式的同义词,也是由一名选定的专业人员主要和儿童及家庭进行互动,实施早期干预计划,并受到团队成员的专业技能支持。服务团队是由来自不同学科背景的专业人员组成,家长也是团队的重要成员。所有的团队成员共同制定计划,进行决策,并负责计划的顺利实施。

需要特别注意的是,虽然 PSP 模式以跨学科团队协作模式为基础,两者有很多相似之处,但是并非完全相同。尽管两种模式都将干预的重点从直接对儿童提供干预转换到为儿童的家庭成员及主要照料者提供指导、支持和服务,PSP 模式不同于传统的跨学科团队协作模式,有着自己的独到之处,这体现在 PSP 模式特别强调在各种不同的自然化情境下进行各种活动,对家长进行指导,并努力促进儿童获得更多的自然化学习机会。

自然情境(Natural Environment), 自然情境是早期干预中的一个相当关键的概

① 苏雪云. 美国早期干预中的学科协作模式[J]. 社会福利. 2009.8, 26–27.

念,是指正常发展的儿童日常生活中所经常活动的环境,例如家庭、幼儿园、学校、社区等。需要特别注意的是,这里的情境并不一定是指实体的物理环境,不单单是指一个具体的地方,也可以是一个具体的情境,或者一件具体的事情。例如,每天早上出门前整理书包,到了学校后和老师、同学打招呼等,都可以视作一个自然化的情境。对特殊幼儿的早期干预正是应该在这种和每个儿童都息息相关的情境中进行,以最大化干预的效果,使他们能够更好地体验和融入真实生活。

那么 PSP 模式具体的实施过程是怎么样的呢,图 8-2 简要记录了 PSP 模式的应用过程。其中非常重要的是:

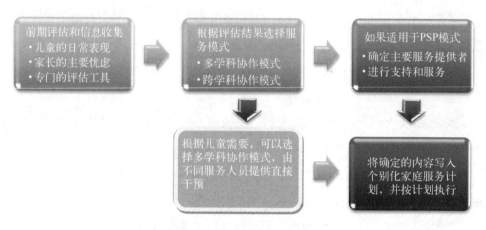

图 8-2　PSP 模式的应用过程

1. 如何选择主要服务提供者

PSP 模式的实施需要来自不同学科的专业人士组成跨学科协作团队,并由一名选定的专业人员作为主要服务提供者或者关键服务者和家庭成员及其他儿童照料者一起,为儿童提供发展所需的各种支持。除了儿童的发展,更注重加强家长或其他儿童照料者的能力,使他们能够为儿童提供更多的自然化机会和经验,促进儿童学习能力及技能发展,尽量多地参与到日常活动中。

如何选定主要服务提供者是一个需要认真探究的问题。这主要取决于儿童的能力状况和家长的实际需要。举例来说,有一名 2 岁的脑瘫儿童,他的主要问题是运动功能受限,优势技能是认知能力较好,并且有较强的亲社会性。运动功能受限是整个家庭的主要发展忧虑。在这种情况下,服务团队中的物理治疗师当仁不让地被选为主要服务提供者,为儿童及家长提供支持和服务。再比如一名 1 岁半的唐氏综合征患儿,她情绪稳定,社会性强,可以和成人进行较好的互动,但是认知技能严重滞后,语言发展也落后于正常同龄儿童。家长对她的语言和认知发展非常担忧。在这种情况下,服务团队会根据儿童的评估结果,以及家长的发展忧虑综合考虑,最终选定言语语言治疗师作为整个个案的主要服务提供者。

2. 如何为家庭提供服务

在选定了主要服务提供者后,这名被选定的专业人员的首要工作就是要和家庭成员及其他儿童照料者尽快建立起真诚、相互理解和支持的合作关系。双方关注的焦点应当是如何让儿童更好地融入家庭、社区等自然环境中,而不是将儿童隔离开来进行各种缺陷补偿式的训练。

另一个服务的重点应落足于如何增强家长及其他照料者照顾儿童,促进儿童能力发展和活动参与度的提升。主要服务提供者的主要任务不是传统地为儿童直接提供干预服务,以帮助他们进行功能性重建;而是为日常生活中照料儿童的人提供示范、引导和支持,让他们具备一定的专业技能和策略,以便更好地促进儿童的发展。

主要服务提供者也作为家庭的主要资源和信息提供者发挥作用。作为和个案家庭联系最多的专业人员,通过长时间的接触和交流,主要服务提供者最能够了解儿童和家庭的需要,为他们提供及时的资源支持、信息更新和情感支持,满足他们个别化的需求,并通过自己和团队成员的努力,帮助家庭获得他们所需要的其他服务和支持。

麦克威廉(McWilliam)等提出了成功实施 PSP 模式的一些重要准则和注意事项[1]。

√ 整个早期干预服务系统和团队要始终关注于儿童和家庭的实际需求,以此为出发点和目的来为家庭提供支持,帮助家庭更好地抚育儿童。

√ 团队和家庭的互动应当是以家庭为中心的,这体现在服务的全过程中;在对相关信息进行解释说明时要充分考虑到家长的诉求,确保他们明白每一步的进展。

√ 服务团队整体发挥作用非常重要,要力争让每个成员都发挥好自己的角色,团队协作和决策至关重要。

√ 为了保证整个计划的有效实施,需要对每个环节进行监测和记录,所有的干预

---

① McWilliam, R. A. It's only natural... to have early intervention in the environments where it's needed[J]. Young Exceptional Children: Natural Environments and Inclusion 2000: 17 - 26.

内容和所提供的服务都应该在个别化家庭服务计划中予以记录并执行；

√ 根据儿童的能力发展水平和家庭的实际需要，许多可用的工具、手册等都可以进行相应的改编和整合，要注重服务的灵活性。

之所以发展出 PSP 模式，是基于一些实证研究和调查的结果——很多家长表示更愿意和一个固定的专业人员讨论和解决孩子的问题，而不是周转于不同的服务人员之间；也不必一遍遍地重复相同的过程，造成时间、精力、金钱上的多重压力。PSP 模式可以看作是跨学科团队协作模式的升级版。尽管两者有很多共同之处，但是仍然在很多关键方面存在差别。

首先，在所提供服务的范围上，PSP 模式比跨学科协作模式要更加广泛。PSP 模式关注的焦点是如何在自然化的情境中促进儿童的发展，提升他们的能力水平和活动参与度；与之相对，跨学科协作模式聚焦于在特定情境下实现儿童功能上的独立性。

其次，专业人员之间进行角色转换或者角色释放，即由主要服务提供者充当其他学科干预者的角色，对儿童进行以补偿缺陷、习得技能为目的的干预，是跨学科协作模式的一个显著特征。但是这一点在 PSP 模式中并不是必须的。当需要其他学科的干预参与时，可以直接邀请相关的团队成员和主要服务提供者一起进行联合家访，为儿童和家庭进行服务。使用 PSP 模式并不意味着除了主要服务提供者之外的其他团队成员就永远不用和儿童及家庭有任何直接的、面对面的接触了。他们仍然在很多方面发挥着重要作用，包括之前提到的评估、咨询、联合家访等。作为团队成员每个人都要为自己所在的专业领域的相关内容负责，并利用自己的专业技能为主要服务提供者提供与儿童及家庭需求相关的各种干预策略和技巧。然而，在实践中，大多数情况下还是由主要服务提供者作为整个服务团队和家庭进行接洽的主要桥梁，直接为其提供支持和服务，由其他团队成员进行专业技能上的支持。

四 基于我国国情的农村地区残疾儿童早期干预联结系统的要素和可行模式

1. 地方政策的制度和财政保障

鼓励当地政府因地制宜在国家法律和政策的框架和指导下，对 0—6 岁农村地区的残疾儿童的早期发现、早期筛查、诊断和评估和干预之间建构实质性的协同和联结提供制度和财政保障。特别是0—3岁残疾婴幼儿和高危婴幼儿的早期发现，通过政府主导整合社会力量来关注农村地区家长的养育知识，改变对于"残疾"的观念，探索县级残联与妇幼保健机构以及当地学前教育相关资源协作共享信息和资源的途径，并以立法或者政策文件的形式规定多部门联合开展工作（如联席会议）的工作机制。

2. 以残疾儿童/家庭为中心，建构个案管理机制

我国早期筛查制度日益完善，即便是被称为"特殊儿童之王"的自闭症儿童的早期筛查也在不断发展。调查中发现跨区域的早期问诊和干预现象很普遍，建议能以儿童/家庭为中心，建立个案管理机制，一人一档，从早期筛查发现危险、到早期诊断和教育干预都能基于个案管理的原则，以科学评估的工具，来协调整合各方面的资源。但这也是需要基于政策的突破，可以在东部地区经济比较发达且有一定人力资源的区域开展试点，尝试建构由残联主导，联结医疗部门，医疗部门与残联的个案服务协调部门分享早期筛查和发现信息，由个案服务协调部门分配服务协调人给家庭，联合医疗专业人员（特别是各级妇幼保健系统）和社会工作人员以及早期特殊教育人员，整合资源，在0—3岁期间进行定点追踪和家庭指导。3—6岁后，完善学前特殊教育中的个别化教育方案的制定和实施机制。

3. 个案的早期干预服务协调人

为每个个案（儿童及其家庭）指定一位早期干预方案负责人/协调人，为儿童和家庭需要的服务进行计划、组织和监管，负责个案的管理工作。个案早期协调人可以由妇幼保健院聘请的社工/专职志愿者、残联等下属机构的教师和其他工作人员、残疾儿童家长来担任，但需要经过统一的培训，了解相关的早期干预政策和信息，具备一定的专业能力。

4. 家长培训和家长指导的系统化

县级妇幼保健院、残联和教育部门可以联合高校以及其他专业力量，为农村地区家庭免费提供相应的孕产期卫生保健知识和预防残疾、儿童发展、养育策略等资讯，就残疾儿童的特征和需要等对公众进行教育普及，并提供科学综合的服务信息，包括介绍早期发现的检核表、提供早期干预服务的机构信息、早期干预的相关策略及方法等。若条件允许，借助人工智能和互联网系统，建构网上的家庭资源平台，通过线上方式为残疾儿童家庭提供专业系统的支持和培训，一方面能节约财政开支，另一方面能增进

早期干预的有效性。

5. 课程本位评估工具的应用

借助科学系统的课程本位评估工具,比如 AEPS - 3 中文版来联结评估、教育干预和发展监测(效果评价),无论是博山医院系统的0—3岁儿童医疗模式下探索教育干预,还是嘉兴残联下属的康复中心同时开展学前教育,或者博山学前特殊教育整合康复力量,都需要一个科学系统的评估工具和课程,这点在调研中也都被强调了,一方面有助于开展系统的早期干预过程中,教育干预是基于教育评估的,同时确保干预目标的功能性和对儿童发展的意义,联结评估与教育方案的制定,借助 AEPS 配套的课程,又可以为教师和康复工作者提供相应的教学干预内容和策略指导,同时也可以为0—6岁残疾儿童的家长提供专业的、科学的教育干预指南,确保在这一层面上联结的有效性和可行性。最后这一工具还有效果评价的作用,立足于特殊儿童的发展评价,确保教育干预的质量,突破教育评价的瓶颈。

6. 增强相关专业人员的职前培养和职后培训的专业性和系统性,增加专业储备

农村地区的残疾儿童家庭普遍存在异地求医就诊的现象,以寻求更专业的早期诊断和评估服务。我国目前残疾儿童筛查、诊断和后续教育干预所需的各类专业人员,数量上还非常缺乏,我们需增强相关专业人员的职前培养和职后培训,整合远程支持和线上支持,以及学科之间的合作,以期能建构以家庭和儿童为中心,为其提供全面科学的残疾儿童诊断、评估和干预信息和相关服务的专业储备。

第四节 政策建议、反思与展望

有研究者根据我国人口和残疾人数量估算,提出我国每30秒就有一位患有障碍(Disability)的婴儿出生①。中国作为一个发展中国家,也一直从各个层面出台各项政策来确保这些儿童的发展和权益,中国也有自己独特的社会保障制度和体系,来确保残疾儿童和个体的权益,包括五个重要的方面:社会保障、社会支持、社会福利、社会

---

① Chavez C. A path to better education for children with disabilities in China[M]. The Borgen Project, 2019.

照料和特别扶助,来保障每个残疾儿童和残疾个体可以融入社会。在早期干预层面也颁布了各级政策法规(详见第三章的详细梳理),来保障残疾儿童能尽早被发现,尽可能获得更多的康复服务。

但随着社会的发展,我们不再满足于服务数量,还期望能不断提升残疾儿童早期干预的质量,目前世界各国的农村或者偏远地区的残疾儿童早期干预都是一个难点和痛点。本课题在发展生态学和联结系统的理论框架下,基于前面的多个维度的对于不同层面的系统研究,特别聚焦了家庭这一核心系统的需求,在两个试验区,尝试基于家庭为中心,以个案协调人来开展个案管理,借助科学的课程本位评估工具,来联结资源,为残疾儿童及其家庭提供个别化的服务,以改善个案的生态系统,进而促进个案的发展,本节中,研究者尝试基于我国现有的国情和研究发现,来提出一些政策建议。

一　政策建议

(一) 外观系统的政策建议——完善农村地区早期干预相关立法,推进地区因地制宜制定本土化政策

通过社会宣导,帮助社会大众树立科学正确的残疾观,进而改善宏观层面上社会大众对于残疾和残疾人的态度和观念,同时也会影响到我们的政策制定者,在立法的过程中,能倾听残疾个体及其家庭的声音,关注残疾儿童及其家庭的真实需求,同时鼓励支持残疾个体及其家庭,以及相关的家长组织在立法过程中的积极参与,使得关于残疾儿童的早期干预的相关政策,能更精准地反映这个群体的难点和痛点。

服务对象上进行拓展: 英美、欧盟各国以及我国台湾地区的立法中,对于早期干预的服务起始年限都逐渐扩展到 0—3 岁[1],其服务对象不断拓展,服务内容也不断延伸,形成系统化的服务体系。《中国儿童发展纲要(2011—2020 年)》提出了促进 0—3 岁儿童早期综合发展和鼓励学前特殊教育发展的目标和策略。建议首先能将 0—3 岁

---

[1]　何华国. 特殊幼儿早期疗育[M]. 台北:五南图书出版公司,2015:151.

的残疾儿童、高危儿童以及处境不利的儿童(难产、早产、低体重以及贫困等缺乏良性的家庭环境等因素)纳入服务对象,提高这一个年龄段的财政投入和相关的保障支持,特别是0—2岁残疾和高危以及处境不利婴幼儿的早期干预;其次,服务和支持对象要扩展到家庭,为家庭提供相应的专业支持和信息支持、经济支持和情感支持,随着特殊教育领域生态学理论的发展,人们与社会逐渐认识到家庭是儿童发展最重要也是最自然的场所,同时在婴幼儿特殊教育中,家庭扮演着整合与沟通儿童与家庭的需求、社区、国家与地区的政策、社会价值观的重要角色①,因此以家庭为中心的婴幼儿特殊教育理念(家庭本位的婴幼儿特殊教育理念)逐渐得到了重视与发展。联合国教科文组织(UNESCO)②和世界卫生组织(WHO)③都建议将家庭本位实践(family-centred practices, FCPs)嵌入到早期干预服务中。

立足各地区差异,推进研制本土化的政策和机制:中国残联和国家卫生计生委委托中国疾病预防控制中心妇幼保健中心制定了《0—6岁儿童残疾筛查工作规范(试行)》。政府近年来对残疾儿童的早期干预和发展非常重视,相关的早期筛查、康复干预等工作也取得了长足的进步,各个地区也都根据国家和省级的政策,细化相关的细则;但早期发现、通报、转介、干预和追踪的相关制度的完备任重道远,特别是在农村地区,限于资源和地域,地区差异巨大,还需要地区政府根据实际情况进行具体政策和相关机制的研究,建议在农村地区选取有代表性和有基础的区县,开展相关的试点,探索本土化的长效和实效机制,为残疾儿童的早期筛查、诊断、评估和干预提供制度和财政保障。

嘉兴试验区的"异地干预户籍地报销制度""外地户籍居住地补贴制度""三级甲等医院诊断作为服务资格依据"等,以及博山试验区尝试的残联和卫生系统合作,基于妇幼保健系统成熟的三级网络系统,联结早期筛查后的儿童信息,设计技术支持中心等,都是值得进一步去推进和完善的机制和举措。

---

① 申仁洪. 家庭本位实践:特殊儿童早期干预的最佳实践[J]. 学前教育研究,2017(09):14-24.

② UNESCO. Investing against evidence. The global state of early childhood care and education. Paris:UNESCO. Retrieved from[EB/OL]. http://unesdoc.unesco.org/images/0023/002335/233558E.pdf

③ World Health Organization. Early childhood development and disability:A discussion paper. [EB/OL]. http://apps.who.int/iris/bitstream/10665/75355/1/9789241504065_eng.pdf

（二）中间系统的政策建议——完善农村地区早期筛查和干预的联结体系，发挥县级
残联与妇幼保健机构的力量

随着医学的发展，唐氏综合征等遗传疾病在母亲怀孕时就能被检测，我国也建立了完整的听力障碍等障碍的早期筛查制度。早期发现和预防可以使儿童和家庭在最佳的时机获得及时的介入，有助于残疾儿童获得最大限度的康复和发展，前面调查中也发现农村地区大部分的残疾儿童有进行定期筛查，但由于农村地区的经济文化发展等限制，还有三成多的残疾儿童家庭未曾进行定期筛查，这明显少于大型城市中残疾儿童家庭的定期筛查的比例。且农村地区家庭中，残疾儿童的发现延缓时间平均达10—11 个月，许多家庭是在新生儿筛查时或筛查后才发现儿童的异常症状，这也不利于及时开展有针对性的早期教育及干预，跨区域的早期问诊和干预现象也很普遍，如何增强县级相关部门，特别是残联、妇联以及妇幼保健系统的协作和联结，为家庭提供科学的早期筛查和干预信息和专业服务，值得进一步研究。

研究中也发现限于家长的观念和农村地区早期干预资源的缺乏，即便 0—3 岁残疾婴幼儿被早期发现后，后续获得正式的早期干预的时间也存在延缓，政府在家庭获得干预信息的过程中未发挥主体地位，缺乏官方、及时的信息渠道，我们在调研中都发现，涉及到残疾儿童早期干预的各个部门都非常关注与其他部门的合作，也有一些个体层面的协作和资源分享，但如何在县级的各部门之间形成真正的协同和联结，需要政策和管理理念上的突破，政府也可以尝试开展试点，探索有益的联结系统的要素和工作机制。

基于本研究发现，建议 0—3 岁由卫生系统牵头，在妇幼保健院设立残疾婴幼儿个案管理部门，将各种渠道筛查出来的残疾儿童（经过确诊）以及高危儿童和处境不利儿童转介到个案管理部门，初期个案管理部门的专职人员可以由社工专业、学前或特教专业或联合当地家长组织，专兼职结合，与残联、早期特殊教育等领域一起协作，为残疾婴幼儿提供定期的家访和家庭指导以及定期的儿童发展评估；3—6 岁后由残联联合教育系统，共同负责整合儿童的康复资源和教育资源，为儿童制定个别化教育计划。

另外，随着我国计划生育政策的改革和推进，本研究发现，六成以上的农村地区残疾儿童家庭都为多子女家庭；相较于中小型城市和大型城市，农村地区的残疾儿童更可能拥有至少一个兄弟姐妹。而残疾儿童是否为独生子女可能会对其评估延缓时间产生影响，应多加关注农村地区多子女家庭的儿童养育现状，在提高农村地区家庭早

期筛查、定期复查意识的同时,提升当地的医疗卫生条件,确保家庭能获得及时、长期的健康检查服务。如在农村地区借助妇幼保健系统开展免费的孕前、孕中及孕后健康检查试点,并逐步建立健全农村地区的产前筛查、诊断网络和残疾儿童的发现、通报和干预的联结系统,坚持残疾儿童早发现、早报告、早干预的原则,有效控制其障碍的发展或延伸,在提升人口数量的过程中,不能忽视提升人口的质量。

(三)微观层面的政策建议

1. 家庭的专业和信息支持:重视农村地区的家庭养育指导,建构线上诊断和网上资源平台

2021 年 10 月刚刚出台的《中华人民共和国家庭教育促进法》[1],其中也规定了"残疾人联合会等应当结合自身工作,积极开展家庭教育工作,为家庭教育提供社会支持。"儿童的发展是遗传与环境相互作用的结果,而家长既是儿童最重要的遗传因素,也是儿童最重要的环境因素。家庭是残疾儿童个体发展最重要的生态系统。研究表明,残疾儿童的可疑症状平均在 2 岁时就能被发现,且大部分婴幼儿最初的可疑症状由其父母观察发现。父母作为最主要的发现者,对儿童早期发育、筛查、评估以及干预等相关信息的了解和掌握,一定程度上能预防次生障碍在儿童身上的发生和发展,同时改善儿童的障碍情况,最终促进儿童得到最大限度的发展。

在农村地区通过线上线下多种渠道,孕期和0—2岁阶段,由妇幼保健系统主导或者建立区县的公办儿童早教中心,政府给予项目经费支持,整合医疗、残联、教育、民政、科委等多方资源和专业人员,通过宣传册、微信公众号、短视频、线上线下讲座、集体亲子活动和早期教育等多种途径,为家庭免费提供相应的孕产期卫生保健知识和预防残疾、儿童发展、养育策略等资讯,就不同障碍类型的残疾儿童的特征和需要等对公众进行教育普及,特别是自闭症等没有显著生理特征的发展障碍,并提供科学综合的服务信息,包括介绍早期发现的检核表、提供早期干预服务的机构信息、早期干预的相关策略及方法等[2]。

针对异地问诊和干预现象普遍,现有的康复机构无论数量还是质量都无法满足家

---

① 全国人大,中华人民共和国家庭教育促进法[EB/OL]. https://www.bjinternetcourt.gov.cn/cac/zw/1656984354465.html

② 苏雪云. 婴幼儿早期干预[M]. 上海:华东师范大学出版社,2016.

庭需求,政府可以支持线上问诊和诊断系统的开发,联结大城市的医疗卫生资源,并联合高校相关的早期干预专家和医学专家,研制科学系统的网上家庭资源平台(比如借助 AEPS - 3 的系统,协助家长和相关专业人员,依据评估工具,在自然环境内观察评估儿童的发展水平和功能性技能的程度,在日常生活中制造学习契机,提升家长的养育技能和信念,促进儿童各方面的发展),通过线上方式为残疾儿童家庭提供专业系统的支持,也适当整合线下资源,一方面节约财政开支,另一方面增进早期干预的有效性。

2. 提高对农村地区残疾儿童家庭的经济支持,借助社会力量支持早期干预

近半数农村地区的残疾儿童家庭,其家庭年均收入都在两万以下,过半数的农村地区家庭却将家庭年均收入的一半以上(50—100%)投入到对残疾儿童的教育及干预中。残疾儿童家庭平均每年在康复教育中花费 4.21 万,但纳入医保报销的费用平均只有 0.4 万元,不到其整体支出的十分之一。又由于异地就诊和进行干预等现状,仅有四成左右的农村地区残疾儿童家庭表示已获得政府提供的康复补贴。同时,三成以上的残疾儿童家庭中,其双亲至少一人离职;近半成的残疾儿童母亲为全职母亲,而近两成的残疾儿童父亲则为全职父亲。残疾儿童家庭每年为此平均损失 5.45 万元,存在大量的"因残致贫"。

2014 年《中国孤独症家庭需求蓝皮书》中更是指出,52.4%的残疾儿童家庭中至少有一人为照顾残疾儿童而辞职①。各级政府近年来在残疾人群的康复和社会保障上的投入一直持续增加,但因为我们底子薄人口基础大,还是需要进一步加大对 0—6 岁阶段残疾儿童家庭的财政支持,适当借助社会力量(如基金会等)来支持农村地区残疾儿童的早期干预。

同样外层系统如能在财政补贴的制度上有一些突破,并通过个案管理和提供相应的专业支持,农村地区残疾儿童家庭无需异地干预,能在当地获得高质量的早期干预服务,也能极大地缓解相应的经济压力。研究发现,早期干预经济支持有利于儿童发展,增加儿童未来经济收入,降低犯罪率,政府对早期干预的投资也能推动当地经济发展,同时也能使更多的父母重返职场②,继续为社会创造经济效益。

---

① 中国精神残疾人及亲友协会. 中国孤独症家庭需求蓝皮书[M]. 北京：华夏出版社,2014.
② Greenspan S I, Nover R A, Brunt C H. The Child Psychiatrist and Day Care: Theoretical and Clinical Aspects of Consultation [J]. Journal of the American Academy of Child Psychiatry, 1976, 15(1): 108.

3. 增强相关专业人员的职前培养和职后培训,增加专业储备

农村地区的残疾儿童家庭普遍存在异地求医就诊的现象,其中,近四成的农村残疾儿童家庭选择跨区问诊,而四成以上的农村残疾儿童家庭则选择跨市问诊,更有一成左右的农村家庭跨省就诊,以寻求更专业的早期诊断和评估服务。我国目前残疾儿童筛查、诊断和后续教育干预所需的各类专业人员,数量上还非常缺乏,青岛的中国康复大学的建设正是对这一现状的回应,我们仍需增强相关专业人员的职前培养和职后培训,整合远程支持和线上支持,学科之间的合作,以期能建构以家庭和儿童为中心,为其提供全面科学的残疾儿童诊断、评估和干预信息以及相关服务的专业储备。

二　反思与展望

本研究团队在整个研究的开展过程中,时刻怀着做有温度的研究的初心,不仅只是获得相关的数据,为后续的实践和理论提供实证,也非常希望在研究的过程中可以尝试为这些残疾儿童及其家庭提供高质量的服务,尝试联结不同的系统,为残疾儿童个体建构一个更为良性的发展生态系统,促进这些最柔软、最"弱势"的群体的发展,同时能有机会,通过研究的发现和分享,为我国相关的早期干预政策的制定和实践提供一点借鉴。

在历时四年多的研究和服务中,整个研究团队时常感受着"理想是美好的,现实是骨感的",怀着提升中国农村地区0—6岁残疾儿童早期干预现状的理想,克服了种种困难,也在无数热爱早期干预事业的各部门的领导和专业人员的支持下,超过40余人的团队合力完成了调研和个案追踪等工作,应用综合系统的研究方法,完成了研究计划,也获得了预期的研究结果。

(1)以早期干预的基本理论发展生态学为框架,立足我国农村地区的资源和现状,通过选取区域开展实验,以个案研究法深入现场,整个研究的过程也是建构早期干预联结系统的实验过程,并将过程性评估、监测和效果评估相结合,在两个个案试验区和14位残疾儿童及其家庭的个案研究中也初步验证了基于发展生态学的早期干预联结系统模型的有效性和可行性。但我们选取的两个试点区,都在东部地区,且其前期

基础相对较好,在我国中西部的农村地区是否可行,还需要进一步的研究。

（2）关注"联结系统",不仅关注儿童的不同生态系统对于儿童成长的影响,也关注生态系统之间的互动关系,本课题预计实现的两个核心的"联结系统",通过家庭为中心、基于个案服务协调人的管理,借助科学的课程本位评估工具,基本上在残疾儿童及其家庭的个案层面初显呈现,即借助科学评估工具建构残疾儿童及其家庭的服务的联结系统,即筛查、评估、计划制订到干预、再评价的联结系统;在第二个层面的联结系统,即以个案管理为入手整合医疗（儿保）、残联（康复）以及教育（学前特殊教育）与社区（社工、志愿者和民间组织）的资源,建构一个联结系统,为 0—6 岁各类残疾儿童的早期干预的开展提供保障上,还有待进一步的深入,特别是不同部门之间的深层次的协同合作。

（3）本课题基于社会学研究的角度,在研究中尝试结合多学科协作,包括医学、康复、比较教育学、特殊教育学、学前教育学、社会工作、教育经济学等学科,研究过程中注重实证,结合各项评估工具和信息收集,以个案为单位分析农村地区 0—6 岁残疾儿童这一相对薄弱的群体在获得高质量的、有效的早期干预过程中需要的要素等,并对儿童的发展进行追踪。

研究以家庭为中心的早期干预理念和模式,也吻合在我国今年刚刚颁布《中华人民共和国家庭教育促进法》传递的理念;同样,关于完善儿童残疾筛查、诊断、治疗、康复一体化工作机制,建立残疾报告和信息共享制度等,也与 2021 年 9 月 27 日国务院最新颁布的《国务院关于印发中国妇女发展纲要和中国儿童发展纲要的通知》①相契合,纲要面向全体儿童,但也特别关注到作为弱势群体的残疾儿童的健康和发展,提出"落实残疾儿童康复救助制度。完善儿童残疾筛查、诊断、治疗、康复一体化工作机制,建立残疾报告和信息共享制度。提高残疾儿童康复服务覆盖率,为有需求的残疾儿童提供康复医疗、康复辅助器具、康复训练等基本康复服务,促进康复辅助器具提质升级。完善残疾儿童康复服务标准,增强残疾儿童康复服务供给能力,规范残疾儿童康复机构管理。支持儿童福利机构面向社会残疾儿童开展替代照料、养育教育辅导、康复训练等服务"等。同时也强调了"构建完善覆盖婚前、孕前、孕期、新生儿和儿童各阶段的出生缺陷防治体系,预防和控制出生缺陷。"

---

① 国务院,关于印发中国妇女发展纲要和中国儿童发展纲要的通知［EB/OL］. http://www.gov.cn/zhengce/content/2021-09/27/content_5639412.htm

《国家人权行动计划(2021—2025年)》①也提出"完善儿童残疾筛查、诊断、治疗、康复一体化工作机制,建立残疾报告和信息共享制度。建设残疾儿童康复救助定点机构,推动残疾儿童普遍享有基本康复服务。"

国家在2021年的九月和十月连续出台的政策法规中,都体现了党和政府对残疾儿童的早期干预事业的关注和关爱!

整个研究过程中,限于资源的限制和研究者的能力,还是存在不少遗憾,报告的写作和呈现上也有不足,期待未来有可能的话,可以在以下几个方面进行深入地思考和研究。

第一,研究过程中着重探索多学科多部门多主体联结的系统要素和运行方式,研究设计上,项目试行探索不同系统的协同合作模式,以儿童的发展生态系统为中心,整合家庭、幼儿园、机构的合作,以及相关部门的协作,但受限于非常多的现实因素。目前我国无论是城市还是农村的残疾儿童,其早期干预没有整合的个别化服务或者教育计划,基本上都是在不同环境下进行分离式的没有"联结"的康复和干预,每个系统之间独立运行,并不利于儿童的发展,不仅不利于儿童功能性的能力(在日常生活中有意义的能力)的习得和泛化,甚至出现了各个系统只看到残疾儿童的残疾,而忽略了残疾儿童也是儿童,目前整个早期干预存在很多的异化现象,忽略了早期干预最终是为了"人的发展",缺乏对于干预目标的审视和反思,即让我们的儿童成为"什么样的人"的目标,限于各种策略和方法的。合作模式的困难在于机构及幼儿园的老师日常教学任务非常繁重,许多老师对教学外的事项有心无力,对于进行家庭指导和家庭合作的关注和能力不足。另外如何调动不同部门和系统的积极性,充分发挥每个系统部分的作用是未来整合早期干预和学前特殊教育及教育资源追寻的目标。

第二,研究计划中想要探索需要的经济投入、资源分配和使用模式等,一方面对本课题的研究涉及和实证部分的效益进行验证,一方面为后续推广和政策制订提供建议,本研究对投入—产出作了基础的探索,但限于课题经费和人力资源限制,后续在经济投入和资源分配的相关内容上还需要依靠行政管理部门的关注,进一步开展深入研究。

第三,随着时代与科技的发展,越来越多的技术,包括人工智能应用于特殊教育领域,特别是在疫情时代,未来如何思考借助互联网(本研究中借助了微信群、微信公众

---

① 国务院,国家人权行动计划(2021—2025年)[EB/OL]. http://www.gov.cn/xinwen/2021-09/09/content_5636384.htm

号、线上讲座等,后续可以借助短视频、慕课等形式)为地处偏远的农村地区残疾儿童家庭和教师等专业人员提供专业支持,后续可以对相关的平台和资源建设进行相关的研究。本课题研究中,自闭症儿童占的比例很高(6位),三年后追踪中另外有两位初期诊断为发展迟缓的儿童被诊断为自闭症,自闭症儿童被称为"特殊儿童之王",其教育干预非常困难,也对家庭带来极大的压力,同时也要求服务协调人具有较高的专业性,个案研究过程中为了回应这部分需求,聚焦家庭关注的问题,课题组撰写了相关的融合教育支持手册,后续为不同障碍类型的儿童及其家庭提供更精准有意义的早期干预资源,也是值得进一步投入和研究的方向。

第四,本次研究没有聚焦宏观系统,但是发现残疾观直接影响到政策和家庭压力,也影响到儿童早期被发现和干预的及时性。基于我国的特征,邻里社区对于发展生态系统的重要性,后续可以尝试关注社区功能与资源,发展全方面服务,可全方位地支持社区为各部门分担职能,为残疾儿童及家庭提供早期服务,增强各个社区间合作及社区间机构、教育单位间的合作等。加强社区宣导服务工作,开展各项公益活动,向社区内各类人群积极宣导正确的残障知识与融合观念,提升社区对残疾人士及家庭的接纳度;通过社区工作者及义工为家庭提供早期相关服务,弥补当前学前特殊教育相对匮乏的现状,增强残疾儿童在早期得到更加妥善的照顾;可通过就近原则,充分考虑残疾儿童及家庭所在位置,在输送早期干预服务时,就近提供专业人员及服务,减轻家庭高额的交通费用支出,增强家庭信心;为家庭提供喘息服务,使家庭成员有体力放松和心理缓和时间和空间;成立并借助社区特殊家长组织,信息资源共享以及共筑心理支持等,互帮互助,自助自强。

2006年"美国项目(American Project)"的负责人梅耶(Myers)曾说:"不良的儿童早期环境,就像把一艘轮船的航道在一开始调偏了2度,经过上千万里的航程(或70年的人生),可能最终到达了一个完全不同的港口,或者有可能在半路触礁沉没。"这句话恰恰强调了早期发展生态系统和早期干预对于儿童的重要性,我们关注早期干预,关注农村地区的早期干预,是希望每一个儿童,都能在早期获得更为丰富更为良性的早期经验,最终能在成年期具备独立生活和过更有品质的生活的可能。